现代口腔科实用诊疗技术

方贺 **主编**

U0308938

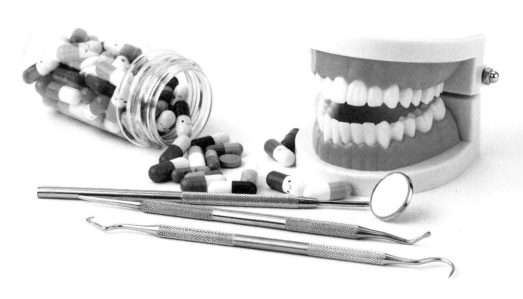

中国纺织出版社有限公司

图书在版编目（CIP）数据

现代口腔科实用诊疗技术 / 方贺主编. -- 北京：
中国纺织出版社有限公司, 2022.11
ISBN 978-7-5180-9950-4

Ⅰ.①现…　Ⅱ.①方…　Ⅲ.①口腔疾病－诊疗　Ⅳ.
①R78

中国版本图书馆CIP数据核字（2022）第192359号

责任编辑：樊雅莉　　责任校对：高　涵　　责任印制：王艳丽

中国纺织出版社有限公司出版发行
地址：北京市朝阳区百子湾东里A407号楼　邮政编码：100124
销售电话：010—67004422　传真：010—87155801
http://www.c-textilep.com
中国纺织出版社天猫旗舰店
官方微博 http://weibo.com/2119887771
三河市宏盛印务有限公司印刷　各地新华书店经销
2022年11月第1版第1次印刷
开本：787×1092　1/16　印张：12.25
字数：265千字　定价：88.00元

编 委 会

主 编　方 贺　李新苗　姜文茹　李恩洪

副主编　文晓霞　顾月光　罗礼文　李　雪
　　　　颜彭优　汪海涛　张先锋　涂维亮

编 委　(按姓氏笔画排序)

前　言

目前，我国口腔医学正处于发展最快的时期，越来越多的有志之士投身口腔医学事业中。为了满足临床口腔医务工作者的需求，我们邀请了一批长期工作在临床一线的专家、教授及医师，编写了本书。

本书详细介绍口腔科常见疾病的诊疗技术，具体包括牙髓病治疗技术、牙周病治疗技术、牙拔除技术、口腔颌面部治疗技术、牙体缺损的直接修复、全口义齿的修复、牙列缺损的种植修复以及错𬌗畸形矫治等相关内容。全书资料新颖，紧扣临床，实用性强，是一本对医疗、教学和研究工作者有价值的参考书，有助于解决他们在临床工作中遇到的实际问题。本书由全国各地具有丰富临床经验的相关专家、教授和高年资医师共同编写而成，编者们在繁忙的临床、教学、科研工作之余，以严谨的治学态度，为本书的编写倾注了大量的心血和精力，在此，一并致以衷心的感谢。

由于本书参编人数较多，文笔不尽一致，加上编者时间和篇幅有限，书中疏漏乃至谬误之处在所难免，望广大读者提出宝贵意见和建议，以便再版时修订，谢谢！

编　者
2022 年 9 月

目　录

第一章

牙髓病治疗技术

第一节　根管治疗术

一、概述

根管治疗术（RCT）是一种治疗牙髓病、根尖周病的有效方法，其核心是去除感染源，杜绝再感染的途径。它是通过机械和化学的方法预备根管，将存在于牙髓腔内已发生不可复性损害的牙髓组织和作为根尖周病的病源刺激物全部清除，以消除感染源；在清洁根管的同时，将根管预备成一定形状，以方便大量冲洗髓腔和充填根管，通过严密地堵塞空腔，从而达到防止再感染的目的。经过根管治疗，可防止根尖周炎的发生或促进原有根尖周病变的愈合，最终使患牙被保留下来，维护牙列的完整和咀嚼器官的功能。

二、适应证

（1）各型牙髓炎、牙髓坏死和各型根尖周炎。

（2）外伤牙。牙根已发育完成，牙冠折断、牙髓暴露者；或牙冠折断虽未露髓，但修复设计需进行全冠或桩核冠修复者；或根折患牙断根尚可保留用于修复者。

（3）某些非龋牙体硬组织疾病。

1）重度的釉质发育不全、氟牙症、四环素牙等牙发育异常患牙需行全冠或桩核冠修复者。

2）重度磨损患牙出现严重的牙本质敏感症状又无法用脱敏治疗缓解者。

3）微裂牙需行全冠修复者。

4）牙根纵裂患牙需行截根手术的非裂根管。

（4）牙周—牙髓联合病变患牙。

（5）因义齿修复需要，如错位、扭转或过长而无其他牙体牙髓病损的牙齿，或牙冠大面积缺损，残根而需行全冠、桩核冠修复的患牙。

（6）因颌面外科需要，如某些颌骨手术所涉及的牙齿。

（7）移植牙，再植牙。

三、根管治疗的基本器械

1. 光滑髓针

光滑髓针由柄和探针两部分组成。柄分长、短两种。短柄适用于后牙，长柄适用于前齿。探针细长，横断面为圆形或三角形，用于探查根管情况、卷面捻擦干根管或根管封药，也可用于充填根管糊剂（图 1-1）。

2. 拔髓针

拔髓针的大小和形状与光滑髓针相似，但针侧有许多倒刺，用于拔除牙髓组织及取出根管内棉捻和纸尖。

光滑髓针或拔髓针按直径由粗到细的顺序分型为 0、00 和 000 号（图 1-1）。

3. 髓针柄

髓针柄是用于安放光滑髓针和拔髓针的杆状金属手柄，一端有螺旋帽和三瓣簧以夹持髓针，便于操作。

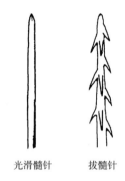

光滑髓针　　　拔髓针

图 1-1　光滑髓针和拔髓针

4. 根管扩大器和根管锉

ISO 标准的根管扩大器和根管锉均由柄和工作端构成。工作端为不锈钢制成，其标准长度有 21 mm、25 mm、28 mm 和 31 mm 4 种。工作端的刃部长度均为 16 mm（图 1-2），锥度为恒定的 0.02，即从工作刃尖端向柄部每移动 1 mm，其横断面的直径增大 0.02 mm。因此，其刃尖端横断面直径（D_1）与刃末端横断面直径（D_2）的差值是恒定的（$D_2 - D_1 = 0.32$ mm）。主要用于根管的机械预备。器械工作端带有一个小的橡皮止动片，为标记工作长度所用（图 1-3）。

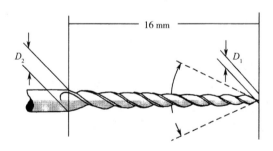

图 1-2　标准规格的根管扩大器

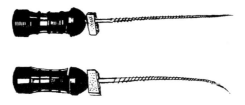

图 1 - 3 装有橡皮止动片的根管锉

根管扩大器刃端为螺旋状，每 1 mm 有 1/2 ~ 1 个螺纹，横断面为三角形。在根管内顺时针方向旋动时，有穿透缝隙和切割侧壁的能力，弹性较大，带出腐屑的能力较差。

根管锉的刃端有 3 种形状：K 型锉、H 型锉和鼠尾锉（图 1 - 4）。K 型锉刃端是由横断面为三角形、四方形或菱形的不锈钢丝拧制而成，为螺旋状，螺纹密，菱形截面的锉针拧制出的螺刃呈高低交错。K 型根管锉侧壁切割能力强，能使根管壁光滑，且带出碎屑能力强，但穿透能力较差。粗的 K 型锉和 H 型锉的切割刃为切削旋制所成，非拧制而成。H 型锉的横断面为逗号形，在根管壁上提拉时，侧壁切割能力强，但旋转穿透力不强，且易折断。鼠尾锉刃端如倒钩髓针，每一圆周有 8 个尖刺，用以侧壁切割效率高，带出腐屑能力甚强，但根管壁光滑度较差。

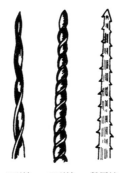

K型锉　H型锉　鼠尾锉

图 1 - 4 根管扩大器和各型锉

根管扩大器和根管锉的国际标准型号按器械刃端横断面直径的大小分型，并以固定的颜色在器械的塑料柄上标定（表 1 - 1）。

表 1 - 1 根管扩大器和根管锉的国际标准型号

国际标准型号	刃尖端横断面直径（mm）	器械塑料柄颜色
6	0.06	粉
8	0.08	灰
10	0.10	紫
15	0.15	白
20	0.20	黄
25	0.25	红
30	0.30	蓝
35	0.35	绿

国际标准型号	刃尖端横断面直径（mm）	器械塑料柄颜色
40	0.40	黑
45	0.45	白
50	0.50	黄
55	0.55	红
60	0.60	蓝
70	0.70	绿
80	0.80	黑
90	0.90	白
100	1.00	黄
110	1.10	红
120	1.20	蓝
130	1.30	绿
140	1.40	黑

5. 扩孔钻

扩孔钻种类很多，其柄端与钻针类似，分为手用与机用两种。颈部细长，刃部为棱锥形、枣核形，其尖可进入根管口，刃可切割根管口的外缘与侧壁，随着尖刃的探入，根管可逐渐变大成为漏斗状（图1-5）。

6. 螺旋充填器

螺旋充填器的柄同钻针类，可安装在慢速弯机头上使用。工作端由富有弹性的螺旋状不锈钢丝制成（图1-6）。顺时针方向旋转时，可将根管糊剂推入根管。

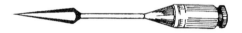

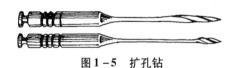

图1-5　扩孔钻　　　　　　　　　　图1-6　螺旋充填器

7. 根管充填加压器

有侧方加压器和垂直加压器两种（图1-7），又分为指持和手持两类。长柄手持器械结构和形状与手用充填器相似，但其工作端细长；短柄指持器械结构、形状、型号大小和柄颜色与根管锉相似。侧方加压器的工作端长而尖细，尖端直径与ISO标准的根管锉相符，并以相同颜色标记器械柄，锥度也为0.02。在根管冷侧压充填时，用于展牙胶尖与根管侧壁间的缝隙，以利牙胶尖成为根管中充填物的主体，并达到三维致密充实的状态。垂直加压器的工作端长而细，前端平，用于垂直向压紧根管内的牙胶。

8. 测量根管工作长度的标尺

为一段4～5 cm长的不锈钢制的米突尺，便于消毒（图1-8）。

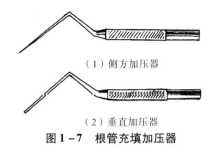

（1）侧方加压器

（2）垂直加压器

图1-7 根管充填加压器

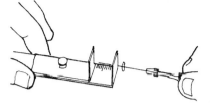

图1-8 测量根管工作长度的标尺

四、临床操作

根管治疗由根管预备、根管消毒和根管充填三大步骤组成，现代的观念更强调将根管清理、成形、消毒合为一体，强调机械预备和化学冲洗在实现去除感染目标中的作用；通过严密堵塞根管杜绝再感染。高质量地完成根管预备和根管充填是根管治疗成功的关键，而不合格的根管充填往往是由于根管预备不合格造成的。

根管治疗的临床操作应该严格遵循无痛和无菌的原则。

（一）髓腔进入和初预备

髓腔进入是根管治疗的首要步骤，其目的是获得无阻力进入根管根尖部的流畅的直线通道，以利对根管进行彻底的清洁和成形。髓腔进入和初预备包含两层含义：一是由牙冠外部进入髓室，要求能够直接到达、进入根管口；二是髓腔的冠部预备，通过对髓室的初步预备、改形，使清洁、成形根管的器械能够顺畅进入根管。髓腔的冠部预备又称为初预备。

髓腔进入和冠部预备的关键是入口洞形的设计和便易形的制备。入口洞形的设计依据是髓腔的解剖形态，不同的牙齿应设计不同的入口洞形。洞形轮廓是髓腔外形在冠面的投影，确定各髓角或各根管口在拟进入的牙冠表面（通常是前牙舌面，后牙咬合面）的投影位置，其圆滑的连线即为进入洞口的外形。便易形是为使所有根管口能够直接暴露在直视的入口视野中、根管器械能够无阻挡直线进入根管深部而设计的髓腔入路形态。进入根管的直线通路是指当器械进入到根管时，只有根管壁与器械相接触，入路的其他部分（如髓室侧壁、入口洞缘）均不应阻碍器械的进入。因此，应将洞口敞开，将髓室侧壁修整改形，去除根管口的不规则钙化物，使冠部洞口和根管口形成漏斗形状，入路应预备成自洞口至根管口乃至根管冠段的连续、平滑、流畅的锥体形态，以引导器械顺利进入根管。在制备便易形的过程中，有时需要切割掉一些健康的牙体组织，此时一定要兼顾剩余牙体组织的抗力强度，努力使丧失的牙体组织量达到最少。

1. 各组牙齿入口洞形和便易形的操作要点

（1）上颌前牙组：一般只有一个根管，髓腔与根管分界不明显，根管较粗大。除侧切牙根尖部向远中或舌侧弯曲外，其余根管大多无明显弯曲。髓角包含在发育叶内。根管的横断面为钝三角形，髓腔膨大部分在牙颈部近舌隆凸处。操作时，从舌面窝中央近舌隆凸处，垂直于舌面的方向钻入，穿通髓腔后，改成平行于牙长轴方向扩展。①入口洞形。形态：切牙为底朝切缘、尖朝牙颈部的圆三角形，尖牙为椭圆形；部位：舌面窝中央，近远中边缘嵴之间（图1-9）。②便易形。直线进入的阻挡在舌隆凸和切缘，操作时可于局部洞缘切槽以适应直线进入。必须仔细去净所有髓腔内容物，包括冠髓、着色牙本质和预备残渣，否则会引起牙齿变色。髓角处组织不能去净是最常见的问题。

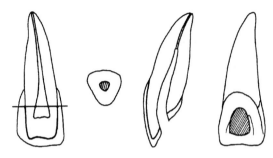

图 1－9　上颌前牙髓腔进入图

（2）下颌前牙组：冠根形状同上颌前牙组，但体积小，牙齿直立在牙槽窝内，多为单根管，少数下前牙有两个根管。牙颈部的根管横断面近远中径非常窄。操作时，用 700 号细裂钻从舌面中央平行于牙长轴方向钻入，切勿近远中向偏斜，以免牙颈部侧穿。①入口洞形。形态：椭圆形；部位：舌面窝正中（图 1－10）。②便易形。髓腔直线入路的投影穿过切缘，有时甚至投影在切缘的唇侧。所以，入口的唇舌向需有足够的扩展，以形成直线入路，预备时对切缘局部的损伤，可用牙色材料给予修复。

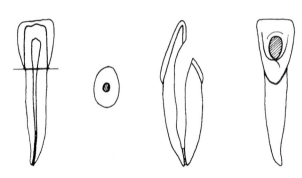

图 1－10　下颌前牙髓腔进入图

（3）上颌前磨牙组：牙冠的近远中径于颈部缩窄，牙根颈部横断面呈椭圆形，颊舌径明显大于近远中径。牙根为扁根。上颌第一前磨牙多为颊舌二根，根分叉位置接近根尖部。上颌第二前磨牙为一个扁根管。操作时，用细裂钻（700 号）从𬌗面中央钻入，达牙本质后沿颊舌方向移动，从一侧髓角穿入髓腔，再扩向另一侧，注意钻针方向与牙长轴一致。①入口洞形。形态：长椭圆形；部位：颊舌三角嵴中点之间，咬合面近远中向的中 1/3（图 1－11）。②便易形。髓腔扁长，入口的颊舌方向注意开够。牙冠颈部缩窄，近远中向宽度仅为牙冠接触区处宽度的 2/3，尤其是近中颈部牙本质壁较薄，应警惕该部位的穿孔。髓顶应去净，不要将 2 个髓角处的穿髓孔误认为根管口。

（4）下颌前磨牙组：下颌前磨牙的牙冠向舌侧倾斜，多为 1 个根管，少部分牙有 2 个根管。操作时，从𬌗面中央窝偏颊侧处钻入，以平行于牙长轴的方向颊舌向扩展。①入口洞形。形态：颊舌径略长的椭圆形或卵圆形；部位：咬合面颊尖至中央沟（图 1－12）。②便易形。注意钻针钻入的位置要偏颊侧，避免从舌侧穿孔。

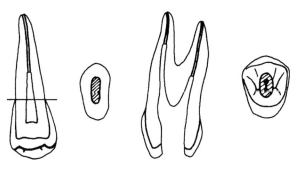

图1-11　上颌前磨牙髓腔进入图

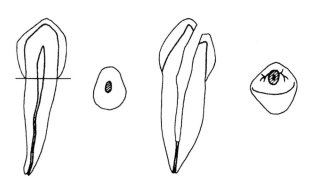

图1-12　下颌前磨牙髓腔进入图

（5）上颌磨牙组：上颌磨牙略向近中倾斜，牙冠颈部的近远中径缩窄，尤其是远中面向颈部收缩更为明显。有3个根，一般在每个牙根中有1个根管，但近中颊根较扁，有时出现2个根管。颊侧根管较细弯，腭侧根管较粗直。从牙颈部的横断面可见3~4个根管口，排列成三角形或斜方形。操作时，由中央窝钻入，到牙本质后，钻针向颊侧和近中舌尖方向移动，从近中舌髓角进入髓腔，沿各髓角扩展。注意钻针勿向近远中方向倾斜，避免牙颈部侧穿。①入口洞形。形态：钝圆的三角形；部位：顶位于腭侧，底边位于颊侧，一腰在斜嵴的近中侧，与斜嵴平行，另一腰在近中边缘嵴内侧，与之平行（图1-13）。②便易形。去除髓室内的颈部牙本质凸起，形成直线到达各根管口的入路是改组牙初预备的重点。定位近中颊根的第二根管口（MB2）是该组牙入路预备的一个难点，MB2根管口通常位于近中颊根管口（MB）舌侧1.82 mm之处，可将圆三角形顶增宽呈梯形入口使器械更易于查找、发现MB2根管口。定位MB2的方法：在MB根管口和腭根管口（P）的连线上，由远中颊根管口（DB）向MB-P连线引一条垂线，两线交点的近中即为MB2根管口的位置区域（图1-14）。

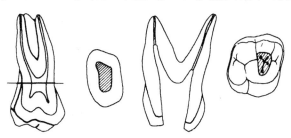

图1-13　上颌磨牙髓腔进入图

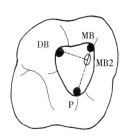

图1-14　上颌磨牙MB2根管口定位

（6）下颌磨牙组：下颌磨牙牙冠向舌侧倾斜，髓腔却偏向颊侧。一般有2个根，即近中根与远中根。近中根较扁，往往含有颊、舌2个根管。远中根较粗，多只有一个粗大的根管，少数病例也有2个根管。下颌第二磨牙牙根有时在颊侧融合，根管在融合处也彼此通连，在颈部横断面根管呈"C"字形。操作时，由𬌗面中央偏颊侧钻入，沿近远中和颊舌方向扩展，从一侧髓角进入髓腔，沿各髓角扩展。注意钻入的位置不要偏舌侧，避免发生舌侧颈部穿孔。①入口洞形。形态：近远中径长、颊舌径短的钝圆角的梯形，近中边稍长，远中边稍短，舌侧洞缘在中央沟处；部位：咬合面近远中向1/3，偏颊侧。②便易形。去除髓室内的颈部牙本质凸起，形成直线到达各根管口的入路是该组牙初预备的重点。在初始入口完成后，应根据根管口的位置再作便易形的修整。如远中有2个根管，常易遗漏远中颊（DB）根管，DB根管位于远中（D）根管口的颊侧偏近中。定位远中根管口时，可在近中两根管的连线中点向远中做垂线或顺着髓室底表面近远中向的暗线向远中探寻，若远中根管口恰好位于垂线之上或暗线的尽头，多数为一个远中根管；若远中根管口偏于垂线或暗线的一侧（多为舌侧），则还应在其对侧（颊侧）找到第四根管口（DB根管）（图1-15）。

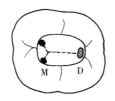 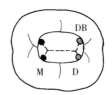

下颌磨牙远中1个根管口　　　　　　　下颌磨牙远中2个根管口

图1-15　下颌磨牙远中根管口的定位

2. 髓腔进入和初预备的操作步骤

（1）确定患牙冠、根、髓腔的解剖位置。通过观察牙冠与牙槽骨的关系和与之相交的角度，确定牙齿的位置。在附着龈上进行扣诊有助于确定牙根的走行。仔细研读术前X线片，可估计髓腔的位置、大小、钙化的程度，根管的大概长度和近远中向的弯曲度。术者通过对上述信息的了解和掌握，用以决定操作时钻针进入的长轴方向和深度。

（2）去除龋坏组织和修复体。

（3）设计入口洞形，穿通髓腔，揭净髓室顶。预备牙本质深洞，一般情况下最好选择在高耸的髓角处穿髓；若遇髓室较小、顶底相近甚至相接，可考虑从对应于最粗的根管口处穿入。穿通髓腔后，可沿各髓角相连的髓室顶线角将髓室顶完整揭除。操作要领是应用钻针侧刃向外提拉式切割牙本质，而非向根尖方向钻磨。揭除髓室顶的同时可去除冠髓。

（4）修整髓室侧壁，形成便易形。前牙主要是去除入口切缘和舌隆凸处的阻挡，后牙主要是去除髓室侧壁牙颈部的牙本质凸起，又称牙本质领。髓室内牙颈部的牙本质凸起常常会遮挡住根管口的位置，也妨碍根管器械进入根管。颈部牙本质凸起的大小、厚度通常不会超过4#圆钻（直径1.4 mm）的大小。操作仍为向外提拉式动作。

（5）定位根管口。可循着髓室底色素标志查找根管口，也可寻找髓室底颜色有改变或牙本质不规则的迹象，根据这些线索在髓室底根管口的解剖部位稍用力探查能卡住DG-16探针针尖的位点，以此确定根管口的位置和分布，通过观察探针进入的角度了解根管的走行方向。当髓腔钙化较重时，定位根管口发生困难，应加强照明，辅助放大系统，如使用光纤照射仪、放大镜和显微镜，也可通过亚甲蓝染色髓室底，以发现那些未完全钙化的缝隙。

（6）去除根髓。选择与根管粗细相适应的拔髓针，斜插拔髓针至近根尖区（离根尖狭窄部 2~3 mm 处），作 90° 旋转，完整地一次拔除成形牙髓。如果冠髓已经坏死，先将 1%~5.25% 次氯酸钠溶液或 2.5% 氯亚明置入髓腔，然后再拔髓，从根管口开始分段渐进地除净牙髓，不要一次到达根尖区。根管较细、较弯曲时，拔髓针难以到达根尖 1/3 区，可用根管锉插入根管，轻微旋转搅碎牙髓，然后冲洗，反复数次可去净牙髓。

（7）探查、通畅根管，建立根管通路。选用小号 K 锉（08 号，10 号，15 号）在距锉针尖端 2~3 mm 处预弯，在冲洗液的伴随下自根管口向根管内以 90°~180° 轻微往返旋转进入，不要向根尖方向施压，预弯的器械尖端在不断地往返转动进入过程中可以绕过或避开根管壁上的不规则钙化物及台阶，顺利地到达根尖部，建立起根管的通路，为根管预备做好准备。这种用于探查根管的小号 K 锉又称作根管通畅锉。在建立根管通路的操作期间，可伴随使用 EDTA 凝胶或溶液，还要以大量的冲洗液冲洗、充盈髓腔，冲洗液推荐用次氯酸钠溶液。

（二）根管预备

根管预备是采用机械和化学的方法尽可能地清除根管系统内的感染物质，包括牙髓腔内所有的残髓、微生物及其产物，以及感染的管壁牙本质，达到清理、成形根管的目的。

对牙髓已遭受不可复性损害的活髓患牙进行根管治疗又称为牙髓摘除术。由于该类患牙的根管深部尚未被感染，预备根管的主要任务是去除根管内的牙髓组织并成形根管，以利根管充填。因此，在临床操作过程中应特别注意避免医源性地将感染带入根管深部。

根尖周病患牙的牙髓多已坏死，根管存在着严重的感染。对这类死髓患牙进行根管治疗，不仅要去除坏死牙髓的残渣，更重要的任务是要去净根管内的感染刺激源，即细菌及其毒性产物。彻底清洁根管系统后，再对根管进行严密的充填。将根管内已减少到很微量的残余细菌封闭在无营养来源的根管中，使之丧失生长繁殖的条件，杜绝再感染发生的机会，从而为血运丰富的根尖周组织行使其修复再生功能提供有利条件，最终达到防治根尖周病的目的。

1. 根管预备的原则和标准

（1）应在无痛、无菌的条件下操作，避免医源性的根管内感染或将感染推出根尖孔。

（2）根管预备应局限在根尖狭窄部（即牙本质与牙骨质交界处）以内的根管空间，所有操作必须在准确掌握工作长度（WL）的基础上进行，工作长度是指根管器械进入根管后从牙冠部的参考标志点到达根尖狭窄处的距离。

（3）机械预备前，一定要让化学冲洗液先行进入根管；机械预备过程中，必须伴有大量、频繁的化学冲洗液浸泡、冲洗，同时辅助以化学螯合剂的润滑；机械预备结束后的末次根管冲洗，液量应多于 2 mL。

（4）根管清理、成形的标准。

1）根管管径扩大，根管内及根管壁的绝大部分感染物被机械刮除或化学溶解、冲出，去除根管壁上的玷污层。

2）根管形成，从根管口至根尖狭窄部由粗到细具有一定锥度的形态，根管的冠 1/3 部分应充分扩大，以提供足够的空间，利于根管冲洗和牙胶的加压充填。

3）保持根管原有的解剖位置和走行，避免出现根管改道偏移、过度切割和侧壁穿孔等并发症。

4）保留根尖狭窄部的完整形态，在牙本质与牙骨质交界的牙本质侧形成根尖挡，以利根管充填时将主牙胶尖的尖端固位并提供一个在根管内压紧充实根充材料的底托，限制超填。

2. 根管预备的操作步骤

根管机械预备的主要技术有步退法、步进法和冠下法，三者对根管分段预备的顺序有所不同（表 1 - 2）。但为了有效地实现根管预备的目标，避免预备并发症和器械断离等操作意外的发生，现代的观念更强调将髓室和根管冠部充分预敞，在完全消除来自冠方对器械的阻力后，再行根管根尖部的预备。因此，在临床实际操作中上述各方法的运用也不是截然分开的。

表 1 - 2 根管机械预备技术

步退法	步进法	冠下法
髓腔初预备通畅根管	髓腔初预备通畅根管	髓腔初预备通畅根管
确定工作长度	根管冠 1/2 逐步深入预备	根管冠部预备
根管根尖部预备	确定工作长度	确定工作长度
根管中部预备	根管根尖 1/2 逐步后退预备	根管中部预备
根管冠部预备		根管根尖部预备

在实施操作前必须拍摄 X 线片，以辅助诊断和了解根管解剖情况，还作为估计根管工作长度的依据。在完成髓腔进入并初预备到位后，开始进行根管的预备。

（1）确定根管工作长度（WL）。首先测量术前 X 线片上该牙齿的长度（由切缘、牙尖或后牙窝洞边缘的某一点至根尖端），将此值减 1 mm 作为估计工作长度。然后将 10 号或 15 号根管锉或扩大器插入根管内，用电阻抗型根尖定位仪测定工作长度时，需保持根管内处于潮湿状态，一边向根尖方向推进器械，一边读取仪器指示盘上的显示，当指示到达根尖狭窄区时，用橡皮止动片标记进入器械在牙冠标志点处的位置。从根管中取出器械，量取器械尖端到止动片的距离，并记录为工作长度。还可在根管内插入按估计工作长度标记的诊断丝（X 线阻射的金属根管器械或牙胶尖）拍摄 X 线片，通过测量诊断丝尖端到患牙根尖顶端的距离（d）来确定根管的工作长度。如果距离（d）≤0.5 mm，又无根管的 X 线透射影像即诊断丝尖端达根尖狭窄部，则该估计工作长度就是确定的工作长度；如诊断丝尖端未达根尖狭窄部，则确定的工作长度 = 估计工作长度 + d - 1.0 mm；如诊断丝超出根尖孔，则确定的工作长度 = 估计工作长度 - d - 1.0 mm；如 X 线片显示患牙根尖硬组织有明显吸收，则工作长度 = 估计工作长度 -（0.5~1.0）mm。根尖定位仪测定法和根管内插诊断丝拍 X 线片均可作为常规步骤，以确保后续各步顺利进行。在一些特殊情况下，可用手感法补充其他方法的不足。有经验的医师在器械无阻力进入根管的条件下，凭手指的感觉可判定器械达根尖狭窄区，器械再进一步深入则出现突破感，若手感法测得的长度与估计工作长度的数值相符，则取该数值为工作长度，如两者差异 >1.5 mm，则需拍诊断丝 X 线片。手感法往往是不准确的，不能作为常规步骤。

（2）步退法根管预备。

1）形成根尖挡。①根据根管粗细选择第一支根管锉或称初锉（IAF）或扩大器的型号，既能从根管口顺利插至根尖狭窄部而又不能穿透根尖孔的最大型号的根管器械（如10号或15号）。②向根管内滴入冲洗液（如5.25%次氯酸钠），将初锉插入根管，遇有阻力时，往返小于90°旋转推进，到器械上的工作长度标记为止。顺时针方向沿根管壁周缘扩锉以除去根管内淤积的腐物和平整根管壁，然后将器械贴紧一侧管壁向外拉（此即为扩锉的过程），沿管壁四周不断变换位置，重复上述操作。当感觉器械在根管内较松弛，即根管锉或扩大器进出无阻力时，按顺序换大一号的根管锉，按上述操作要领继续扩锉，每次均要求到达工作长度，即止于根尖狭窄部，直至较初锉的型号大3个型号为止，形成宽于根尖狭窄直径的底托状根尖挡。最后那支全工作长度预备的锉被定为主锉（MAF），根管充填时的主牙胶的型号即按MAF的大小来选定。③扩大过程中，每换一个型号器械，都必须用前一号锉或初锉进行全工作长度的回锉，并用大量冲洗液冲洗根管，以去除扩锉下来的牙本质碎屑，疏通根管，避免形成牙本质泥堵塞或穿出根尖。例如用15号锉为初锉（IAF），根管预备时则应依次按15→20→15→25→20/15→30→25/15号全工作长度预备，每换一号锉均作冲洗，30号锉为主锉（MAF），主牙胶尖也应选择30号。冲洗时，冲洗针头应尽量插入根管深部，但不要卡紧，以提插动作轻柔推入冲洗液，同时让出液体反流的空间。冲洗液可用2.5%氯亚明，若用次氯酸钠溶液则必须用橡皮障防护。也可用超声波仪清洗根管。

2）步退预备。主锉预备完成后，每加大一个型号时，工作长度减少1mm，以形成根管根尖部的较大锥度。按这一方法再扩锉3~4个型号，即步退3~4mm。每增加一号扩锉后，仍用主锉全工作长度回锉，以保持根管通畅和使根管壁光滑。

3）根管冠部的预备。用较根管管径小的扩孔钻敞开根管冠部，只适用于弯曲根管的冠方直线部分的预备。较常使用2~4号扩孔钻，以慢速轻巧的提拉方式将根管口和根管的冠2/3敞开呈漏斗状。先用2号扩孔钻插入根管，深度不超过2/3工作长度；再用3号扩孔钻少进入2~3mm，最后用4号扩孔钻仅作根管口的成形。

（3）弯曲根管的预备。根据X线片所示牙根的弯曲程度对所选不锈钢初锉（IAF）进行预弯并将止动片上的标识调整到弯曲内侧位置以指示根管弯曲的方向。根管冠部要作充分的预展，可采用逐步深入的方法，尽量将弯曲拐点冠方的根管预备成直线通路；弯曲下段扩锉的手法推荐使用反弯锉动法，即根管内的器械向弯曲的相反方向贴壁施力提拉锉动，最好不要旋转器械切割根管壁，避免造成根尖拉开和形成肘部（图1-16）。根尖拉开指在预备弯曲根管时，根管锉在根尖处旋转操作，根管根尖1/3处的弯曲被拉直，根尖孔变成泪滴状或椭圆形，造成根尖部根管偏移或根管壁穿孔；肘部是指在根尖拉开的冠方人为造成的根管最窄处，根充时充填材料在此终止，导致根尖部拉开区形成空腔。用不锈钢锉预备超过25°的弯曲根管，根尖部只扩大到25号即可（即MAF为25号）。

（4）旋转机用镍钛器械预备根管。旋转机用镍钛器械由于其高柔韧性、高切割效率和良好的生物相容性被越来越多的临床医师所接受。它被设计为从ISO标准锥度0.02至0.12的大锥度，其操作方法是冠下法根管预备技术的最佳体现。由大锥度锉针先行，在顺序减小锥度的过程中使锉针逐步深入根管，直至到达根尖狭窄部。如：先用30号0.06锥度锉针进入根管，操作长度为工作长度-5mm，预备根管冠1/2部分；再用30号0.04锥度锉针预备根管中下部，操作长度为工作长度-2mm；最后用30号0.02锥度锉针预备根管根尖部，操作长度为全工作长度。目前常见的旋转机用镍钛锉有Protaper、HERO、K3等。术者使用时应按照各系列生产厂家的使用说明进行操作。

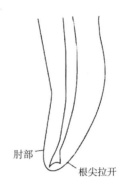

肘部

根尖拉开

图 1-16　根管预备缺陷：根尖拉开和形成肘部

旋转机用镍钛器械操作要领如下：①必须先用手用器械通畅根管，至少要预备到 15 号锉；②限定马达的扭矩，保持恒定的低速旋转（300~600 rpm）；③切勿根尖向用力施压，保持外拉手力；④遇阻力停转不要松脚闸，反转取出锉针，勿硬性拔出；⑤勿在同一根管深度停留时间过长或反复操作；⑥以手用器械探查、回锉根管，建立根尖挡；⑦频繁、大量冲洗根管；⑧锉针使用前、后必须仔细检查，一旦发现可疑损伤，应立即丢弃、更换；用后应清洁、高温高压消毒，勿超限次使用。

（三）根管消毒

在对活髓牙进行根管治疗时，一般不需要作根管封药，提倡根管预备和根管充填一次完成。

由于大多数感染根管的管壁牙本质小管深处已有细菌侵入，单纯的根管预备有时难以达到彻底清创的效果，因此，有必要在根管中封入有效的抑菌药物，以进一步减少主根管和牙本质小管内的细菌数量。临床上当根管预备质量较高时，也可对感染根管即刻进行充填，但是，在有严重的肿痛症状或活动性渗出时，则应经过根管封药减轻症状后再行根管充填。

根管封药所用药物必须具备确定的抑菌或杀菌效果，否则在封药期间，根管预备后留存在根管内的残余细菌可大量增殖，再加之洞口暂封材料微渗漏所造成的口腔细菌再度感染根管，使根管内的细菌数量甚至超过封药前的水平。目前更提倡使用杀菌力强的糊剂，如氢氧化钙糊剂、以抗生素和皮质类固醇为主要成分的糊剂、碘仿糊剂等。根管封药时间一般为7~14天。

（四）根管充填

根管充填是根管治疗的最后一步，也是直接关系到根管治疗成功与否的关键步骤。其最终目标是以生物相容性良好的材料严密充填根管，消除无效腔，封闭根尖孔，为防止根尖周病变的发生和促使根尖周病变的愈合创造一个有利的生物学环境。

严密充填根管的目的：一是防止细菌再度进入已完成预备的清洁根管；二是防止根管内的残余细菌穿过根尖孔进入根尖周组织；三是防止根尖周组织的组织液渗入根管内未充填严密的空隙。渗入根管内的组织液可作为根管少量残余细菌的良好培养基，细菌由此获得营养后大量增殖，构成新的感染源，危害根尖周组织。

根管充填的时机：①患牙无自觉症状；②检查患牙无叩痛、肿胀等阳性体征；③根管内干净，管壁光滑，无渗出，无异味。

临床应用的根管充填方法有许多，目前采用较多的是冷侧压技术。近年新发展了各种热牙胶充填技术，如热牙胶垂直加压技术、热塑牙胶注射充填技术、Thermafil 载核热牙胶技术等。

下面介绍冷侧压技术的操作步骤。

（1）用消毒的纸捻或棉捻擦干根管。

（2）按根管预备的情况，选择与主锉（MAF）相同号数或小一号数的消毒侧压器，在工作长度－1 mm 的位置上用止动片标记，插入空根管时感觉较为宽松，侧压器与根管壁之间有一定的空间。

（3）选择一根与主锉（MAF）相同号数的 ISO 标准锥度牙胶尖作为主尖，标记工作长度，在根管内试主牙胶尖，插入主牙胶尖到达工作长度后有回拉阻力，即回抽主牙胶尖时有尖部被嗫住的感觉（图 1－17）。选择数根与侧压器相同号数或小一号数的牙胶尖作为辅尖。75% 乙醇消毒备用。

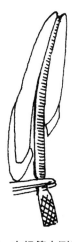

图 1－17　在根管内测量主牙胶尖

（4）在根管充填的器械上（光滑髓针、纸捻或根管螺旋充填器）标记工作长度，将其蘸根管封闭剂或自调的半流动状态的氧化锌丁香油糊剂后插入根管，向根尖部顺时针方向快速旋转推进至工作长度，然后轻贴一侧根管壁退出根管，再蘸糊剂按上述动作要领重复 2~3 次。

（5）将主牙胶尖标记以后蘸糊剂插入根管至工作长度。

（6）沿主牙胶尖一侧插入侧压器至标记的深度，并将主牙胶尖侧压向根管一侧，保持 15 秒后左右捻转，同时离开主牙胶尖贴其对侧根管壁取出侧压器。

（7）在侧压器形成的间隙内插入一根蘸有少许糊剂的辅尖，再行侧压并插入辅尖，直至侧压器只能进入根管口 2~3 mm 不能继续插入辅尖为止。

（8）用烤热的充填器在根管口下方约 1 mm 处切断牙胶尖，再向根方垂直压实根管内的牙胶。

（9）窝洞封以暂封剂。

（10）拍摄 X 线片，检查根管充填的情况。

五、根管充填的标准判断

根管充填后，常规拍摄 X 线片判断根管充填的情况，具体有以下 3 种表现（图 1 – 18）。

（一）恰填

根管内充填物恰好严密填满根尖狭窄部以上的空间。X 线片见充填物距根尖端 0.5～2 mm，根尖部根管无任何 X 线透射影像。这是所有患牙根管充填应该达到的标准。

（二）超填

X 线片显示根管内充填物不仅致密充盈了上述应该填满的根管，而且超出了根尖孔，充填物进入根尖周膜间隙或根尖周病损区，即所谓的致密超填。一般来说，超填可以引起根管充填术后的并发症，严重者发生急性牙槽脓肿，而且延缓根尖周病变组织的愈合。超填的充填物不能再以非手术的方法由根管取出。但对于仅有少量糊剂的超填，临床是可以接受的。

（三）差填或欠填

X 线片显示根管内充填物距根尖端 2 mm 以上，根尖部根管仍遗留有 X 线透射区。还有一种更糟糕的情况是超充差填，即根管内（尤其是根尖处）充填不致密，有气泡或缝隙，同时又有根充物超填进入根尖周组织。上述根管充填结果均不符合要求，应该取出充填物，重新作根管的预备和充填。

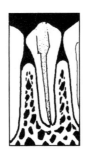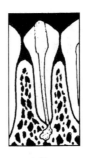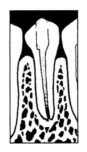

恰填　　　　　　　　超填　　　　　　差填或欠填

图 1 – 18　根管充填的标准判断

六、注意事项

（一）根管预备前

应检查根管治疗器械有无易折断的迹象，如工作刃螺纹松解或旋紧、90°角的弯痕、局部闪点、锈蚀等，如有则不能使用。注意器械的消毒。

（二）根管预备时

患者体位应根据牙位调整适宜。操作时应使用橡皮障隔离装置。无条件用橡皮障的初学者，在使用根管器械时必须拴安全丝，根管器械在根管内时，术者的手指切勿离开器械柄，以防器械脱出而误吞、误吸。

（三）较大的根尖周囊肿

拟作根尖手术的患牙，可于术前即刻行根管预备及根管充填；如囊液过多、难以完善根管充填，可于手术过程中作根管充填。

七、术中或术后常见并发症及其处理

（一）根管锉或扩大器滑脱

每次使用根管器械时，术者首先要时刻防止其滑脱和误吞。当器械滑脱于口腔中时，术者不要慌张，将手指放入患者口中，务必不要让患者闭嘴，用镊子安全取出即可。如果滑脱在舌体人字缝前后，应立即使患者的头低垂，同时术者的工作手指绝不要离开患者的口腔，用示指轻压患者舌根以利器械自行掉出口外。

（二）根管器械误吸、误吞

器械如掉入呼吸道，患者会感到憋气难忍，应立即送耳鼻喉科急诊，用气管镜取出异物。器械误入消化道时，患者无明显不适，应立即送放射科透视，以确定器械位于消化道内的部位，并住院密切观察。记录患者既往消化道病史，查大便潜血，同时大量进食多纤维的蔬菜和滑润食物，如韭菜、芹菜、木耳、海带等，禁忌使用泻剂。每日透视1次，追踪器械在消化道的移动去向。如有大便应仔细查找，必须在大便中找到误吞的器械并请患者看后为止。应用橡皮障隔离法可预防其发生。

（三）根管内器械折断

一旦发现器械折断，首先应拍摄X线片，确定折断器械停留的部位。如折断器械在根管内，未超出根尖孔，如能用较细的根管器械绕过折断器械，形成旁路，根管仍然通畅，可继续完成根管治疗，定期复查；如折断器械卡在根管内并堵塞住根管，可转诊到牙髓专科使用显微超声技术试行掏取；如折断器械位于弯曲根管的根尖部甚或超出根尖孔，很难取出，但若此时根管已经清创较为干净，则可继续于折断器械的冠方完成根管治疗，术后予以观察，必要时可考虑做根尖手术；如折断器械较长而根管又不通畅，根尖无病变者可作氢氧离子或碘离子导入后塑化治疗，定期观察；根尖有病变者可行倒充填术；磨牙个别根管手术如有困难，则可作截根术或半根切除术。

（四）髓腔或根管壁侧穿

穿孔部位于龈下时，可在显微镜下用MTA（三氧矿物盐聚合物）修补穿孔。前牙也可在根管治疗完成后做翻瓣手术，选用MTA、氧化锌丁香酚基质的材料（如IRM、super EBA）、复合树脂或银汞合金等材料修补穿孔。后牙根分叉处穿孔时，如穿孔直径小于2 mm又不与龈袋相通，也可选用MTA修补，或由髓腔内放氢氧化钙制剂后用玻璃离子水门汀封闭穿孔；如穿孔过大，结合牙冠龋坏情况作截根术或半根切除术。如在根管中、下部侧穿，则在急性炎症控制后作常规根管充填即可。

（五）根管充填后疼痛

结合病史和X线片所见，仔细分析引起疼痛的可能原因，给予不同处理。

（1）若根管充填后有较轻疼痛和叩痛，可不作处理，待其自行恢复。

（2）外伤冠折患牙、根尖完好而有疼痛者，可作理疗。

（3）感染根管或同时有根尖病变患牙根管充填完善或超填者，如出现疼痛，不必取出根管内充填物，可作理疗，同时服用消炎药和止痛药。

（4）个别的超填患牙有较长时间疼痛，上述各种处理后不见缓解者，可考虑作根尖搔刮术。

根管清创充填均完善而远期疗效不良者，应追查全身疾病背景，检查殆关系。必要时考虑根尖手术；如预后不佳，手术有困难时则应拔除患牙。

八、术后组织反应与疗效判断

拔除活髓时，根髓多在根尖狭窄附近撕断，组织断面出血并有血凝块形成，开始有炎症反应，白细胞渗出并以吞噬活动清除撕裂面上的坏死组织。3~4 天后，创面的渗出停止，来自周围组织的成纤维细胞和其他细胞移入血块，血块机化变成肉芽组织，再转化为纤维结缔组织，分化出成牙骨质细胞，在根面沉积牙骨质，最终封闭根尖孔。有时纤维组织也可变为瘢痕组织，称为瘢痕愈合。

慢性根尖周炎时，在根尖周形成炎性肉芽组织，但经过完善的根管治疗后，根管内感染已消除，病变区便可以恢复。先是炎症成分被吞噬细胞移去，肉芽组织逐渐纤维化。纤维成分逐渐增加，细胞和血管逐渐减少，并在近牙骨质面分化出造牙骨质细胞，在根面逐渐沉积牙骨质；而在近骨面则分化出成骨细胞，在接近破坏的骨面形成骨质，逐渐将破坏区的骨质修复并形成硬骨板，此为理想的愈合。有时，增宽的牙周膜间隙中为瘢痕结缔组织，这也是根尖周病变愈合的一种方式。

慢性根尖周炎病变区的愈合需要数月至数年之久，年轻人修复能力强，可在数月中见到骨质新生；成年人则需要较长的时间，有时需要 2~5 年才能完全由骨质修复根尖病变的破坏区。

根管治疗后两年复查病例，如患牙无自觉症状，功能良好，临床检查正常，原窦道闭合，X 线片见根尖周组织正常，原病变区消失或是根尖牙周膜间隙增宽，硬骨板白线清楚，均为治疗成功的病例。如果要观察病损愈合的动态变化，可分别于术后 3 个月、6 个月、1 年、2 年复查病例，观察上述各项指标。

（方　贺）

第二节　牙髓塑化治疗术

一、原理

牙髓塑化治疗是将处于液态未聚合的塑化剂导入已基本去除牙髓的根管内，塑化剂渗入侧副根管和根管壁的牙本质小管内，在形成酚醛树脂聚合物的过程中将根管系统内剩余的感染物质及残髓组织包埋，凝聚后变为无害物质并严密封闭根管系统，达到消除病源、防止根尖周炎发生或治愈根尖周病变的目的。

二、适应证

（1）成年人后牙不可复性牙髓炎、残髓炎、牙髓坏死。

（2）后牙急性根尖炎消除急性炎症后；有瘘或无瘘型慢性根尖周炎而根尖孔未吸收破坏的患牙。

（3）根管内器械折断，不能取出而又未出根尖孔的患牙。

（4）老年人已变色而根管又过分细窄的患病前牙。

三、塑化剂的配制与理化、生物学性质

目前采用的塑化剂为甲醛配制的酚醛树脂。酚醛树脂聚合（凝固）反应的时间受以下因素影响：①酚和醛的体积比例，醛占比例过大，凝固时间延长；②氢氧化钠（催化剂）体积比例大则凝固快；③温度（室温）高则凝固快，故在小而深、不易散热的容器中凝固较快，浅碟状、易散热的容器中则凝固较慢；④还与配制的总体积有关，体积大，凝固较快。

与牙髓塑化治疗原理有关的酚醛树脂的性质有以下 7 点。

（1）对组织的塑化作用。酚醛树脂可以渗透到生活组织、坏死组织及组织液中，与组织一起聚合，成为酚醛树脂与组织的整体聚合物。镜下见组织和细胞保持原来的形态，但分不出酚醛与组织的界限。组织液与酚醛树脂混合时，也能聚合，但塑化剂的体积必须超过被塑化物质的体积方能塑化。

（2）抑菌作用。酚醛树脂在凝聚前和凝聚后均有较强的抑菌作用，塑化后数月的牙髓仍有抑菌作用。

（3）渗透作用。酚醛树脂在未聚合时，渗透性较强，可以渗透到残髓组织、侧支根管和牙本质小管中（达管壁 1/3 至全长）。

（4）体积改变。酚醛树脂凝固后在密封的环境中不发生体积改变。但若暴露于空气中则可逐渐失水，于树脂中心部出现裂缝，并向根管壁方向收缩。

（5）刺激作用。酚醛树脂凝固前对组织有刺激作用，对软组织也有腐蚀性，因此在塑化治疗的操作过程中要防止塑化剂对黏膜的灼伤，避免将塑化剂压出根尖孔。

（6）无免疫源性。临床条件下，酚醛树脂的应用不会引起系统性免疫反应。

（7）无致癌性。遗传毒理学三种短期致突变筛检试验的结果显示基因突变、DNA 损伤和 SOS 反应均为阴性，初步预测酚醛树脂为非致突变、非致癌物。

四、操作步骤

（一）开髓

开髓，去髓室顶，尽量去除牙髓和根管内感染物。牙髓炎患牙可使用失活法，失活剂以金属砷封药两周为宜；也可在局部麻醉下一次拔髓后完成下一步塑化操作，若拔髓后出血较多，应先予以止血或行髓腔封樟脑酚（CP）棉球，3~5 天后再次就诊完成塑化。

根尖周炎患牙，如叩诊疼痛，根尖部牙龈扪痛、红肿，或根管内渗出物较多，应先行应急处理，待急性症状消除后经髓腔封甲醛甲酚（FC）棉球再进行下一步骤塑化；慢性根尖周炎患牙也可在髓腔封甲醛甲酚（FC）棉球无症状后再行塑化。

（二）隔湿

在消毒液伴随下通畅根管，但不要扩大根管，对根管的要求仅为能用 15 号或更小号根管器械通畅到达近根尖处。操作过程中尤忌扩通根尖孔。干燥髓腔，较粗大的根管应擦干根管。原龋洞位于远中邻面牙颈部，龈壁较低者，为了防止塑化剂流失灼伤软组织，需用较硬的氧化锌丁香油糊剂做出临时性的远中壁（假壁）。

（三）填塑化剂

用镊子尖端夹取塑化剂送入髓腔，也可用光滑髓针或较细的根管扩大器蘸塑化剂直接送入根管内，伸入至根尖 1/3~1/4 处，沿管壁旋转和上下捣动，以利根管内的空气排出及塑化剂导入。然后用干棉球吸出髓腔内的塑化剂。重复上述导入过程，如此反复 3~4 次即可。最后一次不要再吸出塑化剂。

（四）封口

以氧化锌丁香油糊剂封闭根管口，在糊剂上方擦去髓腔内剩余的塑化剂。擦干窝洞壁，用磷酸锌水门汀垫底，作永久充填。如需观察或窝洞充填有困难，可于塑化当日用氧化锌丁香油糊剂暂封，过 1~2 周就诊，无症状后，除去大部分暂封剂，作磷酸锌水门汀垫底及永久充填。

五、术中和术后常见并发症及其处理

（一）塑化剂烧伤

塑化剂流失到口腔软组织或黏膜上，引起组织或黏膜颜色改变、起皱，应即刻用干棉球擦去流失的塑化剂，并用甘油棉球涂敷患处。

（二）根尖周炎

因塑化剂少量超出根尖孔引起的化学性根尖周炎常于塑化后近期发生。患者叙述该牙持续性痛，不严重，轻度咀嚼痛。检查有轻度叩痛，但牙龈不红，无扪痛。同时还应检查充填物有无高点，适当地调𬌗观察而不作其他处理；如疼痛较重，可用小剂量超短波处理，同时口服消炎止痛药。

如因治疗时机选择不当，感染未除净或器械操作超出根尖孔所致的急性根尖周炎，则疼痛较重，牙龈红肿、扪痛或已有脓肿形成，应按急性根尖周炎处理。同时应重新打开髓腔，检查各根管的情况，了解是否有遗漏未做处理或塑化不完善的根管等。待急性炎症消退后，分别情况重作治疗。

（三）残髓炎

塑化治疗后近期或远期均可出现，多为活髓拔髓不充分或遗漏有残余活髓的根管未作处理或塑化不完善。须打开髓腔，仔细找出有痛觉的根髓，拔髓后再作塑化治疗。

（四）远期出现慢性根尖周炎

X 线片出现根尖周 X 线透射区或原有病损区扩大，出现窦道或原有窦道未愈合。除因为遗漏根管未作处理或塑化不完善以外，还可能因原根尖周炎造成根尖孔吸收、破坏，致使塑化剂流失，根尖部封闭不严密，感染不能控制。依根尖孔粗细决定再治疗方法，根尖孔粗大的患牙，改作根管治疗，必要时作根尖手术治疗。

六、术后组织反应与疗效判断

根管内残髓组织被塑化，以及塑化剂限制在根尖孔内时，与其邻近处的牙周膜内早期有轻度炎症细胞浸润，并有含酚醛树脂颗粒的吞噬细胞。3 个月后，炎症细胞逐渐消失，原炎症组织被正常的结缔组织代替，根尖孔附近有牙骨质沉积，组织修复过程与成功的根管充填后相似。但若未被塑化的残髓较多，或塑化剂未达到根尖 1/3 部分，则可出现残髓炎或根尖周炎，导致治疗失败。

如果少量塑化剂超出根尖孔，根尖周部分组织被塑化，其外围组织出现局限性的化学性炎症反应。3~6 个月后炎症逐渐消退，9~12 个月后开始修复。延缓了根尖周组织的修复过程。

牙髓塑化治疗后两年复查，如果患牙无自觉症状，功能良好；临床检查正常，原有窦道消失；X 线片见根尖周组织正常，原根尖周病变消失，或仅有根尖周牙周膜间隙增宽，硬骨板清晰，根周牙槽骨正常，则为治疗成功。

如果要观察根尖周组织病变修复的动态过程，可在术后 3 个月、6 个月、1 年、2 年分别复查患牙。在术后 3~6 个月，如果临床无明显症状，但 X 线片却发现根尖周病变较术前似有扩大，这不一定表明病变在发展，可能是根尖周组织对溢出根尖孔的塑化剂的反应。应该继续观察，部分病例的根尖周病变可能以后仍会逐渐缩小，直至消失。

（李新苗）

第三节　牙髓失活术

牙髓失活术即俗称的"杀神经"，是用化学药物使发炎的牙髓组织（牙神经）失去活力，发生化学性坏死。多用于急、慢性牙髓炎的治疗。失活药物分为快失活剂和慢失活剂两种。临床上采用亚砷酸、金属砷和多聚甲醛等药物。亚砷酸为快失活剂，封药时间为 24~48 小时；金属砷为慢失活剂，封药时间为 5~7 天；多聚甲醛作用更加缓慢温和，一般需封药 2 周左右。

封失活剂时穿髓孔应足够大，药物应准确放在穿髓孔处，否则起不到失活效果，邻面洞的失活剂必须用暂封物将洞口严密封闭，以防失活剂损伤牙周组织。封药期间，应避免用患牙咀嚼，以防对髓腔产生过大的压力引起疼痛。由于失活剂具有毒性，因此应根据医生嘱咐的时间按时复诊，时间过短，失活不全，给复诊时治疗造成困难，时间过长，药物可能通过根尖孔损伤根尖周组织。封药后可能有暂时的疼痛，但可自行消失，如果疼痛不止且逐渐加重，应及时复诊除去失活剂，敞开窝洞，待症状有所缓解后再行失活。

（1）拔髓通常使用拔髓针。拔髓针有 1 个"0"、2 个"0"和 3 个"0"之分，根管粗大时选择 1 个"0"的拔髓针，根管细小时，选择 3 个"0"的拔髓针。根据笔者临床经验，选择拔髓针时，应细一号，也就是说，如根管直径应该使用 2 个"0"的拔髓针，实际上应使用 3 个"0"的拔髓针。这样使用，可防止拔髓针折断在根管内。特别是弯根管更要注意，以防断针。

（2）活髓牙应在局部麻醉下或采用牙髓失活法去髓。为避免拔髓不净，原则上应术前拍片，了解根管的结构，尽量使用新的拔髓针。基本的拔髓操作步骤如下：拔髓针插入根管深约 2/3 处，轻轻旋转使根髓绕在拔髓针上，然后抽出。牙髓颜色和结构因病变程度而不同，正常牙髓拔出呈条索状，有韧性，色粉红；牙髓受损则呈苍白色，或呈瘀血的红褐色，如为细菌感染则有恶臭。

（3）对于慢性炎症的牙髓，组织较糟脆，很难完整拔出，未拔净的牙髓可用拔髓针或 10 号 K 形锉插入根管内，轻轻振动，然后用 3% 过氧化氢和生理盐水反复交替冲洗，使炎症物质与新生态氧形成的泡沫一起冲出根管。

（4）正常情况下，对于外伤露髓或意外穿髓的前牙可以将拔髓针插到牙根 2/3 以下，尽量接近根尖孔，旋转 180°将牙髓拔出。对于根管特别粗大的前牙，还可以考虑双针术拔髓。

双针术：先用 75%的乙醇消毒洞口及根管口，参照牙根实际长度，先用光滑髓针，沿远中根管侧壁，慢慢插入根尖 1/3 部，稍加晃动，使牙髓与根管壁稍有分离，给倒钩髓针造一通路。同法在近中制造通路，然后用两根倒钩髓针在近远中沿通路插至根尖 1/3 部，中途如有阻力，不可勉强深入，两针柄交叉同时旋转 180°，钩住根髓拔除。操作时避免粗暴动作，以免针断于根管内不易取出。双针术在临床实践中能够较好地固定牙髓组织，完整拔除牙髓组织的成功率更高，避免将牙髓组织撕碎造成拔髓不全，不失为值得推广的一种好方法。

（5）后牙根管仅使用拔髓针很难完全拔净牙髓，尤其是后牙处在牙髓炎晚期，牙髓组织朽坏，拔髓后往往容易残留根尖部牙髓组织，会引起术后疼痛，影响疗效。具体处理方法是：用小号挫（15 到 20 号，建议不要超过 25 号），稍加力，反复提拉（注意是提拉）。这样反复几次，如果根管不是很弯（小于 30°），一般都能到达根尖，再用 2 个"0"或 3 个"0"的拔髓针，插到无法深入处，轻轻旋转，再拉出来，通常能看到拔髓针尖端有很小很小的牙髓组织。

（6）如根管内有残髓，可将干髓液（对苯二酚的乙醇饱和液）棉捻在根管内封 5~7 天（根内失活法），再行下一步处置。

（7）拔髓前在根管内滴加少许 EDTA，可起到润滑作用，使牙髓更容易从根管中完整拔出。这是一种特别有效的方法，应贯穿在所有复杂的拔髓操作中。润滑作用仅仅是 EDTA 的作用之一，EDTA 还有许多其他的作用。①与 Ca 螯合使根管内壁的硬组织脱钙软化，有溶解牙本质的作用。既可节省机械预备的时间，又可协助扩大狭窄和阻塞的根管，具有清洁作用，最佳效能时间 15 分钟。②具有明显的抗微生物性能。③对软组织中度刺激，无毒，也可用作根管冲洗。④对器械无腐蚀。⑤使牙本质小管管口开放，增加药物对牙本质的渗透。

EDTA 作用广泛，是近年来比较推崇的一种口内用药。如果临床复诊中不可避免地出现因残髓而致的根管探痛，应在髓腔内注射碧兰麻，然后将残髓彻底拔除干净。最后补充一点就是，拔髓针拔完牙髓后，有一种很快、很简单的清洗方法，具体操作如下：右手拿一根牙刷，左手拿拔髓针，用牙刷从针尖向针柄刷，同时用水冲，最多两下就可以洗干净。如果不行，左手就拿针顺时针旋转两下，不会对拔髓针有损坏。

（8）砷剂外漏导致牙龈大面积烧伤的处理方法：在局部麻醉下切除烧伤的组织直至出现新鲜血液，再用碘仿加牙周塞止血，一般临床普遍用此法。使用碘仿纱条时应注意要多次换药，这样效果才会好一点。

封砷剂防止外漏的方法：止血；尽可能地去净腐质；一定要注意隔湿，吹干；丁氧膏不要太硬；棉球不要太大。注意：尽可能不用砷剂，用砷剂封药后应嘱咐患者，如出现牙龈瘙痒应尽快复诊，以免出现不良后果。医生应电话随访，以随时了解情况。

（姜文茹）

第四节　盖髓术

盖髓术是一种保存活髓的方法，即在接近牙髓的牙本质表面或已经露髓的牙髓创面上，覆盖具有使牙髓病变恢复效应的制剂，隔离外界刺激，促使牙髓形成牙本质桥，以保护牙髓，消除病变。盖髓术又分为直接盖髓术和间接盖髓术。常用的盖髓剂有氢氧化钙制剂、氧化锌丁香油糊剂等。

做盖髓术时，注意要把盖髓剂放在即将暴露或已暴露的牙髓部位，然后用氧化锌丁香油糊剂暂时充填牙洞。作间接盖髓术需要观察两周，如果两周后牙髓无异常，可将氧化锌去除部分后行永久充填；若出现牙髓症状，有加重的激发痛或出现自发痛，应进行牙髓治疗。作直接盖髓术时，术后应每半年复查1次，至少观察两年，复诊要了解有无疼痛，牙髓活动情况，叩诊是否疼痛，X线片表现，若无异常就可以认为治疗成功。

当年轻人的恒牙不慎受到外伤致使牙髓暴露，以及单纯龋洞治疗时意外穿髓（穿髓直径不超过0.5 mm）可将盖髓剂盖在牙髓暴露处再充填，这是直接盖髓术。当外伤深龋去净腐质后接近牙髓时，可将盖髓剂放至近髓处，用氧化锌丁香油黏固剂暂封，观察1~2周后若无症状再做永久性充填，这是间接盖髓术。

无明显自发痛，龋洞很深，去净腐质又未见明显穿髓点时，可采取间接盖髓术作为诊断性治疗，若充填后出现疼痛，则可诊断为慢性牙髓炎，进行牙髓治疗。盖髓术成功的病例，表现为无疼痛不适，已恢复咀嚼功能，牙髓活力正常，X线片显示有钙化牙本质桥形成，根尖未完成的牙齿，根尖继续钙化。但应注意的是，老年人的患牙若出现意外穿髓，不宜行直接盖髓术，可酌情选择塑化治疗或根管治疗。

直接盖髓术的操作步骤如下。

（1）局部麻醉，用橡皮障将治疗牙齿与其他牙齿分隔，用麻醉剂或灭菌生理盐水冲洗暴露的牙髓。

（2）如有出血，用灭菌小棉球压迫，直至出血停止。

（3）用氢氧化钙覆盖暴露的牙髓，可用已经配制好的氢氧化钙，也可用当时调配的氢氧化钙（纯氢氧化钙与灭菌水、盐水或麻醉剂混合）。

（4）轻轻冲洗。

（5）用树脂改良型玻璃离子保护氢氧化钙，进一步加强封闭作用。

（6）用牙釉质/牙本质黏结系统充填备好的窝洞。

（7）定期检查患者的牙髓活力，并拍摄X线片。

（李恩洪）

第五节　牙髓切断术

牙髓切断术是指在局部麻醉下将牙冠部位的牙髓切断并去除，用盖髓剂覆盖于牙髓断面，保留正常牙髓组织的方法。切除冠髓后，断髓创面覆盖盖髓剂，形成修复性牙本质，可隔绝外界刺激，根髓得以保存正常的功能。根尖尚未发育完成的牙齿，术后仍继续钙化完成根尖发育。较之全部牙髓去除疗法，牙髓切断术疗效更为理想，也比直接盖髓术更易成功，但疗效并不持久，一般都在根尖孔形成后，再作根管治疗。

根据盖髓剂的不同，可分为氢氧化钙牙髓切断术和甲醛甲酚牙髓切断术。年轻恒牙的牙髓切断术与乳牙牙髓切断术有所不同，年轻恒牙是禁止用甲醛甲酚类药物的，术后要定期复查，术后3个月、半年、1年、2年复查X线片。观察牙根继续发育情况，成功标准为无自觉症状，牙髓活力正常，X线片有牙本质桥形成，根尖继续钙化，无根管内壁吸收或根尖周病变。

牙髓切断术适用于：①感染局限于冠部牙髓，根部无感染的乳牙和年轻恒牙；②深龋去腐质时意外露髓，年轻恒牙可疑为慢性牙髓炎，但无临床症状；③年轻恒牙外伤露髓，但牙髓健康；④畸形中央尖。病变发生越早，牙髓切断术成功率越高。儿童的身体健康情况也影响治疗效果，所以医生选择病例时，不仅要注意患牙情况，还要观察全身状况。

一、牙髓切断术的操作步骤

牙髓切断术的操作步骤为除去龋坏组织、揭髓室顶、进入髓腔、切除冠髓、放盖髓剂、永久充填。在这里重点讲髓腔入口的部位。为了避免破坏过多的牙体组织，应注意各类牙齿进入髓腔的部位。

（1）切牙和尖牙龋多发生于邻面，但要揭开髓顶，应先在舌面备洞。用小球钻或裂钻从舌面中央钻入，方向与舌面垂直，钻过釉质后，可以感到阻力突然减小，此时即改变牙钻方向，使之与牙长轴方向一致，以进入髓腔。用球钻在洞内提拉，扩大和修复洞口，以充分暴露近远中髓角，使髓室顶全部揭去。

（2）上颌前磨牙的牙冠近远中径在颈部缩窄，备洞时可由颌面中央钻入，进入牙本质深层后，向颊、舌尖方向扩展，即可暴露颊舌髓角，揭出髓室顶。注意备洞时近远中径不能扩展过宽，以免造成髓腔侧穿。

（3）下颌前磨牙的牙冠向舌侧倾斜，髓室不在颌面正中央下方，而是偏向颊尖处。颊尖大，颊髓线角粗而明显，钻针进入的位置应偏向颊尖。

（4）上颌磨牙近中颊舌径较大，其下方的髓角也较为突出。牙冠的近远中径在牙颈部缩窄，牙钻在颌面备洞应形成一个颊舌径长、颊侧近远中径短的类似三角形。揭髓室顶应从近中舌尖处髓角进入，然后扩向颊侧近远中髓角，注意颊侧两根管口位置较为接近。

（5）下颌磨牙牙冠向舌侧倾斜，髓室偏向颊侧，颊髓角突出明显，备洞应在颌面偏向颊侧近颊尖尖顶处，窝洞的舌侧壁略超过中央窝。揭髓室顶也应先进入近中颊侧髓角，以免造成髓腔舌侧穿孔。

二、牙髓切断术的应用指征和疗效

临床上根髓的状况可根据断髓面的情况来判断。如断面出血情况，出血是否在短时间内可止住。另外从龋病的深度，患者有没有自发症状等情况辅助判断。疗效方面，有学者认为牙髓切断术成功率比较高，对乳牙来说，因为要替换所以效果还可以，但是恒牙治疗远期会引起根管钙化，增加日后根管治疗的难度。所以如果根尖发育已经完成的患牙，有学者建议还是做根管治疗。如果根尖发育未完成，可以先做牙髓切断术，待根尖发育完成后改做根管治疗，这样可以减轻钙化程度。

乳牙牙髓感染处于持续状态，易成为慢性牙髓炎。本来牙髓病的临床与病理诊断符合率差别较大，又因乳牙牙髓神经分布稀疏，神经纤维少，反应不如恒牙敏感，加上患儿主诉不清，使得临床上很难得出较可靠的牙髓病诊断。因此在处理乳牙牙髓病时，不宜采取过于保守的态度。临床明确诊断为深龋的乳牙，其冠髓组织病理学和牙髓血常规表示，分别有82.4%和78.4%的冠髓已有慢性炎症表现，因此也提出采用牙髓切断术治疗乳牙近髓深龋，较有头效。

三、常用的牙髓切断术

（一）甲醛甲酚（FC）断髓术

FC法用于乳牙有较高的成功率，虽然与氢氧化钙断髓法的临床效果基本相似，但在X线片上相比，发现FC断髓法的成功率超过$Ca(OH)_2$断髓法。采用$Ca(OH)_2$的乳牙牙根吸收是失败的主要原因，而FC法可使牙根接近正常吸收而脱落。

（二）戊二醛断髓术

近年来有一些甲醛甲酚有危害性的报道，认为FC对牙髓组织有刺激性，从生物学的观点看不太适宜。另有报道称其成功率只有40%，内吸收的发生与$Ca(OH)_2$无明显差异。因此提出用戊二醛做牙髓切断的盖髓药物，认为它的细胞毒性小，能固定组织不向根尖扩散，且抗原性弱，成功率近90%。

（三）$Ca(OH)_2$断髓术

以往认为有根内吸收的现象，但近年来用$Ca(OH)_2$或$Ca(OH)_2$碘仿做牙髓切断术的动物试验和临床观察，都取得了较好的结果。

（文晓霞）

第六节　干髓术

用药物使牙髓失活后，磨掉髓腔上方的牙体组织，除去感染的冠髓，在无感染的根髓表面覆盖干髓剂，使牙髓无菌干化成为无害物质，作为天然的根充材料隔离外界的刺激，根尖孔得以闭锁，根尖周组织得以维持正常的功能，患牙得以保留，这种治疗牙髓炎的方法叫干髓术。常用的干髓剂多为含甲醛的制剂，如三聚甲醛、多聚甲醛等。

做干髓术时要注意将干髓剂放在根管口处，切勿放在髓室底处，尤其是乳磨牙，以免药物刺激根分叉的牙周组织。一般干髓术后观察两年，患牙症状及相关阳性体征、X线片未见根尖病变者方可认为成功。

干髓术的远期疗较差，但是操作简便、经济，在我国尤其是在基层仍被广泛应用。干髓术适用于炎症局限于冠髓的牙齿，但临床上不易判断牙髓的病变程度，所以容易失败。成人后牙的早期牙髓炎或意外穿髓的患牙；牙根已形成，尚未发生牙根吸收的乳磨牙牙髓炎；有些牙做根管治疗或塑化治疗时不易操作，如上颌第三磨牙，或老年人张口受限时，可考虑做干髓术。

由于各种原因引起的后牙冠髓未全部坏死的各种牙髓病可行干髓术。干髓术操作简便，便于开展，尤其是在医疗条件落后的地区。随着我国口腔事业的发展，干髓术能否作为一种牙髓治疗方法而继续应用存在很大的争议。干髓术后随着时间延长疗效呈下降趋势，因此，对干髓剂严格要求，操作严格，分析原因如下。

（1）严格控制适应证，干髓术后牙易变色，仅适用于后牙且不伴根尖周炎，故对严重的牙周炎、根髓已有病变的患牙、年轻恒牙根尖未发育完成者禁用。

（2）配制有效的干髓剂，以尽可能保证治疗效果，不随意扩大治疗范围。

（3）严格操作规程，对失活剂用量、时间及干髓剂的用量、放置位置均应严格要求。

（4）术后适当降殆，严重缺损的可行冠保护。

（顾月光）

第二章

牙周病治疗技术

第一节　龈上洁治术

一、定义和基本原理

龈上洁治是指采用器械去除龈上菌斑、牙石和色渍，并抛光牙面的过程。

洁治的基本原理是从牙面彻底去除菌斑和牙石的刺激，使牙龈炎症完全消退或明显减轻。对一些仅与牙菌斑有关的牙龈炎，洁治就能使牙龈恢复健康；而对于牙周炎，在龈上洁治术后，还需进行龈下刮治等治疗。洁治是否彻底，直接影响牙龈炎的治疗效果或者进一步的牙周治疗。同时，龈上洁治还是牙周维护治疗的主要内容之一。

就清除感染微生物及其产物的本质而言，龈上洁治和龈下刮治是一致的，且它们均为牙周治疗整体计划中相互关联的两个步骤，区别仅在于两者针对的部位不同。

二、术前检查

龈上洁治前应对菌斑、牙石等沉积物及牙面不规则形态作范围和性质上的精确评价。在光线充足、视野清晰的环境下，很容易对龈上牙石和浅龈沟内的龈下牙石进行视觉检查；采用压缩空气吹干牙面有助于发现浅色牙石；另外，以稳定压缩空气气流直接吹入龈沟或牙周袋，将龈缘从牙面吹开，能检测到浅的龈下牙石。

三、适应证

1. 牙龈炎和牙周炎

龈上洁治是各型牙周病最基本的治疗方法。绝大多数的牙龈炎可以通过彻底完善的龈上洁治而痊愈；而牙周炎是在洁治术的基础上再作进一步治疗。

2. 预防性洁治

除了日常生活中的自我菌斑控制，牙周病患者或普通人群定期（6个月至1年）洁治有助于维持牙周健康，预防牙龈炎、牙周炎的发生或复发。

3. 其他治疗前的准备

如修复缺失牙，在取印模前先进行龈上洁治，可以消除牙龈炎症，使印模更准确，将来的义齿修复更合适。头面部一些肿瘤手术的术前洁治，可以保证手术区的清洁，消除术后感染隐患。正畸治疗前、治疗期间的龈上洁治也有助于消除牙龈炎症，防止牙周组织的损害。

四、操作步骤

用于清除龈上牙石的工具有手用洁治器械和超声波洁牙机。两者的操作方法不尽相同。

（一）手用器械洁治

手用洁治器械包括镰形器和锄形器，但目前在超声器械普遍应用的情况下，锄形器的使用明显减少。

使用镰形器进行龈上洁治时，通常以改良握笔式持握，以无名指在邻近工作区的牙面上建立一个稳固的手指支点。器械刃口与所要洁治的牙面形成一略小于90°的夹角，切刃与龈上牙石的根缘啮合并以短促有力、互相重叠的洁治动作做垂直、水平或斜向的冠方运动，将牙石清除。镰形器尖锐的头部容易撕裂牙龈，因此在使用器械时要小心。洁治完成后要用探针仔细检查是否干净，尤其是邻面和龈缘处。并对牙面进行抛光。

（二）超声洁治

超声波洁牙机是一种高效、省时、省力的洁治工具。近年来，随着细小超声工作尖的设计，超声波洁牙机不仅成为龈上洁治的主要工具，也开始应用于龈下牙石、菌斑的清除。

研究表明，与手用器械相比，超声器械在清洁效果、可能对牙（根）面造成的损伤、治疗后牙（根）面的光滑程度等方面都没有明显差异。使用两种器械都能获得满意的临床效果。临床医师可以根据需要及自身的喜好进行选择，往往两种器械结合使用能获得彻底的清洁效果。

不同品牌的超声波洁牙机，有不同设计的工作尖。同时，有的超声波洁牙机在冲洗或冷却液中加入了抗菌的成分。但研究表明与常规设计相比，在改善临床效果方面尚无定论。

1. 超声波洁牙机工作原理

超声波洁牙机由超声波发生器（主机）和换能器（手机）两部分组成。发生器发出振荡，并将功率放大，然后将高频电能转换成超声振荡，每秒2.5万~3万次以上。通过换能器上工作头的高频振荡而除去牙石。

根据换能器的不同，超声洁牙机大致分为两类：磁伸缩式和压电陶瓷式。

超声器械是保持与牙面平行的情况下，对牙面轻触、轻压，不断运动而完成清洁。

2. 超声洁治术操作步骤

术前彻底消毒超声手柄和工作尖。尽量采用一次性材料覆盖洁牙机控制按钮和手柄。机器使用前，应对管道系统冲洗2分钟，减少管线中的微生物数量。尽可能使用过滤水或消毒水。

指导患者术前用抗菌含漱液如0.12%氯己定含漱1分钟，以减少污染气雾。

操作者及助手应该佩戴防护眼罩、口罩，采用高速负压吸引系统，尽可能减少治疗过程中产生的污染气雾。

打开设备，选择合适工作尖与手柄连接，调节水量控制钮，使工作尖末端形成轻微水雾。在开始时功率可设置较低，以后的功率也不应过大，以能有效去除牙石为宜。

采用改良握笔法或握笔法握持器械，建立良好的支点。器械末端与牙面形成轻柔、羽毛式的接触，运用短而轻、垂直、水平或斜向重叠的动作清洁牙面。清洁时，手指不必额外施加较重的力，因为器械的振动能量即可剥落牙石。

工作尖尖端与牙面平行或形成小于 15°的夹角，以避免对牙面造成刻痕或沟槽。必须保持尖端的持续运动，才能有效清除牙石。

应及时清除口内积水和唾液，并检查牙面清洁情况。术后进行牙面的抛光。

3. 超声洁治术注意事项

避免将工作尖长时间停留于一处牙面，或将工作尖垂直对准牙面，以免造成牙（根）面的粗糙或损伤。

由声波或超声波仪器产生的气雾，有传播病原菌的潜在危险。因而要尽量做到：术前使用氯己定含漱；术中应用高速负压吸引；术后环境表面的彻底消毒；管道系统的定期清洁与消毒；使用空气通风过滤设备净化空气。

超声波和声波洁治器在使用上存在一定的禁忌：禁用于置有无电磁屏蔽功能的心脏起搏器的患者，以免因电磁辐射的干扰影响起搏器的功能；也不能用于肝炎、肺结核等传染性疾病的活动期，以免血液和病原菌随喷雾而污染诊室空气。

对于种植体表面的清洁，只能采用塑料、黄金或炭精纤维制作的工作尖，以避免损伤钛质种植体。

五、龈上洁治效果的评价

龈上洁治术的效果可在术后即刻进行评价，也可待软组织愈合后进行再次评价。

龈上洁治后，应该在理想的光线下，通过口镜和压缩空气辅助对牙面进行视觉检查；同时用精细探针或牙周探针检查。健康的牙面应该坚硬、光滑，待牙石完全清除后能恢复邻近软组织的健康。

光滑程度是评价洁治效果的标准，但最终的评价建立在牙周组织反应的基础上。一般而言，在牙周洁治后进行临床检查和评价，时间不应早于洁治术后 2 周。因为器械治疗所造成的伤口需要 1~2 周时间完成再上皮化。

慢性龈缘炎患者在经过彻底洁治术后，牙龈炎症逐渐消退，一般可在 1 周后恢复正常的色、形、质，龈沟变浅。组织的愈合程度取决于牙石、菌斑是否彻底除净，患者自我菌斑控制是否得力。

牙周炎患者经过洁治后，牙龈炎症可以部分减轻，龈缘退缩使牙周袋略变浅，出血会减少。同时，根面的部分龈下牙石将暴露，有利于进一步治疗。但组织的彻底愈合有待于龈下刮治术甚至牙周手术后。

（罗礼文）

第二节　龈下刮治术

一、定义和基本原理

龈下刮治术，即根面平整术，是采用精细的龈下刮治器械刮除根面的龈下牙石及部分病变牙骨质，以获得光滑、坚硬根面的过程。

龈下刮治和根面平整并非完全分离的过程。从工作形式而言，刮治与根面平整仅是程度上的差别。根面牙骨质暴露于菌斑、牙石堆积的环境，沉积在根面的牙石往往不规则地嵌入暴露的牙骨质。甚至菌斑细菌和毒素也可侵入牙本质小管。所以，在做龈下刮治时，必须同时刮除牙根表面牙石和感染的病变牙骨质，才能获得良好的治疗效果。但目前也有研究认为，细菌及毒素在牙根表面的附着表浅而松散，较容易刮除，所以不必刮除过多牙骨质以达到根面的无感染状态。同时，如果去除过多牙骨质，容易造成牙本质小管的暴露，不仅引起刮治术后牙根的敏感，而且增加牙周—牙髓相互感染的机会。进行龈下刮治术时要充分考虑上述两方面的情况。

二、龈下刮治器械

由于部位的特殊性、龈下牙石与根面结合的特点，龈下洁治和根面平整远比龈上洁治复杂并难以操作。这就需要特殊设计的器械用于龈下刮治术。

1. 匙形刮治器

匙形刮治器是龈下刮治的主要工具。其弯曲的刃口、圆形的头部及弯曲的背部允许其插入袋底，并能最大程度地避免对组织的损伤。

匙形器工作端薄而窄，前端为圆形。工作端略呈弧形，其两个侧边均为刃口，可紧贴根面，工作端的横断面呈半圆形或新月形。操作时，只有靠近前端的 1/3 与根面紧贴。

匙形刮治器可以分为通用型和区域专用型，后者又称为 Gracey 刮治器。

通用型匙刮只有前后牙之分，每支适用于牙齿的各个面。两侧切刃缘平行而直，都是工作缘，刃面与器械颈部成 90°角。

2. 龈下锄形刮治器与根面锉

龈下锄形刮治器适用于袋壁较松软的深牙周袋刮治，而根面锉往往用于刮治后根面的锉平、锉光。但随着超声龈下刮治器的改进及普遍使用、龈下刮治理念的变化等，目前临床上已经很少使用龈下锄形刮治器和根面锉。

3. 超声龈下工作尖

随着超声洁牙机在临床的普遍推广使用，各商业公司开发了各种形状的超声龈下工作尖，以满足不同牙位、牙面龈下治疗的需要。

三、操作要点

（一）术前探查龈下牙石的部位和数量

由于龈下刮治是在牙周袋内进行，肉眼不能直视，而龈下刮治器械多较锐利，容易损伤软组织，所以应在术前查明情况后再进行操作。

龈下刮治前应对菌斑、牙石等牙面沉积物和牙根的不规则形态进行探查。

龈下探查要使用精细的尖探针或牙周探针，采用轻巧、稳定的改良式握笔法，这可为探查龈下牙石和其他不规则根面提供最大的敏感性。拇指和其他手指，尤其是中指指垫能感受遭遇牙面不规则形态时由器械手柄和颈部所传导的轻微振动。

在确立稳固的支点后，探针头部仔细向龈下插入牙周袋的底部，在牙面上作小幅度垂直滑动。当探查邻接面时，滑动范围应使其中的一半路径经过接触区以确保发现邻接面的沉积物。在探查牙体的线角、凸起和凹陷时，在拇指和其他手指之间的器械手柄应该稍旋转，以保持与牙面形态的持续一致。

对龈下牙石、病变牙骨质、龋、修复体缺陷等的探查辨别需要大量的临床经验积累。许多临床医师认为，提高探诊技术与掌握龈下刮治和根面平整技术同样重要。

（二）刮治器械的握持和支点

同龈上洁治术一样，龈下刮治的器械也应该采用改良握笔式握持，且建立稳妥的支点。

（三）刮治方法

根据不同牙位及牙面，选用适当的器械。采用 Gracey 匙刮时，将匙形器工作端的平面与牙根面平行放置到达袋底，改变刃缘位置，使其与牙根面逐渐成 45°角，探查根面牙石。探到根面牙石后，将刃缘与牙面形成 70°~80°角进行刮治。牙石以一系列受控、重叠、短而有力、主要使用腕—前臂运动的动作去除。刮治过程中，保持器械颈部（指靠近工作端的下颈部）与牙体长轴大致平行。刮治结束后，刃缘回到与牙根面平行的位置，取出器械。

在从一个牙齿到下一个牙齿的器械治疗过程中，操作者的体位和手指支点必须调整、变化以确保协调的腕—前臂运动。

（四）避免遗漏

为了避免遗漏需刮治牙位，应分区段按牙位逐个刮治。对于相邻位点，应该采用叠瓦式的刮治方法，每刮一下应与前一下有所重叠。刮治完成后需仔细检查牙石是否刮净。

但龈下刮治和根面平整应该限于探查到牙石和病变牙骨质的牙根面，此区域称为器械治疗区。如用器械刮治不必要的区域，既浪费操作时间，又容易引起器械的钝化。

（五）无痛操作

为了减轻患者的疼痛，龈下刮治尽量在局部麻醉下进行，可以提高医生治疗的效率，而且能增加患者的依从性。

（六）冲洗和止血

刮治完毕后，应采用3%的 H_2O_2 冲洗牙周袋，冲掉碎片残屑，上消炎收敛防腐剂如2%碘甘油或透明质酸明胶并进行必要的止血。

四、龈下刮治效果的评价

研究显示，完善的龈上洁治和龈下刮治可以改善患者的口腔卫生水平、消除牙龈炎症、显著减少牙周袋深度和附着水平、不同程度地增加牙周附着水平。

龈下刮治术的治疗过程，不仅涉及牙根面，牙周袋内壁上皮、结合上皮和结缔组织也会不同程度的受到波及或被刮除。一般上皮会在术后1~2周内完全修复，而结缔组织的修复将持续2~3周。所以，在龈下刮治术后2~4周内不宜探查牙周袋，以免影响和破坏组织的愈合。

（李　雪）

第三节　袋内壁刮治术

袋内壁刮治术的目的是将牙周袋壁的污垢、肉芽组织等一并清除，以促进结缔组织再生，从而使牙周袋变浅，避免牙周炎症的进一步发展。

一、适应证

（1）范围比较局限的骨下袋，尤其是袋的周围均存在牙槽骨壁者。

（2）较浅的骨上袋，不需骨成形者。

（3）由于年龄、系统性疾病等原因，进一步的手术治疗被列为禁忌证者。

（4）已接受过牙周手术，在复查中发现某一位点反复出现炎症者。

二、术前准备

（1）手术器械主要采用匙形刮治器。

（2）在进行袋内壁刮治术之前，应先行龈上洁治术控制炎症。

（3）术前仔细检查牙周袋深度、部位和范围。

（4）如有创伤性𬌗，术前应调𬌗。

三、操作步骤

（1）术区常规消毒，必要时进行局部麻醉。

（2）再次检查牙周袋，若有残留的龈下牙石，可再进行刮治和挫光牙根面。然后用纱条隔离术区，以1%碘酊消毒。

（3）刮除袋内壁的上皮组织和感染的肉芽组织（图2-1）。

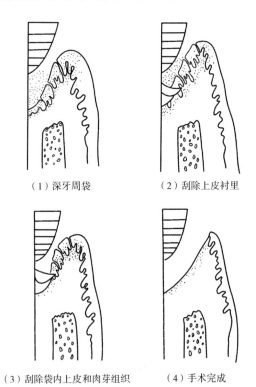

（1）深牙周袋　　　　（2）刮除上皮衬里

（3）刮除袋内上皮和肉芽组织　　（4）手术完成

图2-1　袋内壁刮治术

（4）刮除牙根面上的坏死牙骨质并光洁根面。刮治时如出血过多，可用纱布进行压迫止血。

（5）刮治完毕后，彻底清除牙周袋中残存的组织碎屑（如小片坏死牙骨质、牙石、上皮和感染肉芽组织等），可用双氧水或生理盐水冲洗。

（6）牙周袋清洗后，在隔湿条件下用小棉球吸除牙周袋中过多水分，轻微刺激牙周袋壁，使之出血并在牙周袋中凝成新鲜而不掺杂唾液或细菌的血块。敷以牙周塞治剂。

四、术后处理

注意口腔卫生，术后 1~2 个月才能探查牙周袋。嘱患者门诊随访。

五、术后的组织愈合

袋内壁刮治术后有血块充满牙周袋内，由于毛细血管扩张，组织有出血，大量多形核白细胞迅速移出覆盖创面，随后肉芽组织快速增生，小血管数目减少。龈沟内上皮的生长和修复需要 2~7 天。21 天内未成熟的胶原纤维出现，在愈合过程中，原先从牙齿上被撕裂的牙龈纤维也逐渐修复。在临床上，袋内壁刮治术后牙龈呈鲜红色，并有少量出血；1 周后，牙龈高度降低，颜色较正常略红；2 周后，在适当的口腔卫生维护配合下，牙龈的颜色、质地、形态都能恢复正常。

（颜彭优）

第四节　牙龈切除术和牙龈成形术

牙周病通常会引起牙龈外形的改变，如龈裂、牙龈增生、急性坏死性龈乳头炎造成的龈乳头呈火山口样等。这些牙龈形态的改变使菌斑和食物残渣更易于堆积，牙龈切除术是指切除增生肥大的牙龈组织，通过去除某些部位的牙周袋壁，能更容易地清除牙石等局部刺激物，为牙龈的愈合提供更合适的生理环境，重建牙龈的生理外形及正常龈沟。牙龈成形术与牙龈切除术相似，但其目的相对单一，是为了修整牙龈形态，重建牙龈正常的生理外形。两种手术常合并使用。

牙龈切除（成形）术有常规外科手术、电刀手术、激光龈切及化学龈切等多种方法。目前临床上还是以常规外科手术的方法为主。

一、适应证

（1）经基础治疗后牙龈仍肥大、增生，形态不佳或形成假性牙周袋，如牙龈纤维性增生、药物性增生、妨碍进食的妊娠瘤等。

（2）后牙区浅或中等深度的骨上袋，袋底不超过膜龈联合，附着龈宽度足够者。

（3）骨上袋的慢性牙周脓肿。

（4）龈片覆盖冠周但位置基本正常的阻生牙，可切除冠周的牙龈以利萌出。

（5）全身健康，无手术禁忌证者。

二、禁忌证

（1）未经基础治疗，牙周炎症未消除者。

（2）牙槽骨病损及形态不良，需行骨手术者。

（3）牙周袋过深，袋底超过膜龈联合。

（4）前牙的牙周袋，牙龈切除术会导致牙根暴露，影响美观。

三、操作步骤

（一）麻醉

局部浸润麻醉。一般多采用2%普鲁卡因或利多卡因，或4%阿替卡因，唇腭侧在手术区龈颊移行部做浸润麻醉，腭侧行门齿孔或腭大孔阻滞麻醉。

（二）消毒

患者在术前用0.12%氯己定含漱，清洁口腔。口腔周围皮肤用75%乙醇消毒，铺消毒巾。术者戴无菌手套。

（三）标定手术切口的位置

首先用牙周探针检查牙周袋情况，然后标出袋底位置，确定手术切口。袋底位置的标定可用印记镊法，也可用探针法。印记镊法：将印记镊的直喙（无钩的一端）插入袋内并达袋底，弯喙（有钩的一端）对准牙龈表面，夹紧镊子，使两喙并拢，弯喙刺破牙龈形成一个出血点为标记点，该出血点与袋底位置一致［图2－2（1）］。探针法：用探针探查袋的深度，在牙龈表面相当于袋底处用尖探针刺入牙龈，形成出血点，作为印记。在术区每个牙唇（舌）侧牙龈的近中、中央、远中处分别做标记点，各点连线即为袋底位置。切口位置应位于此连线的根方1~2 mm。如果牙龈组织较厚，切入点可位于更偏向根方一些。

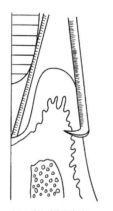 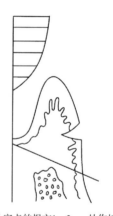

（1）印记镊法定点　　　（2）从定点的根方1~2 mm处作切口，
　　　　　　　　　　　　　　　与牙面成45°角外斜切至袋底根方

图2－2　牙龈切除术

（四）切口

使用斧形龈刀（或15号刀片），将刀刃斜向冠方，与牙长轴成45°角，在已定好的切口位置上切入牙龈，直达袋底下方的根面，应避免暴露牙槽骨。做连续切口切除牙龈，使龈缘成扇贝状外形［图2-2（2）］。然后使用柳叶刀（或11号尖刀），在邻面牙间处沿切口处与牙长轴成45°角切入，将牙龈乳头切断。切入的角度可以根据牙龈的厚薄适当调整，如牙龈较厚，可减小切入的角度。总之，应使术后的牙龈外形薄而接近生理外形，避免形成宽厚的外形而使菌斑易于滞留。切龈时必须一次切到牙面，切忌反复切割损伤组织而使龈缘呈锯齿状，并避免残留牙龈组织，否则不利于组织愈合。切口可以是连续的，也可逐个牙分别间断地切除牙龈，但此时要注意相邻牙龈切口的连接及龈外形的连续。选择连续切口还是间断切口，可根据术区各牙周袋底位置深浅是否一致来确定（图2-3）。

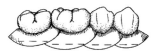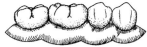

（1）不连续的切口线　　　　（2）连续的切口线

图2-3　牙龈切除术定点及切口线

（五）清创

采用龈上洁治器（常用背宽镰形洁治器或Ball刮治器）刮除切下的边缘龈组织和邻面牙龈间组织，然后彻底刮净牙面残留的牙石、肉芽组织及病变的牙骨质，以获得一个光滑、干净的表面。

（六）修整

用小弯剪刀或龈刀修剪创面边缘及不平整的牙龈表面，使牙龈形态与牙面成45°角，并形成逐渐向边缘变薄、扇贝状的正常生理外形。

（七）冲洗

生理盐水冲洗创面，纱布压迫止血，检查创面，外敷牙周塞治剂。

（八）术后处理

可用0.12%氯己定含漱剂，每日2次，每次15 mL含漱1分钟。24小时内手术区不刷牙，可进软食。一般不用内服抗生素。5~7天复诊，除去牙周塞治剂。若创面较大，尚未愈合，必要时可再敷牙周塞治剂1周。

四、术后的组织愈合

牙龈切除术后有血块覆盖创面，下层组织出现急性炎症症状，伴有一些坏死。血块逐渐被肉芽组织所替代，血块下方的新结缔组织在术后24小时即开始生成，新结缔组织细胞主要是成血管细胞。第3天，大量的成纤维细胞产生，肉芽组织增殖达高峰并向冠方生长，5~7天形成新的游离龈和龈沟。牙周韧带血管衍生的毛细血管向肉芽组织移行，2周后与牙龈血管连接。术后4~5周形成新的结合上皮，以半桥粒体和基底板的方式与牙面牢固地结合。约在牙龈切除术后2周，临床上牙龈外观恢复正常形态，龈沟建立，但完全的上皮修复需要1个月，结缔组织的完全修复则需要7周。龈沟液量在术后1周内增加，约5周时恢复正常。如果手术时将原有的结合上皮完全切除，则愈合后附着水平略有丧失，牙槽嵴顶也有轻微的吸收。不同患者的牙龈切除术后的愈合过程虽然一样，但具体愈合时间的长短受手术创面大小、全身状况、局部刺激因素及感染等因素的影响而有所不同。

（一）电刀切龈

高频电刀进行牙龈切除时术中出血少，术区清晰，便于操作。但电刀不适用于装有心脏起搏器的患者；严禁接触损伤牙槽骨；电刀产生的热量会损伤牙周组织，刺激牙髓，要避免接触牙面及根面；电刀操作时会产生刺激的气味。因此电刀只适用于个别牙牙龈及龈瘤的切除，病变较为表浅，手术范围如涉及骨面，以及翻瓣术或膜龈手术等则不适用。电刀切龈的组织愈合报道各异，一些研究表明电刀与手术刀切龈对牙龈愈合的影响没有明显差异；另有报道则显示电刀切龈会造成更多的牙龈退缩及牙槽骨损伤，延迟愈合。

（二）激光切龈

在牙科领域常用的激光为 CO_2 激光和 Nd：YAG 激光，其波长分别为 10 600 nm 和 1 064 nm。CO_2 激光常用于切除增生的牙龈，与通常的手术方法相比，术区牙龈愈合延迟。在使用激光时要注意预防措施，以免光线通过器械反射，损伤邻近组织及操作者的眼睛。目前激光在牙周手术方面的应用还没有足够数量和权威的研究支持，尚未推广使用。

（三）化学切龈

用化学的方法来去除牙龈，如5%多聚甲醛或氢氧化钾曾被使用过，但化学切龈深度不易掌握，易损伤健康的牙周组织；不能有效地重建牙龈形态；对牙周组织的再生也不如常规手术方法好。

（汪海涛）

第五节　翻瓣术

翻瓣术（OFD）是用手术的方法切除部分牙周袋及袋内壁，并翻起牙龈的黏骨膜瓣，暴露病变区组织，在直视的情况下处理牙槽骨和牙根面，刮净根面牙石及感染肉芽组织，修整骨外形。术中可根据需要施行促进牙周再生的处理，经清创后将软组织瓣复位或根据手术要求将瓣移位，以达到消除牙周袋或使牙周袋变浅、改善膜龈关系及促进骨修复的目的。

翻瓣术由 Widman 在 1918 年首次提出，切口包括两个垂直切口，翻起黏骨膜瓣至牙槽骨暴露 2~3 mm，修整骨外形，龈瓣复位至牙槽嵴顶。1965 年 Morris 在此基础上提出了非复位黏骨膜瓣；1974 年 Ramfjord 和 Nissle 也描述了本质上相同的手术过程，称为改良Widman翻瓣术。改良 Widman 翻瓣术一般不需要垂直切口，第一切口在距龈缘 1 mm 处切入，方向与牙体长轴平行，将袋内壁上皮与龈瓣分离，龈瓣翻开范围较小，仅暴露牙槽骨边缘，一般不作骨修整。翻瓣术是目前应用最广泛的牙周手术方法，也是很多其他手术如骨成形术、植骨术、引导性组织再生术等的基础。

一、适应证

（1）深牙周袋或复杂性牙周袋，经基础治疗后牙周袋仍在 5 mm 以上，且探诊后出血者。

（2）牙周袋底超过膜龈联合界，不宜做牙周袋切除者。

（3）有骨下袋形成，需做骨修整或需进行植骨者。

（4）根分叉病变伴深牙周袋或牙周—牙髓联合病变患者，需直视下平整根面，并暴露根分叉，或需截除某一患根者。

二、操作步骤

（一）常规消毒、铺巾和麻醉

传导阻滞麻醉或局部浸润麻醉。

（二）切口设计

翻瓣术的切口应根据手术目的、需要暴露牙面及骨面的程度、术后最终将瓣复位的位置等因素来设计，同时还需考虑保障瓣的良好血液供应。

1. 水平切口

水平切口（图2-4）是指沿龈缘附近所作的近远中方向的切口，应包括手术患牙，并向近中和远中延伸1~2个健康牙齿（图2-4）。

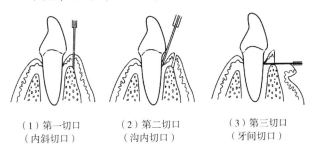

（1）第一切口　　　　（2）第二切口　　　　（3）第三切口
（内斜切口）　　　　（沟内切口）　　　　（牙间切口）

图2-4　水平切口的步骤

（1）第一切口：内斜切口。内斜切口在距龈缘1~2 mm处进刀，向根方切入，直达牙槽嵴顶。这是大部分牙周翻瓣术的基础，翻瓣后能暴露骨和根面。采用内斜切口可达到3个目的：①去除牙周袋内壁的上皮衬里；②保留牙周袋表面未被炎症累及的牙龈，牙龈复位后，可形成附着龈；③使龈缘边缘变薄，易贴附于牙面和根面。内斜切口通常使用11号或15号刀片，刀片与牙面成10°角，从术区唇面（或舌面）的一端开始，刀片以提插方式移动，每次插入均达骨嵴顶。应沿着每个牙的牙龈扇贝状外形改变刀片的方向，移至邻面时要更加注意刀片方向的转变，保留龈乳头的外形，避免将龈乳头切除，最终形成扇贝形的牙龈外形。内斜切口完成后，欲切除的组织仍包绕着牙齿，包括袋内壁的上皮和炎性肉芽组织、结合上皮、袋底与骨嵴顶之间的结缔组织纤维。在完成第二切口、第三切口后，以上组织将被彻底清除。内斜切口是翻瓣术中最关键的切口，临床上有时只切此一刀，用刮除方式替代其余两刀。

第一切口与龈缘的距离及切入的角度，应根据手术目的而定，并根据牙龈厚度、龈瓣复位的位置等情况作适当调整。如做改良Widman术，或根向复位瓣术，需尽量保留牙龈外侧的附着龈，内斜切口应距龈缘较近，甚至从龈嵴处切入；而在附着龈较厚的后牙，为了消除牙周袋，则可从距龈缘较远处切入。在牙龈较薄的部位，切口应距龈缘较近；而在牙龈肥厚增生的部位，则切口可距龈缘远些、切入角度大些，以切除增厚的袋壁组织，也可将内斜切口与牙龈切除术联合应用，以保存部分附着龈。

（2）第二切口：沟内切口。沟内切口是将刀片从袋底切入，直达牙槽嵴顶。围绕整个牙齿一周做此切口，将欲切除的袋壁组织与牙面分离。可用 12D 号刀片。

（3）第三切口：牙间切口。用骨膜分离器沿第一切口，将龈瓣略从骨面分离，暴露第一切口的最根方，然后做第三切口。将刀片与牙面垂直，在骨嵴顶的冠方，水平地切断袋壁组织与骨嵴顶及牙面的连接。此切口除沿颊面、舌面进行外，重点是在两牙间的邻面进行，刀片伸入邻间隙，从颊舌方向将欲切除的组织与骨嵴顶和牙面彻底断离。常用 Orban 刀。

2. 垂直切口

为了减小组织张力，更好地暴露术区，在水平切口的近中端或近、远中端所作的纵形松弛切口。切口从龈缘开始，经过附着龈，直至牙槽黏膜或颊侧移行沟。在近、远中侧均做垂直切口时，应注意使龈瓣的基底部略大于龈缘处，略呈梯形，并且避免龈瓣近、远中向的距离很短，而水平切口根向距离很长，以保证龈瓣的血供。应尽可能避免在舌腭侧做垂直切口，因为此处可能会伤及腭部的血管、神经。垂直切口的位置应在术区近、远中侧比较健康的牙龈组织上，位于牙的颊面轴角处，将龈乳头包括在龈瓣内，以利于术后缝合。切忌在龈乳头中央，或颊面中央做垂直切口，以防影响愈合。

是否做垂直切口，取决于手术目的和瓣的设计。如做根向复位瓣术，必须在近、远中两侧做垂直切口，且切口应达膜龈联合的根方、接近移行沟处，使龈瓣能整体向根方移位。若进行牙槽骨手术，需暴露较多的骨面时，也可做单侧或双侧的垂直切口。单纯的改良 Widman 翻瓣术，不需暴露较多骨面，故不需做垂直切口，必要时可将水平切口延长 1~2 个牙位，即可充分暴露术区。

3. 保留龈乳头切口

在做植骨术或引导性组织再生术以及前牙美观需要时，如龈乳头的近远中径较宽，可将整个牙龈乳头保持在某一侧的龈瓣上，即形成龈乳头保护瓣，一般将完整保留的龈乳头连在唇（颊）侧瓣上。其优点是对邻面植骨处覆盖较严密，避免植入物脱落或感染，并且可减少术后龈乳头的退缩，有利于美观。

操作时，术区的每个患牙作环形的沟内切口，不在邻面将颊舌侧龈乳头切断，而是在舌腭侧作一半月形切口（图 2-5），凸向根尖，距龈乳头顶端至少 5 mm，贯通其两侧邻牙的轴角，再用 Orban 刀从半月形切口伸入并指向唇面，切透该龈乳头基底部的 1/2~2/3，然后可将该乳头从腭侧分离开，随唇颊侧龈瓣一起被翻起（图 2-5）。

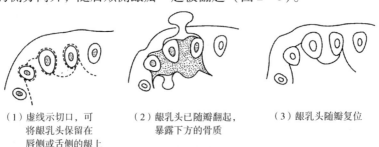

（1）虚线示切口，可
将龈乳头保留在
唇侧或舌侧的龈上

（2）龈乳头已随瓣翻起，
暴露下方的骨质

（3）龈乳头随瓣复位

图 2-5　保留龈乳头切口

4. 楔形切口

常用于磨牙远中楔形瓣切除术，用于治疗最后一个磨牙远中的牙周袋，也适用于缺牙区间隙的近、远中牙周袋，伴有骨下袋及不规则的牙龈组织纤维性增生突起。如果有足够的附着龈且没有骨损害，也可用龈切术。

此切口是在内斜切口的基础上，在磨牙远中做楔形切口，形成三角瓣，底边在最后磨牙的远中面，尖朝向磨牙后垫或上颌结节的远中端，切口直达骨面。切口之间的宽度和长度取决于袋的深度、角化龈宽度以及该牙远中面至磨牙后垫的距离等。袋越深则内切口间的距离越大。根据附着龈的情况，切口可偏颊侧或舌腭侧，尽量偏向附着龈多的一侧（图2-6），可减少出血，有利于组织愈合。用12B号手术刀将楔形组织与下方骨组织分离，用组织镊或止血钳夹持并稍提起已切开并剥离的楔形块，将之整块切除，直达骨面。

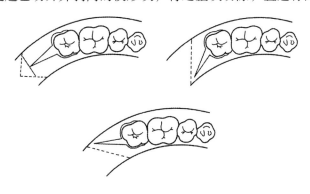

图2-6 远中楔形瓣切除术

（三）翻开组织瓣

龈瓣的种类包括全厚瓣和半厚瓣。可根据手术目的和牙槽骨的具体情况而选择。

全厚瓣，也称为黏骨膜瓣，应使用骨膜分离器进行钝分离，沿骨面将黏骨膜一同翻起，暴露病变区。

在一些膜龈手术，或牙槽骨板很薄，或有"骨开窗"等情况下，为了保护牙槽骨避免因暴露而被过多吸收，可做半厚瓣，即龈瓣只包括上皮及下方的一部分结缔组织，所以半厚瓣只适用于牙龈较厚处。半厚瓣需用11号或15号刀片进行锐分离。

也可将全厚瓣和半厚瓣联合应用，以结合两者的优点。龈瓣的冠向部分可以是全厚瓣，以暴露骨面，做骨修整，而根向部分为半厚瓣，使这部分骨得到骨膜的保护。

（四）刮治和根面平整

用刮治器彻底刮除炎性肉芽组织、根面残留牙石及病变牙骨质，平整根面。

（五）龈瓣的复位

在龈瓣复位前，用弯头组织剪修剪去除龈瓣内壁残留的肉芽组织和上皮，并适当修剪龈瓣外形，使颊侧、舌侧乳头处的龈瓣能对接，龈瓣的外形与骨的外形相适应并能覆盖骨面。然后用生理盐水冲洗创口，清除刮下的组织碎屑，将龈瓣复位，用湿纱布在表面轻压2~3分钟，由根方向冠方压推，挤压出多余的血液和空气，使瓣与骨面、根面紧贴，避免术后形成死腔和感染，有利于术后愈合。

根据手术目的的不同，可将龈瓣复位于不同的水平。龈瓣冠向复位、侧向复位应用较少，目前经常应用的如图2-7所示。

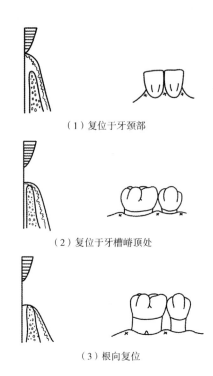

（1）复位于牙颈部

（2）复位于牙槽嵴顶处

（3）根向复位

图 2 - 7　龈瓣复位水平

1. 复位于牙颈部

为了避免术后牙根暴露，应尽量保留牙龈，内斜切口从距离龈缘 0.5～1 mm 处切入，切除袋内壁上皮，复位时将龈瓣复位于牙颈部，此即改良 Widman 翻瓣术。适用于前牙和后牙的中等或深牙周袋，不需做骨成形者。改良 Widman 翻瓣术能彻底除去袋内壁上皮及炎症组织，不做骨修整。复位时应尽量使颊侧、舌侧乳头处的龈瓣对接，不使邻间牙槽骨暴露。术后健康的牙龈结缔组织能与牙面紧密贴合，既有利于愈合，牙龈退缩又相对较少。

2. 复位于牙槽嵴顶处

在后牙区，为了尽量消除牙周袋，可从接近袋底和牙槽嵴顶处做内斜切口，切除一部分袋壁牙龈，降低龈瓣高度并削薄龈瓣，因此也可认为是内斜切口的龈切术。龈瓣复位后位于牙槽嵴顶处的根面上，刚能将骨嵴顶覆盖，愈合后牙周袋消失或变浅，但牙根暴露较多。此类手术称为嵴顶原位复位瓣术，适用于后牙中等深度及深牙周袋，以消除牙周袋为主要目的，以及需修整骨缺损者，因根分叉病变而需暴露根分叉者，但都必须保证有足够宽度的附着龈，才能避免手术切除袋壁后产生膜龈问题。

3. 根向复位

当深牙周袋超过膜龈联合，而附着龈又较窄时，可从距龈缘不超过 1 mm 处做内斜切口和双侧垂直切口，垂直切口应超过膜龈联合达移行沟处，以便将瓣向根向复位。翻起龈瓣，刮治、清创后，将龈瓣向根向推移，复位于刚覆盖牙槽嵴顶的水平，加以缝合固定。其优点是既消除了牙周袋，使病变区（如根分叉区）充分暴露，易于自洁，同时又保留了附着龈，称为根向复位翻瓣术。它适用于牙周袋底超过膜龈联合者，以及因根分叉病变需暴露根分叉而附着龈过窄者。在大多数情况下，龈瓣采用全厚瓣，复位后选用悬吊缝合，将龈瓣悬吊至期望的位置，并用塞治剂协助固位，防止龈瓣向冠方移位。如为了增宽附着龈，牙龈较厚，可进行半厚瓣的根向复位，将骨膜和部分结缔组织留在骨面，半厚瓣复位在牙槽嵴的根方，用骨膜缝合法进行固定。创口愈合过程中，上皮爬向冠方，覆盖暴露的结缔组织，可增宽附着龈，并能避免牙槽嵴的吸收。

（六）缝合

用间断缝合法或连续悬吊缝合法缝合水平切口，间断缝合垂直切口。

（七）拆线

1 周后去除塞治剂，拆除缝线。

（张先锋）

第三章

牙拔除技术

牙拔除术,是临床上口腔疾病的重要治疗手段之一。对于经过治疗而不能保留,对局部或全身健康状况产生不良影响的病灶牙,应尽早拔除。

第一节　拔牙器械及其使用

一、牙钳

牙钳由钳喙、关节和钳柄 3 部分组成。钳喙是夹持牙的工作部分,外凸内凹,内凹侧作为夹住牙冠或牙根之用。根据牙冠和牙根的不同形态,牙钳设计的形状多种多样,大多数钳喙为对称型,上颌磨牙钳为非对称型,左右各一。关节是连接钳喙和钳柄的可活动部分。钳柄是术者握持的部分。牙钳的钳喙与钳柄各呈不同的角度以利于拔牙时的操作。前牙与后牙不同,上颌牙与下颌牙不同。夹持牙根的牙钳又称为根钳(图 3 - 1)。

使用牙钳时,钳喙的内侧凹面应与牙冠唇(颊)、舌(腭)侧面,牙颈部的牙骨质,以及牙根面呈面与面的广泛接触。

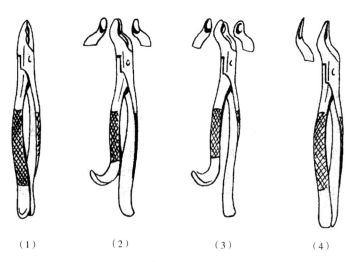

　　(1)　　　　　　(2)　　　　　　(3)　　　　　　(4)

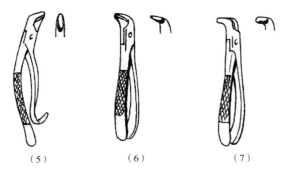

（5）　　　　　（6）　　　　　（7）

图3-1　各类牙钳

（1）上颌前牙钳；（2）右上磨牙钳；（3）左上磨牙钳；（4）上颌根钳；（5）下颌前磨牙钳；（6）下颌前牙钳；（7）下颌磨牙钳

二、牙挺

牙挺由刃、杆、柄3部分组成。按照功能可分为牙挺、根挺和根尖挺；按照形状可分为直挺、弯挺和三角挺等（图3-2）。牙挺的刃宽，根挺的刃较窄，根尖挺的刃尖而薄。

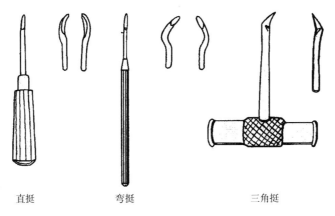

直挺　　　　　　弯挺　　　　　　三角挺

图3-2　各类牙挺

牙挺常用于拔除阻生牙、埋伏牙、错位牙、残根、残冠、断根或较牢固的患牙。其工作原理包括杠杆、楔和轮轴三种，三者既可单独使用，也可相互结合，其目的是将牙或牙根从牙槽窝中松动、脱位，便于拔除。

使用牙挺时要注意：①不能以邻牙为支点；②龈缘水平处的颊、舌侧骨板一般不应作为支点；③必须用手指保护周围组织，用力的方向应正确，力量大小必须加以控制。如牙挺使用不当，常常导致邻牙松动，牙挺刺伤周围软组织，将牙根推入到上颌窦或下颌神经管，甚至到口底、咽旁间隙。

三、其他拔牙器械

拔牙器械还包括分离牙龈用的牙龈分离器，刮除牙槽窝内肉芽组织、碎骨片、碎牙片的刮匙，阻生牙或复杂牙拔除时需经历切开、翻瓣、去骨、劈冠、分根、修整骨创等步骤，手术涉及手术刀、剪刀、骨膜剥离器、骨凿、锤子、咬骨钳、骨挫、动力系统及缝合器械等。

四、拔牙器械的改进

为减少拔牙后牙槽骨的吸收以利于后期修复，操作时应尽力做到不去骨、减少微小骨折、不翻瓣、不使骨膜与骨面分离，为此近年来人们提出了微创拔牙理念，并已有一系列微创拔牙器械应用于临床。此类器械刃端薄而锋利，宽度适应不同直径的牙根而成系列，并有不同的弯角。使用时渐次将挺刃楔入根面和牙槽骨间，离断牙周韧带，扩大根尖周间隙，最终使牙脱离牙槽窝。目前微创拔牙器械主要用于单根牙的拔除。

（涂维亮）

第二节 拔牙的基本操作

一、拔牙适应证

拔牙的适应证是相对的，过去很多属于拔牙适应证的病牙，现在也可以保留。因此，要认真对待拔牙。

1. 严重龋病

因龋坏不能保留的牙，牙冠严重破坏已不能修复，而且牙根或牙周情况不适合做桩冠或覆盖义齿等。

2. 严重牙周病

晚期牙周病，牙周骨质丧失过多，牙松动已达Ⅲ度，经常牙周溢脓，影响咀嚼功能。

3. 牙髓坏死

牙髓坏死或不可逆性牙髓炎，不愿做根管治疗或根管治疗失败的患者，严重的根尖周病变，已不能用根管治疗、根尖手术或牙再植术等方法进行保留。

4. 组织创伤

多生牙、错位牙、埋伏牙等导致邻近软组织创伤，影响美观，或导致牙列拥挤。如上颌第三磨牙颊向错位导致口腔溃疡，无对颌牙伸长，影响对颌义齿修复。

5. 阻生牙

反复引起冠周炎，或引起邻牙牙根吸收和破坏，位置不正，不能完全萌出的阻生牙，一般指第三磨牙。

6. 牙外伤

导致牙冠折断达牙根，无法进行根管及修复治疗并出现疼痛的牙，如仅限于牙冠折断。牙根折断不与口腔相通，通过治疗后仍可保留。牙隐裂、牙纵折、创伤导致的牙根横折，以往均需拔除，现在也可考虑保留。

7. 乳牙滞留

乳牙滞留，影响恒牙正常萌出，或根尖外露造成口腔黏膜溃疡。如恒牙先天缺失或埋伏，乳牙功能良好，可不拔除。

8. 治疗需要的牙

因正畸需要进行减数的牙，因义齿修复需拔除的牙，颌骨良性肿瘤累及的牙，恶性肿瘤进行放疗前为预防严重并发症而需拔除的牙。

9. 病灶牙

引起上颌窦炎、颌骨骨髓炎、颌面部间隙感染的病灶牙，可能与某些全身性疾病，如风湿病、肾病、眼病有关的病灶牙，在相关科室医师的要求下需拔除的牙。

10. 其他

患者因美观或经济条件要求拔牙，如因四环素牙、氟牙症、上前牙明显前突治疗效果不佳，牙体治疗经费高，花费时间过长，要求拔牙者。

二、禁忌证

拔牙的禁忌证也是相对的。以上相对适应证可行牙拔除术，还需考虑患者的全身和局部情况。有些禁忌证经过治疗可以成为适应证，当严重的疾病得不到控制，则不能拔牙。

1. 血液系统疾病

对患有贫血、白血病、出血性疾病的患者，拔牙术后均可能发生创口出血不止以及严重感染。急性白血病和再生障碍性贫血患者抵抗力很差，拔牙后可引起严重的并发症，甚至危及生命，应避免拔牙。轻度贫血，血红蛋白在 8 g/L 以上可以拔牙，白血病和再生障碍性贫血的慢性期，血小板减少性紫癜以及血友病的患者，如果必须拔牙，要慎重对待。在进行相应治疗后可以拔牙，但在拔牙术后应继续治疗，严格预防术后出血和感染。

2. 心血管系统疾病

拔牙前了解患者属于哪一类高血压和心脏病。重症高血压，近期心肌梗死，心绞痛频繁发作，心功能Ⅲ~Ⅳ级，心脏病并发高血压等应禁忌或暂缓拔牙。

一般高血压患者可以拔牙，但血压高于 180/100 mmHg，应先行治疗后，再拔牙。高血压患者术前 1 小时给予镇静、降压药，麻醉药物中不加血管收缩药物，临床上常用利多卡因。

心功能Ⅰ或Ⅱ级，可以拔牙，但必须镇痛完全。对于风湿性和先天性心脏病患者，为预防术后菌血症导致的细菌性心内膜炎，术前、术后要使用抗生素。冠心病患者拔牙可诱发急性心肌梗死、房颤、室颤等严重并发症，术前服用扩张冠状动脉的药物，术中备急救药品，请心内医师协助，在心电监护下拔牙，以防意外发生。

3. 糖尿病

糖尿病患者抗感染能力差，需经系统治疗，血糖控制在 160 mg/dL 以内，无酸中毒症状时，方可拔牙。术前、术后常规使用抗生素控制感染。

4. 甲状腺功能亢进症

此类患者拔牙可导致甲状腺危象，有危及生命的可能。应将基础代谢率控制在 +20 以下，脉搏不超过 100 次/分，方可拔牙。

5. 肾脏疾病

各种急性肾病均应暂缓拔牙。慢性肾病处于肾功能代偿期，临床无明显症状，术前、术后使用大量的抗生素，方可拔牙。

6. 肝脏疾病

急性肝炎不能拔牙。慢性肝炎需拔牙，术前后给予足量维生素 K、维生素 C 以及其他保肝药物，术中还应加止血药物。术者应注意严格消毒，防止交叉感染。

7. 月经及妊娠期

月经期可能发生代偿性出血，应暂缓拔牙。妊娠期的前3个月和后3个月不能拔牙，因易导致流产和早产。妊娠第4、第5、第6个月期间进行拔牙较为安全。

8. 急性炎症期

急性炎症期是否拔牙应根据具体情况。如急性颌骨骨髓炎患牙已松动，拔除患牙有助于建立引流，减少并发症，缩短疗程。如果是急性蜂窝织炎，患牙为复杂牙，手术难度大，创伤较大，则可能促使炎症扩散，加重病情。所以，要根据患牙部位，炎症的程度，手术的难易，以及患者的全身情况综合考虑，对于下颌第三磨牙急性冠周炎，腐败坏死性龈炎，急性染性口炎，年老体弱的患者应暂缓拔牙。

9. 恶性肿瘤

位于恶性肿瘤范围内的牙，因单纯拔牙可使肿瘤扩散或转移，应与肿瘤一同切除。位于放疗照射部位的患牙，在放疗前7~10天拔牙。放疗时以及放疗后3~5年内不能拔牙，以免发生放射性颌骨骨髓炎。

10. 长期使用抗凝药物治疗

常用者为肝素与阿司匹林，其主要不良反应为出血。如停药待凝血因子时间恢复至接近正常时可拔牙。如停药需冒着导致严重后果的栓塞意外之险，则不主张停药，可进行局部处理，如缝合、填塞加压、局部冷敷等手段控制出血。

11. 长期使用肾上腺皮质激素治疗

此类患者机体应激反应能力和抵抗力较弱，遇感染、创伤等应激情况可导致危象发生，需要及时抢救。术后20小时左右是发生危象最危险的时期。此类患者在拔牙前应与专科医师合作，术前迅速加大皮质激素用量，减少手术创伤，消除患者恐惧，保证无痛，预防感染。

12. 神经、精神疾患

如帕金森病，不能合作，需全身麻醉下拔牙；癫痫患者术前给予抗癫痫药，操作时置开口器，如遇大发作应去除口内一切器械、异物，放平手术椅，头低10°角，保持呼吸道通畅，给氧，注射抗痉剂。发作缓解后，如情况许可，可继续完成治疗。

三、术前准备

术前详细询问病史，包括既往是否有麻醉、拔牙或有其他手术史，是否有药物过敏，术中及术后的出血情况。患者的全身情况，是否有拔牙的禁忌证，必要时应进行化验以及药物过敏试验等检查。

根据患者的主诉，检查要拔除的患牙是否符合拔牙的适应证，同时还进一步做口腔全面检查，注意牙位、牙周情况以及牙破坏的程度，并拍摄牙片或全景X线片检查。向患者介绍病情、拔牙的必要性、拔牙术的难易程度、术中和术后可能出现的情况，以及牙拔除后的修复问题等，在征求患者的意见后，使其积极主动地配合手术，方可做出治疗计划。

一般每次只拔除一个象限内的牙，如一次要拔除多个牙，要根据患者的全身情况、手术的难易程度，以及麻醉的方法等而定。通常先拔下颌牙再拔上颌牙，先拔后面的牙再拔前面的牙。

四、患者体位

合适的体位应使患者舒适、放松，同时便于术者操作。拔牙时，大多采用坐位。拔上颌牙时，患者头后仰，张口时上颌牙的平面与地面成 45°~60° 角。拔下颌牙时，患者端坐，椅位放低，张口时下颌牙的平面与地平面平行，下颌与术者的肘部平齐。不能坐起的患者可采取半卧位，但需注意防止拔除的牙和碎片掉入患者的气管内。拔除下前牙时，术者应位于患者的右后方；拔除上颌牙和下颌后牙时，术者应位于患者的右前方。

五、手术区准备

口腔内有很多细菌存在，不可能完全达到无菌要求，但不能因此而忽视无菌操作。手术前嘱患者反复漱口，如牙结石多，应先进行洁牙。口腔卫生不好的患者，应先用 3% 过氧化氢溶液棉球擦洗牙，然后用生理盐水洗漱干净或高锰酸钾液冲洗术区。

口内手术区和麻醉进针点用 1% 或 2% 碘酊消毒，因碘酊对口腔黏膜有刺激性，不宜大面积涂抹，消毒直径在 1~2 cm 范围内即可。复杂牙需切开缝合者，要用 75% 乙醇消毒口周及面部下 1/3，在颈前和胸前铺无菌巾或孔巾。

六、器械准备

除常规口腔科检查器械，如口镜、镊子以及探针外，根据需拔除牙选择相应的牙钳和牙挺，同时准备牙龈分离器和刮匙。如需行翻瓣、劈冠、分根、去骨或进行牙槽突修整的病例，则应准备手术刀、手术剪、骨膜分离器、带长钻头的涡轮机、骨凿、骨锤、骨钳、骨锉、持针器、血管钳、组织钳以及缝针、缝线等。

七、拔牙的基本步骤

在完成上述拔牙前的准备并且进行局部麻醉后，拔牙前先肯定局部麻醉的效果，然后再次核对需拔除的牙，让患者有足够思想准备，且能配合手术的前提下，进行以下操作。

（一）分离牙龈

牙龈紧密地附着于牙颈部，将牙龈分离器插入龈沟内，紧贴牙面伸入到沟底，沿牙颈部推动，先唇侧后舌侧，使牙龈从牙颈部剥离开（图 3-3）。如没有牙龈分离器用探针也可分离牙龈。不仔细分离牙龈，在安放牙钳或拔牙时会使牙龈撕裂，导致术后牙龈出血。

（二）挺松患牙

对于阻生牙、坚固不易拔除的牙、残冠、残根、错位牙等不能用牙钳夹住的牙，应先用牙挺将牙挺松后，再拔除。使用牙挺的方法是手握挺柄，挺刃由准备拔除患牙的近中颊侧插入到牙根与牙槽之间，挺刃内侧凹面紧贴牙根面，以牙槽嵴为支点做楔入、撬动和转动等动作，使患牙松动、脱出（图 3-4）。

（三）安放牙钳

正确选用牙钳，将钳喙分别安放于患牙的唇（颊）、舌（腭）侧，钳喙的纵轴与牙长轴平行。安放时钳喙内侧凹面紧贴牙面，先放舌腭侧，再放唇颊侧，以免夹住牙龈，喙尖应伸入到龈下，达牙根部的牙骨质面与牙槽嵴之间。手握钳柄近末端处，将患牙夹牢（图 3-5）。

再次核对牙位，并确定钳喙在拔除患牙时不会损伤邻牙。

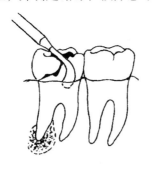

图3-3 分离牙龈

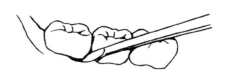

图3-4 挺松患牙

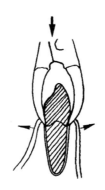

图3-5 安放牙钳

（四）拔除患牙

安放好牙钳、夹紧患牙后，拔除患牙运用三种力：摇动力、扭转力和牵引力。摇动力主要用于扁根的下颌前牙，上下颌前磨牙和多根的磨牙，将牙做唇（颊）和舌（腭）侧缓慢摇动，并且逐渐加大幅度，使牙槽窝向两侧扩大，牙完全松动。摇动时动作不能过急、过猛。应向阻力较小的骨板方向多用力，防止发生断根或牙槽骨折裂。

扭转力只适用于圆锥形根的上颌前牙，沿牙长轴向左右反复旋转，以撕裂牙周韧带，扩大牙槽窝，使牙松动。如此方法误用于扁根牙或多根牙则会造成断根。

牵引力是在进行上述动作牙已松动后，将牙拔除的最后一个步骤。牵引时应从阻力小的方向进行。一般前牙向唇侧，后牙向颊侧，而不是垂直牵引。牵引时用力要适度，动作缓慢，注意稳定患者的头部，掌握支点，防止用力过大、过猛导致意外损伤。

（五）拔牙创的处理

牙拔除术后，检查拔除的患牙是否完整，有无断根，如发现有断根，应予拔除。检查拔牙创口内有无牙碎片、骨碎片、牙结石以及炎性肉芽组织。用刮匙清理拔牙创，清除根尖病变和进入牙槽窝内的异物，防止术后出血、疼痛或感染而影响拔牙创的愈合。对过高或过尖的骨嵴、牙槽中隔或牙槽骨板，可用骨凿、咬骨钳、骨锉等进行修整，以利于创口愈合和后期义齿修复。对被扩大的牙槽窝或裂开的牙槽骨板，可用手指垫纱布将其复位。对切开、翻瓣拔牙或牙龈撕裂病例均应进行牙龈对位缝合。一般拔牙创不需进行缝合。

在进行上述处理后，使拔牙创内充满血液，然后在拔牙创上放置消毒的纱布棉卷。令患者稍用力咬住压迫止血，半小时后可自行取出。对有出血倾向的患者应观察 30 分钟，对不合作的儿童、无牙的老人、残障患者或不能自行咬纱布棉卷患者，可由医护人员或陪同家属用手指压迫纱布棉卷，观察 30 分钟后无异常可离开。

八、拔牙后注意事项

拔牙后当天不能漱口刷牙，次日可刷牙，不要用舌尖舔或吸吮伤口，以免拔牙创口内的血凝块脱落。拔牙当天进半流食或软食，食物不宜过热，避免用拔牙侧咀嚼。

拔牙当天口内有少量血液渗出，唾液内带有血丝，属正常现象。嘱患者不要惊慌，不能用手触摸伤口。如拔牙后有大量鲜血流出，应及时就诊。麻醉作用消失后伤口可感到疼痛，必要时可服用止痛药物。如术后 2~3 天再次出现疼痛并逐级加重，可能发生了继发感染，应就诊检查，做出相应的处理。

拔牙后一般可以不给予抗生素药物治疗。如果是急性炎症期拔牙或复杂牙以及阻生牙拔除，可在术前、术后给予抗生素控制感染。

（余　添）

第三节　各位置牙拔除术

一、上颌前牙

上颌前牙均为单根，根似圆锥形，唇侧骨板较薄。拔除时先向唇侧和腭侧摇动，向唇侧的力量要大一些，然后向左右两侧旋转，使牙韧带撕裂。牙脱位后，顺扭转方向向前下方牵引拔出。上颌尖牙牙根粗大，对保持牙列完整、咀嚼、修复以及美观均有重要意义，应尽量保留。上颌尖牙唇侧骨板薄，拔牙时易将骨板折断与牙一同拔除。所以要先用摇动力量，向唇侧再向腭侧，反复摇动后再加用旋转力量并向前下方牵拉拔出。

二、上颌前磨牙

上颌前磨牙均为扁根，近牙颈部 2/3 横断面似哑铃形，在近根尖 1/3 或 1/2 处分为颊、腭 2 个根。拔牙时先向颊侧，后向腭侧摇动，开始摇动的力量和幅度均不能过大，反复摇动，逐渐加力，摇松后，顺牙长轴从颊侧方向牵引拔出。上颌前磨牙牙根细，易折断，要避免用旋转力。

三、上颌第一、第二磨牙

上颌第一、第二磨牙均为 3 个根，颊侧分为近中和远中 2 个根，较细；腭侧的 1 个根粗大。上颌第一磨牙 3 个根分叉大，上颌第二磨牙牙根较短，分叉也小，颊侧近远中根常融合。拔牙时主要使用摇动的力量，向颊侧的力量应比腭侧大，反复而缓慢地摇动后，牙松动可沿阻力较小的颊侧牵引拔出。上颌第一、第二磨牙的拔除不能用旋转力，避免牙根折断。

四、上颌第三磨牙

上颌第三磨牙牙根变异很大，大多数为锥形融合根，根尖向远中弯曲。颊侧骨板较薄，牙根后方为骨质疏松的上颌结节，而且后方无牙阻挡，较易拔除。一般用牙挺向远中方向挺出，可不用牙钳。如用牙钳应先向颊侧，然后向腭侧摇动，摇松后向颊侧殆面牵引拔除。在拔除上颌第三磨牙之前应拍 X 线片，了解牙根变异情况。如发生断根，因位置靠口腔后上，不易在直视下操作，取根困难，所以应尽量避免断根。

五、下颌前牙

下颌前牙均为单根，切牙牙根扁平，较短而细。尖牙牙根较粗大，呈圆锥形。切牙拔除时，充分向唇及舌侧摇动，使牙松动后向外上方牵引拔出。尖牙拔除时，如摇动的力量不够，可稍加旋转力，然后向外上方牵引拔出。

六、下颌前磨牙

下颌前磨牙均为圆锥形单根，牙根较长而细，有时略向远中弯曲。颊侧骨板较薄。主要摇动方向是颊舌侧，颊侧用力可较大，然后向颊侧上外方向牵引拔出。有时可稍加旋转力，但弧度应很小。

七、下颌第一、第二磨牙

下颌第一磨牙多为近远中 2 个扁平宽根，少数有 3 个根，即远中有 2 个根，下颌第二磨牙多为 2 个根，形状与下颌第一磨牙相似，但牙根较小，分叉也小，有时 2 个根融合。下颌第一、第二磨牙颊侧骨板厚而坚实，拔牙时摇动需较大的力量，并且要反复多次。有时可借助牙挺，挺松患牙后，再将患牙从颊侧上外方牵引拔出。

八、下颌第三磨牙

下颌第三磨牙的生长位置、方向、牙根形态变异较大。正位和颊向错位的下颌第三磨牙较易拔除。舌侧的骨板薄，摇动时向舌侧多用力，再拔除。也可以用牙挺向远中舌侧方向将下颌第三磨牙挺出。

（韩天媛）

第四节　阻生牙拔除术

阻生牙是由于邻牙、骨或软组织的阻碍，只能部分萌出或完全不能萌出。常见的阻生牙有下颌第三磨牙、上颌第三磨牙、上颌尖牙以及某些多生牙。

下颌第三磨牙又称智牙，是最易发生阻生的牙。由于此牙多引起冠周炎反复发作，常需拔除。本节主要描述下颌阻生第三磨牙的拔除方法。

一、应用解剖

下颌阻生第三磨牙常被包埋于厚的颊侧牙槽骨和较薄的舌侧牙槽骨之间，并在牙根的下方与下颌骨体形成突起。厚的颊侧骨板因有外斜线的加强，去骨以及拔牙视野的暴露均较困难。舌侧骨板较薄，根尖处的骨质更薄，甚至可穿透骨板。所以在拔牙时，特别是在取断根时，有可能将牙或断根推出舌侧骨板之外，进入骨膜下或穿透骨膜，进入舌下间隙或下颌下间隙。

下颌阻生第三磨牙的内侧有舌神经，常位于黏膜下，其位置有的较高，必须避免将其损伤。下颌阻生第三磨牙的下方为下颌管。牙根与下颌管的关系较复杂：牙根可以在管的上方或侧方，根尖可紧贴下颌管或甚至进入管内等。拔除时，特别是在取断根时，必须避免盲目操作，以免将根尖推入下颌管，损伤血管神经束。下颌阻生第三磨牙位于下颌体后部与下颌支交界处，此处骨质由厚变薄，抗外力的强度较弱。拔牙时，如用力劈牙冠、分根或用牙挺不当，有发生骨折的可能。磨牙后区的疏松结缔组织较多，分离时易出血。

下颌阻生第三磨牙解剖形态变异很大，牙冠常略小于邻牙，牙尖及发育沟也不如邻牙明显。颊面的发育沟常有 2 个，舌面的发育沟为 1 个。牙根比邻牙短，有 2 根、3 根、合并根、锥形根、融合根等，根的情况与拔牙时阻力关系很大，拔牙前应参考 X 线片检查做出判断。

二、适应证和禁忌证

下颌阻生第三磨牙拔除的适应证除与一般牙拔除的适应证相同外，主要起预防作用，包括预防第二磨牙牙体、牙周破坏，防止邻牙牙根吸收及冠周炎的发生，预防牙列拥挤引起的关系紊乱，防止发生牙源性囊肿、肿瘤以及成为颞下颌关节紊乱病的病因，预防完全骨阻生引起的某些原因不明性疼痛。另外，还有正畸、正颌、修复重建以及牙移植的需要。

下颌阻生第三磨牙拔除的禁忌证与拔牙禁忌证相同。另有下列情况，可考虑保留：下颌阻生第三磨牙与升支前缘之间有足够的间隙，可正常萌出。有正常对𬌗牙，牙已正位萌出，表面有软组织覆盖，但切除后冠面能全部露出。第二磨牙不能保留时，如下颌阻生第三磨牙牙根尚未完全形成，拔除第二磨牙后，下颌阻生第三磨牙能前移代替第二磨牙。完全埋伏于骨内，与邻牙牙周不相通又不压迫神经引起疼痛，可暂时保留，但应定期检查。

三、临床分类

根据牙与下颌升支及第二磨牙的关系，分为三类。第Ⅰ类：在下颌升支前缘和第二磨牙远中面之间，有足够的间隙可以容纳阻生第三磨牙牙冠的近远中径；第Ⅱ类：升支前缘与第二磨牙远中面之间的间隙不大，不能容纳阻生第三磨牙牙冠的近远中径；第Ⅲ类：阻生第三磨牙的全部或大部位于下颌升支内。

根据牙在骨内的深度，分为高位、中位及低位 3 种位置。高位：牙的最高部位平行或高于平面；中位：牙的最高部位低于平面，但高于第二磨牙的牙颈部；低位：牙的最高部位低于第二磨牙的牙颈部。骨埋伏阻生（即牙全部被包埋于骨内）也属于此类。

根据阻生智牙的长轴与第二磨牙长轴的关系，分为垂直阻生、水平阻生、近中阻生、远中阻生、颊向阻生、舌向阻生及倒置阻生。

根据在牙列中的位置，分为颊侧移位、舌侧移位、正中位。

四、术前检查

应按常规询问病史并做详细检查。口外检查，注意颊部有无红肿，下颌下及颈部有无淋巴结肿大。下唇有无麻木或感觉异常。口内检查，包括有无张口困难，第三磨牙的阻生情况，第三磨牙周围有无炎症，第一及第二磨牙情况，注意第二磨牙有无龋坏、是否应在拔除第三磨牙前予以治疗。对全口牙及口腔黏膜等做相应检查。

常规拍摄第三磨牙根尖片，最好投照定位片，以避免失真。但根尖片投照范围有限，有时不能包括根尖及下牙槽神经管的影像，应当拍摄全景片。注意观察阻生牙的位置、牙囊间隙、下颌管情况以及与下颌阻生第三磨牙牙根的关系、外斜线等。随着 CBCT 在口腔科学中逐渐得到广泛应用，对于相对复杂的阻生牙可常规拍摄 CT 片，从三维角度观察阻生牙，这对分析阻生牙的邻牙关系、牙根数量、是否弯曲、牙根与下牙槽神经管的关系、牙周围是否存在骨质异常等有很大帮助。

五、阻力分析

第三磨牙的情况复杂，拔除前必须对拔牙时可能遇到的阻力仔细分析，设计用何种方法解除。故阻力分析是必要步骤，应与上述各种检查一并进行。

牙冠部有软组织及骨组织阻力，软组织阻力来自殆面覆盖的软组织，多在垂直阻生时出现。如软组织覆盖不超过殆面的 1/2，则多无阻力，牙可直接拔出或挺出。如覆盖超过殆面的 1/2，需将其切开、分离，才能解除阻力。骨阻力是牙冠周围骨组织对拔除该牙的阻力。高位阻生者，此种骨阻力不大。低位者冠部骨阻力大，需去除较多骨质才能解除骨阻力。

牙根部阻力是阻生牙牙根本身解剖形态所产生的阻力，所以在术前必须充分了解牙根的情况。根部的骨阻力应结合其他阻力情况分析，应用骨凿或涡轮机进行分根或去骨。

邻牙阻力是第二磨牙所产生的阻力，这种阻力需根据第二磨牙是否与阻生牙紧密接触和阻生的位置而定。邻牙阻力解除的原则与解除牙根骨阻力的原则相同。

六、拔除方法

下颌阻生第三磨牙拔除术是一项复杂的手术，手术大多需要切开软组织、翻瓣、去骨、劈开牙冠或用涡轮机磨开牙冠，用牙挺挺出、缝合等步骤。

（一）麻醉

除常规的下牙槽、舌、颊神经一次性阻滞麻醉外，应在下颌阻生第三磨牙颊侧近中、颊侧近中角及远中三点注射含肾上腺素的局部麻醉药，这可在翻瓣时减少出血，保证视野清晰。

（二）切开及翻瓣

拔牙前应彻底冲洗盲袋，切开翻瓣后还应进一步冲洗。高位阻生一般不需翻瓣，或仅切开及分离覆盖在表面的软组织以解除阻力。在去骨范围较少的病例，可用此种切口。

如牙未完全萌出，需作远中切口及颊侧切口，远中切口是在下颌升支外斜线的舌侧，距离第二磨牙远中面约 1.5 cm 处开始向前切开，直到抵达第二磨牙远中面的中央，注意切口不要过于偏向舌侧，以防明显的出血。然后转向颊侧，沿第二磨牙颈部切开，直到第一、第二磨牙的牙间间隙处。颊侧切口是从远中切口的末端向下，并与远中切口成 45°角，切至颊侧前庭沟上缘处，注意勿超过前庭沟。翻瓣时，由远中切口之前端开始，向下掀起颊侧黏骨膜瓣。用薄的骨膜分离器直抵骨面，紧贴骨面将瓣掀起。再从远中切口前端，向后向颊侧将瓣掀开。有时遇颞肌肌腱附着于磨牙后垫后部，翻瓣困难，可以用刀片进行锐性分离。

（三）去骨

翻瓣后决定去骨的量和部位。去骨量决定于阻生牙在骨内的深度、倾斜情况及根的形态等。最好采用高速涡轮机或其他动力系统去骨，可以灵活掌握去骨量。骨凿去骨时，骨凿的斜面应向后，平行于牙槽嵴顶部或呈弧线向后凿，深度达阻生牙表面。先将整块颊侧骨板去除，暴露牙冠部后，再去除覆盖牙冠远中部的骨质。此时，根据情况可选择劈开法，或再去除阻生牙的舌侧板，这种去骨法创伤较大，现已少用。

（四）分牙

过去常用劈开法，劈开方向为正中劈开，将骨凿置于正中发育沟处，骨凿的长轴与牙的长轴一致，在两根之间。用锤子迅速敲击骨凿的末端，即可将牙从中一分为二。注意握持骨凿必须有支点。有时可将近中牙冠劈开，解除邻牙阻力。近中冠劈开后，邻牙阻力解除，再用薄挺，先挺出远中冠及根，再挺出近中冠。目前广泛应用高速涡轮机或其他动力系统进行分牙，对于近中阻生和水平阻生者在牙颈部将冠根分开，先去除近中的牙冠阻力，再挺出牙根，有时根据实际情况还需进一步分割牙冠和牙根，原则是"多分牙、少去骨"。

（樊　虹）

第五节　牙根拔除术

牙根拔除术包括拔除残根和断根两种。

残根是龋病破坏或死髓牙牙冠折断后遗留在牙槽窝内，由于时间较长，在根周和根尖存在慢性炎症和肉芽组织，根尖吸收，牙根缩短而松动，易于拔除。

断根是在拔牙过程中，将牙根折断而遗留于牙槽窝内。断根的断面锐利有光泽，拔除较困难。

残根或断根无明显炎症，特别是单根牙，无松动，可经根管治疗后做桩冠修复。不适合做桩冠修复者，还可保留作覆盖义齿。

拔牙时折断的牙根原则上均应立即取出，否则会影响拔牙创的愈合，引起炎症和疼痛，以及成为慢性感染病灶。如患者年老体弱，不能坚持拔除断根，可延期拔除。如断根短小，仅为根尖部折断，取根困难，可将其留在牙槽窝内。经长期观察，这种断根在体内无不良后果，拔牙创愈合良好。

在拔除牙根之前，应了解牙根的数目、大小、部位，必要时拍摄 X 线片。残根拔除一般较容易完成。拔断根时，必须有良好的照明，视野清楚，止血良好，器械合适，操作准确。如果盲目操作，可增加手术创伤，甚至会将断根推入到邻近结构，如上颌窦、下牙槽神经管、口底间隙、翼腭窝内，造成术后出血、组织肿胀、感染、下唇麻木以及口腔上颌窦瘘等并发症。

一、根钳拔除法

高出牙槽嵴的牙根或低于牙槽嵴的牙根，去除少许牙槽骨壁后，可用根钳夹住牙根，适于根钳拔除。残根上端常因龋坏，夹持时易碎，所以在安放根钳时，尽量将钳喙的尖推向根尖的方向，夹持较多的牙根部分，夹持时不宜用力过大。圆根用旋转的力，扁根用摇动的力，缓慢用力，使牙根松动，然后牵引拔出。

二、根挺拔除法

根钳不能夹持的牙根，应使用根挺拔除。常用的根挺有直根挺、弯根挺、根尖挺和三角挺。

根挺拔除牙根时，应将挺刃插入到牙根的根面与牙槽骨板之间。如牙根断面为斜面，根挺应从断面较高一侧插入（图3-6）。根挺一般从颊侧近中插入，上颌牙也可从牙根与腭侧骨板之间插入。如根尖周间隙狭窄，挺刃难以插入时可用小骨凿增宽间隙后，再将根挺插入。

前牙牙根用直根挺，后牙牙根用弯根挺，根尖折断用根尖挺。多根牙互相连接，可用骨凿或涡轮钻分根，然后逐个拔除。如遇多根牙，已有一个根拔除，其他牙根在根中或根尖折断的情况，可用三角挺将牙根与牙根间隔一同挺出（图3-7）。

根挺插入后，使用楔力、撬力和旋转力，几种力交替使用，并逐渐将根挺深入使牙根松动，最后用撬力使牙根脱出。在拔除上下颌磨牙牙根时，注意不要垂直加力，以免将牙根推入到上颌窦或下颌管内。

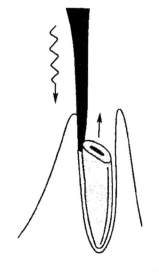

图3-6　根挺的使用

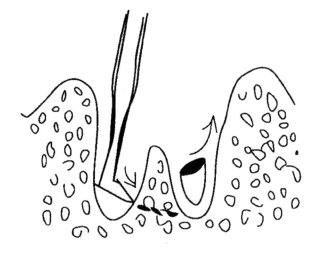

图3-7　三角挺的使用

三、翻瓣去骨法

死髓牙的牙根、根端肥大以及牙根与牙槽骨壁粘连、牙周间隙消失等情况，用根钳、根挺均不易拔除的牙根，需应用翻瓣去骨法拔除牙根。

在牙根的颊侧牙龈作角形或梯形切口，切口深达骨面。从牙的近中、远中颊侧交角的游离龈处，斜行向下，龈瓣的基底要宽，下方不超过前庭沟。用骨膜剥离器翻瓣，显露颊侧骨板。用骨凿或钻头去骨，暴露部分牙根，再用牙挺将牙根取出（图3-8）。修整尖锐的骨缘或骨尖，将黏骨膜瓣复位、缝合。

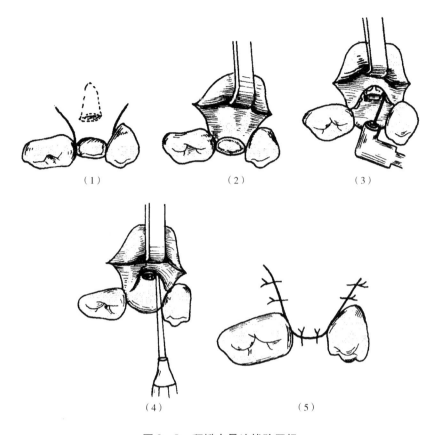

图3-8 翻瓣去骨法拔除牙根

（1）切口；（2）翻瓣；（3）去骨；（4）挺出牙根；（5）缝合

（张 爽）

第六节 乳牙拔除术

距离替换期尚远的乳牙，原则上应尽可能予以保留，特别是乳磨牙和乳尖牙。

因乳磨牙承担着儿童的重要咀嚼功能，且对颌骨的发育、咀嚼肌的锻炼及恒牙的正常萌出与排列均有较大影响，如果过早拔除，恒牙尚未萌出，不仅咀嚼能力下降，而且缺牙区的邻牙会向缺牙间隙移动，使间隙缩小，从而造成恒牙异位萌出或萌出困难，影响牙排列和咬合，以及儿童牙颌系统或颌面骨骼肌肉的发育等。

因此，对于龋病或牙髓感染的乳牙，应尽可能通过治疗给予保留。如果需要拔除，最好在治疗无效之后再施行。

对乳牙的拔除应更加慎重。

一、适应证

（1）继承恒牙即将萌出或已开始萌出，而乳牙尚未脱落的滞留乳牙应拔除。

对于滞留乳牙，若X线片显示相应恒牙先天缺失，或恒牙胚异位、阻生，尚不能萌出时，可给予保留。若乳牙滞留而同名恒牙错位或埋藏于颌骨内（常为尖牙），估计不能再长入正常位置者，有时可拔除乳牙，并可做正畸牵引或恒牙移植术。

（2）接近替换期的乳牙通常可以拔除。但如果不影响咀嚼或恒牙萌出，即使已经松动，也可暂时保留，待其自行脱落。

乳牙是否接近替换，不仅需根据儿童的年龄，而且需根据 X 线片，观察继承恒牙是否已接近萌出。

X 线片显示乳牙接近替换期的标志有：①乳牙牙根生理性吸收一半或大部分吸收；②继承恒牙牙根已形成一半或大部分形成；③恒牙胚位置已接近乳磨牙根分叉内，分叉处牙槽骨极少或已消失，特别是牙囊骨腔硬板已消失。

（3）龋损较剧，髓室底穿通难以修复并影响咀嚼；或残根根尖刺破黏膜致局部黏膜发生创伤性溃疡者，可予以拔除。

（4）乳前牙外伤，致牙根于近颈部 1/2 处折断，或该乳牙在骨折线上不能治愈者。

（5）牙槽脓肿反复发作，影响儿童机体健康，或疑为某些全身疾病，如肾炎、风湿病、眼病等致病病因时，可予以拔除。

此外，儿童全身情况不良，如患慢性肾炎、先天性心脏病、血液病等，为了避免儿童牙髓病、根尖周病的患牙或难以治愈的患牙形成病灶或引起严重后果，在与儿科或专科医师会诊之后考虑是否给予拔除。

二、禁忌证

乳牙拔除的禁忌证与其适应证类似，也是相对的，应根据乳牙病变程度、功能价值、乳恒牙替换年龄及儿童的机体状况而定。由于拔牙术属择期手术，在禁忌证存在时，应延缓或暂停拔牙；如必须拔除乳牙，应与儿科或专科医师会诊而共同决定。

1. 局部因素

（1）患牙根尖周组织和牙槽骨有急性化脓性炎症，如急性牙槽脓肿或急性颌面部蜂窝织炎等应暂缓拔牙，待急性炎症消除后再行手术拔除。

因为拔牙的创伤可能引起感染扩散，导致严重的全身并发症，甚至可能导致儿童败血症的发生。

处于急性炎症时，应首先控制患牙的炎症，建立引流条件，待急性炎症趋于缓和或已局限后，在抗生素控制下拔除患牙。在儿童机体条件允许状况下，拔除患牙有利于脓液引流和病灶去除。

（2）伴有急性广泛性牙龈炎、腐败坏死性龈炎或严重的口腔黏膜疾病时应暂缓拔牙。待炎症或疾病控制后再行拔牙。

2. 全身状况

（1）血液病：儿童如患白血病、血友病、再生障碍性贫血等是严禁拔牙的。其中，白血病是拔牙的绝对禁忌证。

贫血、血小板减少性紫癜经治疗后血液检查指标接近正常时方可拔牙。拔牙后须严密观察。

（2）心脏病：儿童如患先天性心脏病、风湿性心脏病、心肌炎等也不应拔牙。

先天性心脏病多为心房或心室间隔缺损，其次为动脉导管未闭、肺动脉口狭窄、法洛四联症等。轻者预后较好，甚至可活到老年；重者如不经手术治疗常难活到成年，故严重先天性心脏病儿童严禁拔牙。

风湿性心脏病多见于学龄儿童与青少年。多为风湿热侵犯心脏瓣膜后的慢性后遗症。因拔牙可能引起暂时菌血症，而暂时菌血症又有可能使已有病损的心瓣膜继发感染，再度引起预后严重的亚急性心内膜炎，故风湿性心脏病儿童不应拔牙。心肌炎是由多种原因引起的心肌局限性或弥漫性炎症，其中以病毒性心肌炎常见。在心肌炎症未得到控制时也不应拔除乳牙。

（3）肾病：有肾炎病史儿童，拔牙前应检验尿液和肾功能，酌情处理。肾功能不全者不应拔牙，因为拔牙会使疾病恶化。

（4）儿童传染性疾病、急性上呼吸道感染、发热等均不应拔牙。

三、局部麻醉方法

局部麻醉是指在患者清醒状态下，应用麻醉药于局部，使其局部的感觉神经传导功能暂时被阻断，运动神经传导保持完好或同时有程度不等的被阻滞状态的麻醉方法。

常用的局部麻醉方法有表面麻醉、局部浸润麻醉、神经传导阻滞麻醉等。

（一）表面麻醉

是将麻醉剂涂布或喷射于拔牙区的牙龈黏膜上，药物通过黏膜吸收后可麻醉末梢神经，使浅层组织痛觉消失。

常用的表面麻醉药为2%盐酸丁卡因或盐酸达克罗宁与4%盐酸可卡因，但后者作用不如前者。由于丁卡因毒性大，又有使血管扩张的作用，增强药物吸收的速度，故用于表面麻醉也须注意剂量，通常不超过1 mL，或加少量肾上腺素，以减慢组织对丁卡因的吸收。

表面麻醉适应于拔除松动的乳牙或恒牙，表浅的黏膜下脓肿切开等。

（二）局部浸润麻醉

是将局部麻醉药注入拔牙区的局部组织内，以作用于神经末梢，使之失去传导痛觉的能力，从而产生局部麻醉效果。

乳牙的拔除多采用浸润麻醉。

浸润麻醉药物多应用阿替卡因肾上腺素注射液及后装式金属注射器及短而细的注射针头（图3-9）。

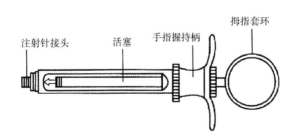

注射针接头　　活塞　　手指握持柄　　拇指套环

图3-9　金属注射器

局部浸润麻醉的方法是：在麻醉牙的唇、颊侧前庭沟或舌侧龈组织进针，先注射少量麻醉药于黏膜内，再由浅至深分层注射到手术区域，或由浅至深抵达骨面，当注射针头抵达骨膜上后，酌量注射少量麻醉药即可；或为骨膜上浸润法，即将麻醉药注射到根尖部位的骨膜浅面。

为了避免骨膜下浸润所致的骨膜分离与疼痛，当注射针头触抵骨面后，稍退针约 2 mm，然后注入麻醉药。一般注射后 2~4 分钟即显麻醉效果。

由于乳牙部位的牙槽骨质比较薄，并且疏松多孔，局部麻醉药容易渗透入众多小孔，进入颌骨，麻醉牙神经丛，故乳牙的拔除可采用患牙局部的浸润麻醉，而儿童恒牙的拔除，一般多在上颌牙槽突和下颌前牙区的牙槽突应用浸润麻醉。

（三）神经传导阻滞麻醉

是将局部麻醉药注射到神经干或其主要分支附近，以阻断神经末梢传入的刺激，使被阻断的神经分布区域产生麻醉效果。

乳牙拔除多不采用神经传导阻滞麻醉，而无法保留的年轻恒牙，尤其是第一恒磨牙拔除时才采用阻滞麻醉。

儿童恒牙拔除时常采用的阻滞麻醉如下。

1. 下牙槽神经阻滞麻醉

是将局部麻醉药注射于翼下颌间隙内，又称为翼下颌注射法。有口内、口外注射两种方法，临床常用口内注射法，注射标志为患者大张口于患牙同侧的翼下颌皱襞与颊脂垫之间，或患牙同侧翼下颌皱襞外侧 3~4 mm 的交点处进针。应将注射器放在对侧口角处，即第一、第二前磨牙之间，与中线成 45°，高于下颌殆面 1 cm 并与之平行。进针后，推进约 2.5 cm 时即抵达下颌骨骨面的下颌神经沟，回抽无血后注入麻醉药 1~1.5 mL（图 3－10）。

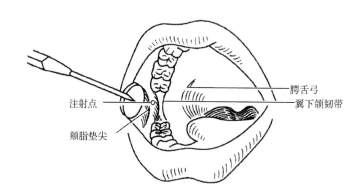

注射点
颊脂垫尖
腭舌弓
翼下颌韧带

图 3－10　下牙槽神经阻滞麻醉进针标志

进行下牙槽神经麻醉的同时，可进行舌神经与颊神经的麻醉。即在行下牙槽神经阻滞麻醉注射后，将注射针后退 1 cm，注射局部麻醉药 0.5~1 mL 即可麻醉舌神经。

在行下牙槽神经和舌神经麻醉后，将注射针退出时边退边注射麻醉药，直至针尖退至黏膜下注射为止，此时即可麻醉颊（长）神经。

这样的麻醉，可使同侧下颌牙，牙周膜，牙槽骨及下颌颊、舌侧牙龈，黏骨膜及下唇部等组织均得到麻醉无痛。注入麻醉后约 5 分钟，患者即感同侧下唇口角麻木、肿胀，探刺无痛；如注射后 10 分钟仍不出现麻醉征象，则可能是注射部位不准确，应重新注射。

2. 上牙槽后神经阻滞麻醉

是将局部麻醉药注射于上颌结节处，以麻醉上牙槽后神经，又称为上颌结节注射法。

口内注射法：患者端坐，头微后仰，半张口，上颌牙𬌗平面与地平面成45°，用口镜将口颊向后上方牵开。一般以上颌第二磨牙远中颊侧根部口腔前庭沟做进针点。在上颌第二磨牙尚未萌出前的儿童则于第一磨牙的远中颊侧前庭沟处进针，注射针与上颌牙的长轴成40°向后上方刺入，针尖沿上颌结节弧形表面滑动，深约 2 cm，回抽无血，即可注入麻醉药1.5~2 mL。注意针尖刺入不宜过深，以免刺破上颌结节后方的翼静脉丛而引起血肿。

注射麻醉药后可麻醉除第一磨牙颊侧近中根外的同侧磨牙、牙周膜、牙槽骨及其相应的颊侧软组织。而第一磨牙的近中根、牙周膜、牙槽骨的麻醉还需在其近中根尖处的黏膜局部添加浸润麻醉。

3. 腭前（腭大）神经阻滞麻醉

是将麻醉药注入腭大孔附近以麻醉腭前神经，又称为腭大神经注射法。腭大孔位于上颌第二磨牙腭侧龈缘至腭中线连线的中外 1/3 交界处。

注射时，患者坐位头后仰，大张口，注射针于第二磨牙腭侧龈缘至腭中线连线的中外 1/3 交界处，自对侧斜刺于黏膜处进针，注射少量麻醉药 0.25~0.5 mL 即可。

可麻醉同侧磨牙、前磨牙腭侧牙龈、黏骨膜等组织。

4. 鼻腭神经阻滞麻醉

是将麻醉药注入腭前孔或切牙孔，以麻醉鼻腭神经，又称为腭前孔或切牙孔注射法。

注射时，患者坐位头后仰，大张口，注射针自腭侧乳头侧缘刺入黏膜，然后将针移向中线，使其与中切牙长轴平行，向后上方稍推进，可进入切牙孔，注入 0.25~0.5 mL 麻醉药即可。

腭前孔位于两侧上颌尖牙连线与腭中线的交点上，表面有腭乳头覆盖，故需以腭乳头侧缘进针。可麻醉上颌前牙腭侧牙龈、黏骨膜及牙槽骨等组织。

四、拔牙前的准备

（1）仔细检查患牙，掌握拔牙适应证。

（2）向患儿家长说明拔除患牙的理由，以取得家长的同意。

（3）了解患儿健康状况，如有无系统性疾病，有无药物过敏史。

（4）拔牙前器械准备：①常规口腔检查器械；②拔除患牙所需的牙钳、牙挺等；③局部麻醉药、注射器、消毒棉条等。

（5）疑有药物过敏患儿，应做麻醉药过敏试验。

（6）再次核对患牙，以免误拔。

五、手术步骤

完成术前各项准备工作及麻醉生效后，按下列步骤操作拔除患牙。

（一）分离牙龈

用探针尖或牙龈分离器沿牙龈缘插入龈沟内至牙颈部并抵牙槽嵴，紧贴牙颈表面分离牙颈部周围的牙龈组织。

若牙龈分离不完全，术中常会造成牙龈撕裂而引起术后出血。

（二）挺松牙

对于松动的滞留乳牙，或接近替换的乳牙拔除时，可不用牙挺；残根、残冠的拔除时，却主要应用牙挺。

牙挺的应用是将牙挺自患牙或患根近中插至颈部的根面与牙槽骨之间，边插入边转动，逐渐挺松患牙即可。

使用牙挺时注意：①应以牙槽嵴为支点，勿以邻牙为支点，并向患牙脱位方向转动使其松动；②须用左手扶持患牙，防止牙挺滑脱刺伤相邻软组织。

（三）安放牙钳

再次核对牙位后，选择相应拔牙钳。将牙钳钳喙沿患牙颊舌方向插入已完全分离的牙龈间隙内，并向根尖方向推压至牙颈部，夹紧患牙，保持与患牙长轴方向一致。

（四）拔除患牙

安放牙钳后，应用摇动、转动和拔出的力量拔除患牙。摇动适用于扁根的下前牙，转动适用于圆锥形的上前牙。摇动和转动都可撕裂牙周韧带和扩大牙槽窝，以利于患牙的拔除。

（五）检查拔牙创口

检查拔牙创口内有无残留牙根，牙龈有无撕裂，牙槽骨壁有无折裂等。注意乳牙拔除后牙槽窝不做搔刮，过深的折断根尖小残片可不取出，随其日后被推出。

检查后，置消毒棉条于拔牙创口表面，嘱患儿咬紧，30 分钟后弃去。有出血倾向者，应观察 30 分钟，不再出血后方可让患儿离去。

六、各类乳牙的拔除

乳牙仅有两类，一类为前牙，一类为磨牙，故乳牙拔除方法与相应的两类恒牙相似，在对乳牙解剖形态了解的前提下即可顺利拔除。

（一）下颌乳前牙

牙根多为扁根，生理性吸收后多呈近远中向的薄片状，舌侧多有吸收，应将钳喙夹紧牙颈，慢慢摇动，脱位后自牙槽窝内拉出而拔除（图 3 – 11）。也可仅用牙挺挺松后拔除。

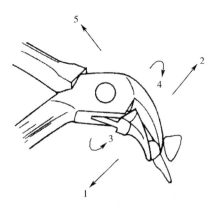

图 3 – 11　下颌乳前牙的拔除
1、2. 钳喙夹紧牙颈；3、4. 慢慢摇动；5. 自牙槽窝拉出而拔除

若下颌乳前牙是融合牙或双生牙时，则不宜采用摇动或转动方式拔除，而多采用挺松后拔除。

（二）上颌乳前牙

牙根多为锥形，生理性吸收后多呈近远中向的薄片状，应将拔牙钳钳喙夹紧牙颈，轻轻转动，脱位后自牙槽窝内拉出而拔除（图 3 – 12）。也可用牙挺挺松后拔除。

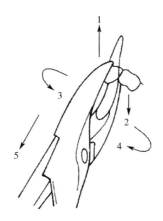

图 3 – 12　上颌乳前牙的拔除

1、2. 钳喙夹紧牙颈；3、4. 慢慢摇动；5. 自牙槽窝拉出而拔除

（三）下颌乳磨牙

多为近远中 2 个根，有的有 3 个根。先用牙挺挺松后，再用相应的下颌乳磨牙牙钳插入已分离的牙龈间隙内，颊舌方向缓慢摆动，脱位后向牙槽窝外拉出（图 3 – 13）。

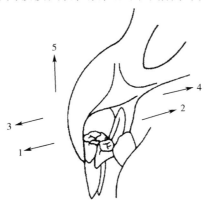

图 3 – 13　下颌乳磨牙的拔除

1、2. 牙挺挺松后，钳喙夹紧牙颈；3、4. 颊舌方向缓
慢摆动；5. 脱位后向牙槽窝外拉出

若为残冠、残根，可将残冠分成近远中两片后，分别拔出或挺出。

（四）上颌乳磨牙

多为 3 个牙根，腭侧 1 个根，颊侧 2 个根，根分叉角度较大。先用牙挺挺松后，再用相应的上颌乳磨牙牙钳插入已分离的牙龈间隙内，颊舌方向缓慢摇动，脱位后拉出而拔除（图 3 – 14）。

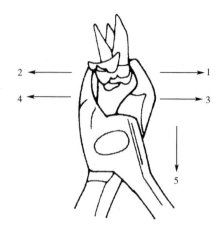

图 3 – 14　上颌乳磨牙的拔除
1、2. 牙挺挺松后，钳喙夹紧牙颈；3、4. 颊舌
方向缓慢摆动；5. 脱位后向牙槽窝外拉出

若为残冠或残根，可将其分成颊舌两片，其颊侧再分成近远中两片，分别拔出或挺出各个片断或残根。

七、注意事项

掌握好乳牙拔除的适应证和禁忌证。有全身系统疾病的患儿，应与相关科室会诊，治疗后再考虑是否拔牙。

（1）急性炎症期不宜拔牙，以免炎症扩散。

（2）分离牙龈、插入牙挺或安放牙钳之前，必须再次核对牙位，严防拔错牙。拔出脱位时，防止损伤对颌牙。

（3）注射麻醉药后，防止儿童不自主地咬嚼口唇、口颊部等暂时麻木的黏膜而造成不必要的局部黏膜损伤。

（4）拔牙时避免损伤继承恒牙胚。

1）乳磨牙拔除前摄 X 线片，以观察继承恒牙胚发育状况及其与乳磨牙根分叉间的距离。

2）乳牙拔除时若牙根折断，可不强求挖出乳牙过深的根尖小残片，以免伤及恒牙胚。

3）乳牙拔除后，一般不做牙槽窝搔刮。

（5）乳牙拔除后 1~2 小时方能进食；拔牙当日进软食，食物不宜过热；拔牙当日不漱口刷牙，不用手触摸或用舌舔拔牙创口，更不能反复吸吮，以保护拔牙创口中的血凝块。

（6）拔牙当日，唾液中可能带有少量血液，无须处理，如出血较多，应即时就诊。

（王　欣）

第四章

口腔颌面部治疗技术

第一节 唾液腺切除术

一、舌下腺切除术

(一)局部解剖要点

舌下腺位于口底黏膜下及下颌舌骨肌间,前与对侧腺体接近,后接下颌下腺深份延长部。舌下腺导管部分直接开口于口底黏膜舌下皱襞处,因而和黏膜紧密相连;部分开口于下颌下腺导管。下颌下腺导管和舌神经在腺内关系密切;下颌下腺导管自后下向前上开口于舌系带旁,舌神经自后上外向前下行,在下颌下腺导管下面(相当于第一、第二磨牙处)绕向前上入舌。舌深静脉位于腺内侧后下行入面深静脉。

(二)适应证

(1)舌下腺囊肿。

(2)舌下腺良性肿瘤。

(三)麻醉和体位

全身麻醉或舌神经传导阻滞加局部浸润麻醉。患者取仰卧位。如果在坐位下进行,则以背后倾30°~45°为佳。

(四)手术步骤

1. 切口

用开口器维持开口状态,用口镜或压舌板压舌向对侧,显露患侧口底,确认下颌下腺导管开口及舌下皱襞位置,在舌下皱襞作弧形切口,长4~5 cm。切口与牙龈缘平行,后方达第二磨牙近中(图4-1)。

2. 切除腺体

如为舌下腺囊肿,切开黏膜前可在黏膜与囊壁或舌下腺之间浸润麻醉药,有利于分离。切开口底黏膜,显露舌下腺及囊肿。

舌下腺前份有分泌管通向黏膜表面及下颌下腺导管,用眼科组织剪剪断。自舌下腺表面分离周围组织,提起舌下腺前端,继续分离舌下腺的深面及内侧面,同时分离靠近腺体的舌下腺囊肿的囊壁，分离切断后继续分离舌下腺后份，在其与下颌下腺前内相接处将其全部游离，如连接紧密不易分离，则可先钳夹后再剪离，遗留的残端予以缝扎。

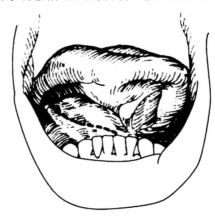

图 4 - 1　舌下腺切除手术切口

3. 保护下颌下腺导管和舌神经

分离至第一磨牙水平时，注意保护下颌下腺导管和舌神经，并注意慎勿伤及舌深静脉。如不慎将下颌下腺导管剪断，应将导管两断端游离并做好标记，手术结束时作导管端一端吻合，或将导管近腺端侧壁缝于黏膜一侧的切缘，形成新的开口，以免导管阻塞，切忌将导管结扎。

4. 创面处理

冲洗创面，仔细检查创口有无出血点，特别是舌下腺后部，须彻底止血。黏膜复位后缝合3~5针即可，不宜过紧过密，切勿将下颌下腺导管缝扎。创口内置橡皮引流条，应将其缝合固定，以免进入创口内。

（五）术后处理

（1）术后1~2天，去除创口内引流条。

（2）保持口腔清洁，用含漱剂漱口，每日3次。

（3）术后7天，口底黏膜拆线。

（六）并发症的预防及处理

1. 急性下颌下腺肿胀

是因为下颌下腺导管被结扎所致，常在术后数小时内即发生。应将可疑缝线拆除，松解被结扎的导管。

2. 出血和血肿

舌下腺后内方深面有舌下动静脉分布到舌下腺的分支，分离不当可引起活动性出血。严重者可紧急填塞纱布止血，然后助手将口底托起，调整好灯光，准备好吸引器，边撤纱布，边吸血，显露出血点，钳夹结扎出血的血管。术后如出现严重的继发性出血，必要时需作颈外动脉结扎。出现血肿时，应将其引流并严密注意患者呼吸，严重呼吸困难时需考虑气管切开。术中妥然止血，口底切口关闭时不宜过紧以利引流，这些措施有利于预防出血和血肿形成。

3. 舌神经损伤

由于手术分离解剖舌神经，术后可能出现短时期的麻木感，一般可逐渐恢复。可辅助给予维生素 B_1 及维生素 B_{12} 治疗。

二、下颌下腺切除术

（一）局部解剖要点

下颌下腺位于下颌骨下缘和二腹肌前、后腹形成的下颌下三角内。腺体深面紧邻舌骨舌肌、舌下神经、舌神经及下颌舌骨肌后份。浅面位于颈阔肌深面。腺体深面有一延长部绕下颌舌骨肌后缘向上，并由此发出下颌下腺导管与舌下腺后端紧邻。下颌下腺由颈深筋膜浅层完整包绕，和周围界限清楚。面动脉在二腹肌和茎突舌骨肌前缘伸出，绕行于腺体后上部的压沟，在咬肌附丽前下方复出，前上行分布于面部。

（二）适应证

（1）腺体内或腺体与导管交界处有唾液腺结石存在，引起临床症状者。

（2）长期反复发作的下颌下腺炎保守治疗无效，或腺体已严重纤维变性者。

（3）下颌下腺肿瘤。

（三）麻醉和体位

仰卧，头偏一侧并稍后仰，肩稍垫高。全身麻醉或局部浸润麻醉。

（四）手术步骤

下颌下腺切除术中要注意保护好三条神经以及处理好两处血管。三条神经是面神经的下颌缘支、舌下神经和舌神经，两处血管是面动脉的近、远心端和面静脉。

1. 切口

离下颌下缘 1.5~2 cm 并与之平行，做长约 6 cm 的切口，切开皮肤、皮下组织及颈阔肌。切开颈阔肌时应注意与皮肤垂直。

2. 结扎面动脉及面静脉，保护面神经下颌缘支

处理好面动脉和面静脉是保护好下颌缘支的关键。下颌缘支在下颌下缘处、面动脉的浅面（或深面）越过下颌下缘上行至下唇。寻找血管的方法是在颈阔肌切开后，在咬肌附丽的下方找出下颌下淋巴结，面动脉及面静脉正走行于其前、后缘之间，顺动脉走行方向作钝性分离，即可发现面神经下颌缘支。然后在淋巴结下缘水平分别结扎面动脉及面静脉。分离过程中若不慎伤及血管造成出血，切勿盲目钳夹，以免损伤下颌缘支。结扎血管后即可在此水平向前后切开组织，将皮瓣向上牵引，面神经下颌缘支随组织上移，不必作进一步分离解剖。

3. 游离腺体，结扎面动脉起始部，保护舌下神经

切开颈深筋膜，显露下颌下腺浅面，将腺体向上提起，钝性、锐性分离相结合逐步游离腺体。显露二腹肌腱，顺二腹肌前腹游离腺体前缘。游离腺体后缘时，以钝性分离方法贴腺体剥离，此时可找到面动脉近心端，确认后予以双重结扎。舌下神经在面动脉下方，几乎和面动脉平行在二腹肌后腹及茎突舌骨肌前缘出现，在舌骨舌肌浅面向前上行入舌，和下颌下腺虽紧邻，但无直接关系。如不切断二腹肌腱，不打开舌骨舌肌，一般不致损伤。

4. 切断下颌下腺导管，保护舌神经

将腺体自上而下与下颌骨周围组织进行分离，充分显露下颌舌骨肌后缘并向前牵拉，将

腺体尽量向外下方向牵拉，钝性分离显露舌神经。在手术野舌神经呈 V 字形弯曲向上，V 字形的尖端下方可见下颌下神经节，有小分支进入腺体。将小分支剪断，舌神经即与腺体分离，V 字形消失呈浅弧形。进一步显露下颌下腺导管，将其游离至口底平面，即可钳夹，剪断，结扎。如为下颌下腺导管后部结石，断离结扎时应尽量顺导管追踪向前，以免存留结石。如为局部麻醉，分离下颌下神经节时，患者痛感较重并有明显的舌被牵拉感，特别是下颌下腺有慢性炎症时，组织粘连较紧，在断离下颌下腺导管时慎勿切断舌神经。

5. 引流、缝合

冲洗创面，结扎活动出血点。创口内置橡皮引流条，分层缝合颈阔肌、皮下组织及皮肤，然后加压包扎以消除空腔。也可放置负压引流球，采用负压引流。

（五）术后处理

（1）术后 24~48 小时撤除创口内引流条，加压包扎至拆线。如系负压引流，48 小时撤除引流，可以不再加压包扎。

（2）5~7 天后拆线。

（3）如为慢性下颌下腺炎，应用抗生素预防感染。

（六）并发症的预防及处理

1. 血肿

止血不完善或血管结扎不牢固所致，电刀切割组织时也可因血凝块脱落而致继发性出血。严重的血肿可影响呼吸，应打开创口仔细止血。首先清除血凝块，探查活动出血点，看清出血点后钳夹止血。面动脉近心端结扎线松脱落可造成致命性出血，必要时可紧压出血点，延长下颌下切口，作颈外动脉结扎。

2. 呼吸困难及吞咽痛

双侧下颌下腺切除，特别是行双侧舌骨上淋巴清除术者，由于手术涉及下颌舌骨肌、二腹肌及舌骨舌肌等邻近组织，术后反应性肿胀严重时，不但出现吞咽疼痛，而且可引起呼吸困难。应用激素可减轻肿胀反应。一般性的吞咽痛是术后常见现象，为下颌舌骨肌和舌骨舌肌等咀嚼肌术后肿胀所致，一般术后 2~3 天即好转。

3. 神经损伤

主要是面神经下颌缘支和舌神经损伤，舌下神经损伤极罕见。神经若未切断，一般在 3 个月以内均能恢复正常功能，少数损伤严重者恢复时间延长。为促进神经功能恢复，可给予维生素 B_1 及维生素 B_{12}，辅以红外线理疗或面肌功能训练等。

三、腮腺切除术

（一）局部解剖要点

腮腺是一个不规则、有多个突起的单叶腺体。面神经出茎乳孔后斜向或水平向前进入腮腺，在腺内首先分成颞面及颈面两大主干，由此再分出各个分支，相互吻合在腺体交织成网状。面神经末梢分支按其分布支配范围不同，分为颞支、颧支、颊支、下颌缘支及颈支。腮腺也以面神经为界分为深、浅两部（通常称为深、浅叶），浅部腺体较大，深部腺体小。面神经在腺体内并不是在同一平面上，上份位置较深，往下则位置较浅。颈外动脉自下向上走行于腺体深面，相当于下颌骨髁颈处分出上颌动脉及颞浅动脉。下颌后静脉在下颌支后缘后，并几乎与之平行下行，面神经位于其浅面。腮腺内淋巴结95%以上位于腮腺浅部，并分布于下颌后静脉周围及腺体后下部。

（二）适应证

腮腺切除术根据切除范围可以分为3种术式：腮腺浅叶切除术、全腮腺切除术及部分腮腺切除术。不同术式有其相应的适应证。

1. 腮腺浅叶切除术

是传统的手术治疗腮腺疾病最常用的术式，包括病变（如肿瘤）及腮腺浅叶切除，解剖面神经术，其适应证如下。

（1）腮腺浅叶良性肿瘤。

（2）腮腺慢性炎症经保守治疗无效。

（3）腮腺瘤样病变。

2. 全腮腺切除术

包括病变（如肿瘤）及全腮腺切除，解剖面神经术，其适应证如下。

（1）腮腺深叶良性肿瘤。

（2）腮腺低度恶性肿瘤。

（3）体积较小、面神经未受侵犯的腮腺高度恶性肿瘤。

3. 部分腮腺切除术

是指肿瘤及其周围0.5 cm以上正常腮腺组织切除，对于适应证选择合适的患者，具有减轻面神经损伤及面部凹陷畸形、降低味觉出汗综合征的发生率、保留部分腮腺功能等优点。其适应证如下。

（1）位于腮腺后下极的Warthin瘤。

（2）体积较小（1.5 cm直径以内）的腮腺浅叶多形性腺瘤或其他良性肿瘤。

（三）麻醉和体位

手术在全身麻醉下进行。仰卧位，头部可垫枕，面部偏向健侧。

（四）手术方法及步骤

1. 保留面神经、腮腺浅叶及肿瘤切除术

（1）切口及翻瓣。自耳屏前颧弓根部，顺皮纹（将耳屏向前轻推即可清楚显示）切开向下，绕过耳垂，距下颌支后缘1.5~2 cm并与之平行向前下达下颌角下。切开皮肤、皮下组织及前下处的颈阔肌。翻瓣的方式有2种：一种传统的方式是在腮腺咬肌筋膜浅面翻瓣，皮瓣自筋膜浅层掀起，达腮腺前缘前约1 cm；另一种方式是在腮腺咬肌筋膜的深面翻瓣，直接显露腺体结构，将腮腺咬肌筋膜包含在皮瓣中，使其在皮瓣与腮腺床之间形成一道屏障，隔离支配汗腺分泌的交感神经末梢和支配腮腺分泌的副交感神经末梢的错位再生，从而预防味觉出汗综合征的发生。翻瓣到达腮腺前缘后，应采用钝性剥离，以免损伤面神经末梢支。

（2）显露面神经及腺体切除。显露面神经的方法有二：一是从末梢追踪至主干；二是从主干向末梢支分离。从末梢追踪至主干最常采用的解剖标志是腮腺导管，因其位置恒定并较粗大，易于寻找。显露腮腺导管的方法是用甲状腺拉钩牵拉皮瓣向前，腮腺前缘最突出处，约在颧弓下缘下1.5 cm，顺腮腺导管走行方向钝性分离，在其上方或下方可以发现呈银灰色的面神经颊支（图 4-2）。从主干分离解剖面神经常用的解剖标志是外耳道软骨三角突。显露的方法是拉耳垂向上，顺外耳道软骨下面及乳突间处分离腮腺上后缘。为扩大视野，可充分游离腮腺后缘，将腺组织向前牵拉。顺外耳道软骨向深部分离，显露外耳道软骨三角突，其尖端指向前下 1 cm 处，即可找出面神经主干。

腮腺腺体组织和面神经之间常有一薄层纤维结缔组织，易于将其相互分开。解剖分离面神经应在神经浅面循其走行平行推进，切忌在某一点过深，以免深部出血而在止血过程中误伤面神经。分离腺体时如遇出血显著，宜压迫片刻看清出血点，切忌盲目钳夹，因为神经周围常有小血管伴行，有时稍加压出血即可自行停止。在加压止血时可在其他部位分离解剖，以缩短手术时间。应当强调的是，除非必需，一般应在面神经表面分离腮腺组织，而不宜将面神经从周围组织全部游离，以减少对神经的创伤。如分离解剖技术合适，常可见到一层富于毛细血管的筋膜包裹着神经。

解剖分离面神经就是切除腮腺及肿瘤的过程。由于腮腺是不规则、有多个突起的腺体，不可能将腺体全部切净，因此，在断离腺体时，应将一些小分支导管结扎，以防止残留腺体继续分泌而发生唾液潴留或腺瘘。

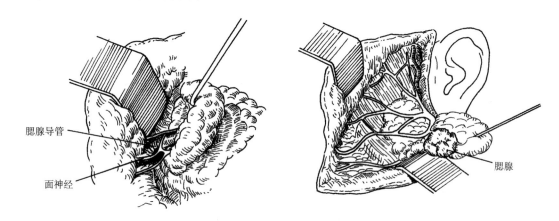

腮腺导管

面神经

腮腺

图 4-2 显露腮腺导管，从末梢开始解剖面神经

（3）腺体及肿瘤切除后，冲洗创面，结扎活动出血点，置橡皮引流条或负压引流球。分层缝合皮下、皮肤，加压包扎。如系橡皮条引流，一般加压包扎 1 周；如系负压引流，加压包扎 2 天后即可撤除。

2. 保留面神经、全腮腺及肿瘤切除术

腮腺深叶肿瘤的切除是在解剖面神经切除浅叶的基础上，将面神经充分游离保护，在二腹肌后腹及茎突舌骨肌上缘寻出颈外动脉将其结扎切断，并在下颌髁颈附近结扎颈外动脉远心端。在下颌角及下颌支后缘处断离茎突下颌韧带。此时深叶腺体及肿瘤可以充分游离，在保护面神经情况下可将其摘除。

切除腮腺深叶肿瘤时确认二腹肌后腹及茎突是极其重要的，因为在其深面即为颈内动、静脉，应避免损伤。

有些腮腺深叶肿瘤瘤体较大，在摘除时需离断下颌骨，充分显露手术野，以利于肿瘤摘除。离断下颌骨的部位有三：一是在下颌支和下颌体交界处锯断；二是从"乙"状切迹斜向后下纵行截开下颌支；三是在下颌骨体颏孔前方截骨。第一种截骨部位的缺点是锯断下牙槽神经可致永久性下唇麻木，第三种截骨部位既可充分显露肿瘤，又可避免下牙槽神经损伤。肿物摘除后应将下颌骨复位固定。

3. 保留面神经、部分腮腺及肿瘤切除术

部分腮腺及肿瘤切除术不同于单纯肿瘤摘除的剜除术，是一种根治性手术，但是适应证的选择应该恰当。

手术切口可较腮腺浅叶切除术短，如肿瘤位于耳前区，下方切口到下颌角下即可，不必向下颌下区延长。如位于腮腺后下极，上方切口绕过耳垂即可（图 4-3）。

翻瓣同腮腺浅叶切除术，但较小，显示耳前区或腮腺下部腺体即可。

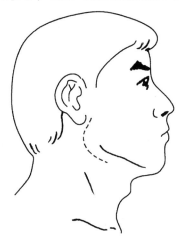

图 4-3　腮腺后下部肿瘤部分腮腺切除术切口

显露面神经，切除肿瘤及其周围部分正常腮腺是手术的主要过程。肿瘤位于腮腺后下极者，在咬肌表面、面神经下颌缘支离开腮腺处觅及下颌缘支，然后循其走行分离解剖至颈面干，将肿瘤及后下部腺体组织一并切除，保留颈面干前、上部腺体及腮腺导管（图 4-4）。肿瘤位于耳前区者，可不刻意解剖面神经，而在肿瘤周围 0.5~1.0 cm 正常腺体组织内分离切除肿瘤及其周围组织。如涉及面神经，则将其相关部分解剖分离。

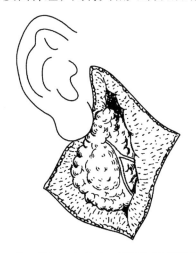

图 4-4　显露面神经下颌缘支、颈面干及腮腺后下部肿瘤

部分腮腺切除术常用于腮腺 Warthin 瘤的切除，根据 Warthin 瘤的临床特点，手术时应注意以下问题：①Warthin 瘤的发生常和腮腺区淋巴结有关，而腮腺后下部以下颌后静脉为中心的淋巴结较多，因此术中要将腮腺后下部腺体一并切除。②腮腺后缘、胸锁乳突肌前缘常有淋巴结存在，术中应将这一部分淋巴结清除，以免出现新的肿瘤。

该术式保留的腮腺组织较多，断离腺体组织时应细心分离并结扎分支导管，以免发生腺瘘。

冲洗创口，分层缝合并置负压引流或橡皮条引流，加压包扎。

（五）并发症的预防及处理

1. 唾液潴留或涎瘘

残留的腮腺组织继续分泌可致唾液潴留，自发破溃（大多从切口处）则形成涎瘘。术中分离和结扎分支导管以及缝扎残余腺体是最好的预防方法。一旦发生唾液潴留，可抽吸后加压包扎，一般 1~2 周后即有效。与此同时可口服小剂量阿托品，以抑制唾液腺分泌。如无效而有涎瘘形成，可考虑放射线治疗，一般给予 10~15 Gy，但对年轻人要慎用。

2. 面神经功能减弱或面神经麻痹

轻柔操作可避免。但有些情况难免神经创伤，如肿瘤紧贴面神经或肿瘤位于腮腺深层组织时。只要面神经未被切断，3~6 个月均能程度不等地恢复。为促进面神经功能恢复，可肌内注射维生素 B_1 及维生素 B_{12}，并配合理疗和面肌功能训练。

手术中应特别注意对颞面干及其分支的保护，以免发生术后眼裂闭合不全而致角膜损伤。较为严重的面瘫睡眠时应戴眼罩。对恢复无望的病例可考虑眼裂缩小术，使眼裂能基本闭合而使角膜免受创伤或作静态修复性手术。

3. 耳垂麻木

常见，是耳大神经支配耳垂的末梢支被切断所致。术中分离保留耳大神经可避免或减轻耳垂麻木。

4. 味觉出汗综合征

又称 Frey 综合征，较常见，其发生率各家报道不一，有报道 100% 发生，大多数报道发生率在 70% 左右。临床表现为在进食时术区某一部分有潮红出汗现象。其发生的原因是司分泌的节后副交感神经纤维长入到被切断的支配汗腺的节后交感神经纤维中，于是当味觉刺激或咀嚼活动时，副交感神经兴奋，出现术区皮肤出汗和潮红现象。采用腮腺咬肌筋膜深面翻瓣以及部分腮腺切除术可以明显降低味觉性出汗综合征的发生率。

（路海艳）

第二节　颌骨囊肿摘除术

一、适应证与术前准备

术前摄 X 线片检查，以明确囊肿的范围以及与邻近组织的关系（如囊肿与牙根、上颌窦等的关系）。术前应排除颌骨中心性血管瘤可能。手术应在无急性炎症时进行，应考虑是否需同时行上颌窦根治术或植骨术。对于已有病理性骨折或在手术后有发生骨折可能者，应事先作好斜面导板或颌间结扎准备。多次手术后复发、骨质破坏过多的大型下颌骨囊肿

（尤其是角化囊肿），可考虑病变下颌骨截骨术并立即植骨。对囊肿内可保留的牙，可于术前先进行根管治疗，待术中再行根尖切除。

对于巨大囊肿，或者囊肿已波及邻近重要器官时，全部摘除有可能造成骨折，或手术不可能将囊壁全部刮除时，也可行袋形手术。袋形手术也称成形性囊肿切开术。该手术消除了囊腔中的压力，囊肿可逐渐缩小，周围骨组织能随之生长，到适当的时候可以再作囊壁刮除术，有些病例囊肿能完全消退，不需再行手术。

二、切口设计

切口以能充分显露手术野，便于彻底清除囊壁为原则。接近牙槽突的下颌囊肿及上颌囊肿可在口内作切口；囊肿位于下颌骨体、下颌角及下颌升支，可在口外下颌骨下缘 1.5 ~ 2 cm 处作切口，也可采用口内切口。口内入路摘除囊肿，无论是弧形或梯形切口，均以黏骨膜瓣必须能全部覆盖囊腔并有骨壁（超过囊腔 5 mm 以上）支持为原则。

三、麻醉和体位

除小型囊肿及袋形手术采用局部麻醉外，一般选用全身麻醉，这样有利于术者彻底刮除囊肿。口内入路一般采用仰卧正位；下颌骨囊肿采用口外入路者，患者仰卧，头偏向健侧。

四、操作步骤

口内切口除小型囊肿可在口腔前庭处切开外，其余建议采用沿龈缘切开的梯形切口。切开后，翻转黏骨膜瓣，用骨凿在骨壁最薄处开一小洞，然后用骨钳去除囊肿表面的骨质。如骨壁已破坏，囊膜与骨膜粘连时，应仔细分离或将粘连的骨膜一并切除，以免残留复发。用骨膜分离器或刮匙将囊膜自骨壁剥离，将囊肿全部摘除，冲洗切口，止血后缝合。如囊腔内有牙根尖暴露，但该牙仍能保留，则应行根管治疗及根尖切除，以尽量保存患牙。

下颌囊肿采用口外切口时，按切口线切开皮肤、皮下组织及颈阔肌，结扎面动脉及面静脉，注意保护面神经的下颌缘支。翻起骨膜，去骨后将囊肿摘除，然后分层缝合，放置引流，加压包扎。手术时尽可能保留下牙槽神经及血管。囊肿范围过大，骨质缺损较多，可能发生骨折者，术后需作颌间结扎暂时固定；已发生病理性骨折者，宜作内固定。

上颌囊肿如范围较广，手术时与上颌窦穿通，且上颌窦有炎症，可同时进行上颌窦根治术，将囊壁与上颌窦整个黏膜同时刮除，严密缝合口内切口，同时在下鼻道开窗，骨腔内填塞碘仿纱条，并从下鼻道开口处引出。

角化囊肿容易复发，也可能发生恶变，因此手术刮除要求更彻底；在刮除囊壁后用石炭酸或硝酸银等腐蚀剂涂抹骨创，或加用冷冻疗法，以消灭子囊，防止复发，必要时还可考虑在囊肿外围切除部分骨质。如病变范围太大或多次复发的角化囊肿，应考虑截骨术，并立即植骨。

小型颌骨囊肿摘除后所遗留的死腔不需特殊处理；较大型的下颌骨囊肿刮治后的骨腔，可将遗留的骨腔边缘尽量用咬骨钳或骨凿去除，使近圆形的骨腔变为似浅碟状的骨腔，这样可减小死腔，有利于愈合。

由于大多数囊肿刮治后的骨腔能任遗留在骨腔内的血块机化，最后骨化，改建成自体骨质，因此一般不必在骨腔内植入自体骨或生物材料等。

袋形手术即从口内在囊腔最薄处打开囊肿切除部分囊壁及黏膜，并将黏膜与囊膜相互缝合，使囊腔与口腔相通。术后佩戴术前预制的带引流管的牙托，以使术后引流通畅，便于冲洗，达到消除囊腔压力、促进囊肿缩小的目的。

五、术后处理

注意口腔卫生，防止食物残渣附着或残留在创口内。口外引流条一般在术后 1~2 日撤除，并加压包扎 7~10 日。口内或下鼻道引流之碘仿纱条可于 3~5 日后逐次抽除。口内创口不能一期缝合、被迫开放填塞者，应注意换药直至骨腔壁上有肉芽生长、上皮覆盖为止。术后给予抗菌药物。袋形手术术后可每隔 1~2 天冲洗一次。

（刘会梅）

第三节　颌骨切除术

一、下颌骨切除术

（一）局部解剖要点

下颌骨是扁平骨，分为垂直部分的下颌支和水平部分的下颌体，两侧下颌体在中线融合，构成弓形。下颌骨切除术中主要是离断附丽于下颌骨的肌肉。下颌骨的外侧面主要是附丽于下颌角的咬肌。内侧面由前向后有：附丽于颏棘的颏舌肌和颏舌骨肌、二腹肌凹的二腹肌前腹、内斜线的下颌舌骨肌、下颌角内侧的翼内肌、下颌喙突的颞肌腱及髁突前的翼外肌。下颌骨的血运供给主要来自上颌动脉的下牙槽动脉支。上颌动脉是在腮腺内平下颌骨髁突颈起始于颈外动脉，前行经髁突颈深面入颞下凹，在翼外肌浅面入翼腭凹。围绕上颌动脉周围，翼内、外肌和颞肌间有翼静脉丛。因此，在下颌骨切除术中进行至此区域及断离下颌髁突时最易发生出血。

（二）下颌骨切除术式种类及术前准备

下颌骨切除术一般是指包括下颌支及下颌骨体在内的一侧下颌骨切除。此外，根据病变性质及部位不同，尚有节段性下颌骨切除术、保留下颌骨下缘及下颌支后缘的矩形切除术以及下颌骨边缘性切除术等。为矫正下颌骨切除术后的面容及功能畸形，尚可在下颌骨切除术后同时进行一次植骨术。

下颌骨切除术如要切除下颌颏棘及其附丽肌肉，应酌情考虑作气管切开术，以防止舌后坠而发生机械性窒息。

下颌骨切除术前应予以口腔洁治。恶性肿瘤切除下颌骨者，宜在术前做好斜面导板，以预防患侧瘢痕及健侧闭合肌群牵拉致健侧下颌偏移而影响咀嚼功能。拟行同时一次植骨者，宜在健侧制作牙弓夹板，以便正确对位咬合关系以及植骨后辅助固定。全身麻醉要求经鼻腔插管。供骨区应在术前 3 天备皮，每日 1 次。

（三）麻醉及体位

全身麻醉或局部麻醉。仰卧，头偏向健侧。

（四）手术步骤

1. 一侧下颌骨切除术

（1）切口：起自耳垂下 2~3 cm，距下颌支后缘 2 cm 左右，切开皮肤、皮下组织及颈阔肌，和下颌下缘平行并距其 2 cm 左右向前切开达颏部。下唇切开与否视病情需要，如切开一般在唇正中作切口。

（2）翻瓣及显露下颌骨外侧面：在颈阔肌深面、颈深筋膜浅层内分离结扎面动脉及面静脉，保护面神经下颌缘支。充分显露下颌骨下缘，切开骨膜，自骨面剥离。如为恶性肿瘤或良性肿瘤穿破骨膜，宜在骨膜外软组织剥离。在下颌角部断离咬肌附丽，自骨面剥离。下颌支后缘骨膜切开后，宜从骨面用骨膜分离器将其钝性分离，直达髁突颈部，可以避免损伤下颌支后缘组织。充分显露下颌支外侧面，并将附丽于下颌喙突的颞肌腱剪断。这一点对下颌喙突有膨胀性病变者尤其重要，必须在断离前剪断喙突周围附丽肌，避免在摘除下颌骨时由于喙突骨质变薄、牵拉而裂断，残留部分组织由于颞肌向上牵引，造成肿物切除不彻底而构成以后肿瘤复发的基础。出血腔隙用明胶海绵或纱布填塞。

（3）离断下颌骨：在颊侧牙龈缘切开，使之与口外相通，尽可能多地保存龈颊沟部黏膜。舌侧龈及骨膜是否预先分离，视不同情况而定。如计划一次植骨而舌侧并无显著性破坏，可事先平行于牙龈切开，并用骨膜分离器分离舌侧龈及骨膜达下颌骨下缘，否则宜在断开下颌骨后再断离舌侧组织。断离二腹肌前腹在下颌骨的附丽时，宜钳夹后切断并缝扎止血。断骨部位宜在单尖牙与侧切牙间，其优点是不致损伤附丽于颏棘的肌组织，术后残留的健侧下颌骨患侧偏斜不明显，功能效果较佳。在前磨牙部位断骨如不植骨或使用其他代用品，健侧下颌将严重偏向患侧而无对𬌗关系。离断下颌骨，断端以骨蜡止血［图 4 - 5（1）］。

（4）切除下颌骨：下颌骨锯开后，用持骨钳或直接用手握持锯开的下颌骨向外牵开。边牵边断附丽于下颌体舌侧的下颌舌骨肌、残留于喙突内侧的颞肌腱［图 4 - 5（2）］。在下颌角内侧逐渐切断翼内肌，在接近下颌孔附近时钳夹切断下牙槽动脉并予以双重结扎。然后将断离的下颌骨以下颌髁突为轴向外轻旋转，即可显露附丽于髁突的翼外肌以及颞下颌韧带，将其贴骨面剪断，自关节凹将髁突剥离［图 4 - 5（3）］。至此即可将下颌骨切除。在以下颌髁突为轴向外旋转时切忌用力过猛，以免扭断上颌动脉造成出血，如遇出血应尽快将标本取下，填塞纱布，压迫片刻后逐层去除，结扎活动出血点。为能达到有效压迫止血目的，应在取出下颌骨前，将颞下凹区器械（主要是血管钳）全部撤走，否则难以压迫止血。

（5）创面处理：下颌骨切除后应检查标本的完整性，冲洗创面后结扎活动出血点。缝合口腔黏膜，以褥式加间断缝合为佳，并在黏膜下层缝合数针。断离肌组织不必缝合，置橡皮引流条后直接缝合颈阔肌、皮下及皮肤，然后加压包扎。

2. 节段性下颌骨切除和一次游离骨移植

节段性下颌骨切除是指截除下颌骨的某一段，如下颌支、部分下颌体、下颌联合部等，同时取髂骨一次修复。髂骨移植修复下颌骨体效果最为理想，涉及下颌支者植骨效果较差，而颏部植骨，无论从功能还是美容效果方面均难以达到理想要求。

口腔颌面部恶性肿瘤紧密邻接或累及下颌骨也常作节段性下颌骨切除。如口底癌切除部分下颌体、腮腺癌累及下颌支而将其切除等，这些情况同期植骨应慎重考虑。

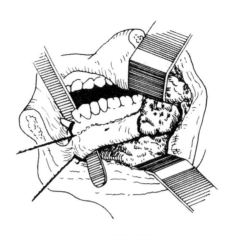

（1）锯断下颌骨

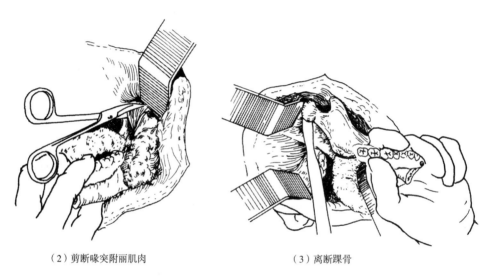

（2）剪断喙突附丽肌肉　　　　　（3）离断踝骨

图4-5　下颌骨切除术

节段性下颌骨切除步骤基本同前述一侧下颌骨切除术。为保证植骨手术成功，应注意以下6个方面。

（1）皮肤切口应离下颌下缘3 cm，即稍偏下一些，这样可避免切口和植入骨块直接相通的可能性。不要切开下唇，以保证软组织有良好血运。

（2）尽量争取保存原下颌骨膜，有利于骨成活。尽量缩短口腔和术创相通时间，口腔黏膜及黏膜下要严密缝合，特别是在断端牙槽骨部位，不能使骨面外露。

（3）以正常咬合关系作好健侧颌间结扎。植入骨块大小要适度，可采用嵌入式或嵌贴式固定。在对好健侧殆关系的前提下，如植入骨和受体骨间有缝隙存在可放入松质骨。

（4）最好以残留之骨膜将植入骨包裹并缝合固定好，但缝合线不宜过多过紧。绝对避免植骨块周围有死腔存在，以减少感染机会。

（5）如置橡皮引流条，引流条不宜和植入骨块相接。

（6）颌间结扎固定可在2周后去除。适当的咀嚼活动刺激有利于骨生长。

3. 矩形下颌骨切除术

有些下颌骨病变仅限于牙槽突水平部分，或虽达根尖水平以下但下颌皮质骨完好，可以作根尖水平或稍下的矩形切除。其优点是能维护患者正常面容，经义齿修复后，又能较好地恢复功能。

用电锯较易操作，如无此设备可先用牙科圆钻打孔，然后用裂钻连孔成线。由于牙槽骨下方之下颌骨较厚，不易将其舌侧板打开，因此在用骨凿或骨刀劈开时要谨慎，避免用力过猛，造成拟保存之骨质折断。

（五）并发症的预防及处理

1. 呼吸困难

半侧下颌骨切除术后由于加压包扎过紧可致患者呼吸困难，可采取松解包扎和半坐位缓解症状。经以上处理仍不能缓解且有发展趋势者，可能有创内出血，应打开检查。如有窒息情况，须尽快剪开包扎敷料，牵舌向外或插入气管导管，紧急行气管切开术。

2. 感染

下颌骨切除术后在颏下凹部位易形成死腔而继发感染，在此区作良好的加压包扎极其重要。如虑及加压包扎过紧影响呼吸可作单眼式加压包扎。

同期植骨后感染常常导致植骨失败，而骨感染现象的临床表现较软组织出现为晚，一般在植骨术后 2~3 周。因此，临床上常在植骨术后持续应用抗生素 2 周，3 周以后如无感染现象，才能表明同期植骨术后成功。此期如有感染现象并不表明植骨失败，常常是局限性的感染。经冲洗换药及简单搔刮术后，植入骨块仍可成活。但植骨术后高热不退，术区肿胀不断发展，白细胞计数居高不降，多形核白细胞比例增加并有中毒颗粒出现，表明植入骨块已成机体内异物，必须取出。

3. 涎瘘

下颌骨切除术后发生涎瘘有两种情况：一是由于腮腺创伤；二是由于切口愈合不良，形成口内、口外相通的瘘道。前者通过加压包扎不难解决，后者则需再次手术。

切口愈合不良所致的口内、口外瘘，首先要确定口内瘘口所在位置，有时口腔内瘘口甚小，不易找到，此时可从口外瘘口注入 1% 亚甲蓝，仔细观察口腔内亚甲蓝溢出位置，确认后将其严密缝合。少数情况下可变外瘘为内瘘，此种情况多系口腔内创面大而无法缝合，可在创面松填碘条，将皮肤瘘口缝合。

二、上颌骨切除术

（一）局部解剖要点

上颌骨形态不规则，可分为体部及前、后、上、内四面，但这些面均无明确分界线。体部内为空腔称上颌窦。上颌骨无强大肌肉附丽，和邻骨有 4 处骨性连接：①前外上和颧骨的上颌突相接；②内上部按前后顺序依次和鼻骨、额骨、筛骨及腭骨的眶突相接，这些骨质同时构成眼眶内侧壁下半部；③上颌骨下部为牙槽突、腭突，与犁骨、腭骨的水平部相接；④后面为上颌结节或称颞下面，近中线部分和蝶骨翼突前面、腭骨垂直部分相接并共同构成翼腭管。上颌骨的血运供给来自上颌动脉，在翼腭凹内分出眶下动脉和腭降动脉以及上牙槽后动脉和蝶腭动脉。

上颌骨切除术就是要离断上述 4 处骨连接。保留眶板（上颌骨的上面）的部分上颌骨切除较简单，而作包括翼突在内的全上颌骨切除时，尚需切断附丽于翼突的翼内、翼外肌。

（二）麻醉和体位

全身麻醉，经口腔插管。仰卧位，咽后部宜填以纱布，防止血液及口腔分泌物顺气管插管下流。

（三）手术方法及步骤

1. 上颌骨全切术

（1）切口：自上唇鼻唇沟中线切开上唇，至鼻小柱基底时，转向外平行于鼻孔底切开，绕鼻翼在鼻背外侧向上切开达内眦下约 1 cm，沿眶下缘平行睑裂切开达外眦下约 1 cm 为止。此切口有多处拐弯，在拐弯处切口宜作圆弧形而非角形，以有利于美容及伤口愈合。将眶下缘处切口作于近睑缘处，以期伤口愈合后获得较好的美容效果，如切口选择过于偏向睑缘及眼轮匝肌膜受损，经长期随诊观察，下睑活动常受影响并有轻度睑外翻。

（2）分离皮瓣：在哪个层次翻瓣以及分离皮瓣的范围，视病变情况而定。在不影响彻底切除的前提下，可以在骨膜下掀开皮瓣。如骨膜不能保留，则争取保留面肌组织，以得到术后较好的功能效果。但当分离面肌组织时，因出血较多，宜用电切。在鼻唇沟附近的肌组织内，注意分离结扎面动脉，以及在内眦部注意结扎内眦动静脉，有利于减少出血。在行皮下组织分离皮瓣术后面容将受严重影响，但有些病例为能根治，不得不这样做，有时甚至需将皮肤全层切除而应用皮瓣修复。

（3）断离骨连接：截除上颌骨，将易于出血的骨连接部位放在最后断离。从眶面及颞后确认眶下裂，导入丝锯将其锯开，并将鼻骨、额骨等连接部位离断，填入纱布止血。在断离上颌骨和翼突连接时，应通过 X 线片或 CT 仔细分析上颌窦后壁情况，如其完整，则可保留部分窦后壁而避免腭降动脉损伤，或在凿开窦后壁与翼突后将骨凿留置该处，迅速断开上颌骨腭突及腭骨水平部，取下标本。此时往往出血最迅猛，一方面要在断离标本前和麻醉医师取得联系，观察患者是否处于最佳血压状态以及是否作好输血准备；另一方面要求术者以"稳、准、捷"的技术，尽快取下截除之上颌骨，并填塞止血。检查切除标本的完整性并将术区活动出血点结扎。

（4）创面处理：冲洗创面，审视有无可疑残留瘤组织，彻底清创。从大腿或腹部取薄断层皮片修复创面，填塞碘仿纱布，戴上预制的上颌牙托，缝合切口。眼裂内置消炎眼药膏，做单眼颊面包扎，以加强皮片和皮瓣组织贴合，促进生长愈合。

2. 保留眶板的部分上颌骨切除术（图 4 - 6）

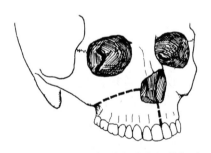

图 4 - 6 保留眶板的部分上颌骨切除

作上颌梨状孔水平的低位上颌骨切除，面部可以不作切口，如作切开，眶下的横切口是不必要的。水平断骨时尽量保留鼻腔底黏膜，上颌窦可开放，酌情刮除窦腔黏膜。如颊侧牙龈基本保留，也不必植皮护创。

如在眶下缘水平保留眶板，其手术操作同全上颌骨切除术。

3. 包括翼突在内的全上颌骨切除术

（1）切口及分离皮瓣同全上颌骨切除术。

（2）横断咬肌，显露下颌喙突：以钳式开口器撑开口腔，顺颧弓下缘离断全部附丽于该部位咬肌，再紧贴下颌喙突离断附丽于该部位的颞肌腱，即可清晰显露喙突。自乙状切迹中点斜向前下锯断下颌喙突并将其摘除。

（3）结扎上颌动脉，凿断翼突：下颌喙突去除以后，即可在翼内、翼外肌浅面扪及从后向前走行的上颌动脉的搏动。顺其走行在翼内、翼外肌浅层筋膜内仔细分离，将其觅出并结扎、切断之。顺此断面可扪及翼内、翼外板后缘。先将翼外肌切断，然后用手指钝性分离呈圆柱状的翼内肌，并紧邻翼内、翼外板间将其离断。此时，可扪及翼外板及颅骨，两者在术区通过触诊呈直角关系，确认后将翼突距颅底约 1 cm 处从根部用骨刀凿开或用骨剪剪断，置明胶海绵及纱布填塞止血。

（4）断离上颌骨其他部位骨连接，其操作及创面处理同一般上颌骨切除术。

（四）并发症的预防及处理

上颌骨切除术的主要问题是断离骨体标本时出血显著，要求术者尽快而稳妥地将标本取出。结扎颈外动脉对减少术中出血无太大帮助，而结扎上颌动脉有利于减少出血。

上颌骨的内上角部分由于骨质较薄，极易折裂而残存，眶板有破坏的病例仔细审视，应将其全部切除。

分离上颌骨眶面时，应注意保护骨膜，如有破损应待上颌骨切除术后对位缝合好，勿使眶内容之脂肪组织外露，否则将致术后下睑水肿，损伤严重者长时间不易消退。

术后应督促患者练习开口活动，否则瘢痕挛缩可致开口困难，不能顺利完成义颌修复，带来诸多生活及社会活动障碍。

术后需做放疗者，应待创面所植皮片基本成活后开始，一般是在手术后 3~4 周。如在术后 10 天左右拆除口腔内碘仿纱条时皮片已基本成活，也可早日开始。

（曹　涛）

第四节　颈淋巴结清扫术

一、局部解剖要点

颈部淋巴结主要分两大组，即沿颈内静脉走行分布的颈链和沿副神经走行分布的脊副链。颈淋巴结清扫术基本上是在颈深筋膜深层，即椎前肌筋膜浅层进行。原则上是纵行的器官组织不可损伤，包括颈总及颈内动脉、迷走神经、膈神经等。左侧尚应注意妥善处理胸导管，以避免乳糜瘘的发生。

颈淋巴结清扫术是一种在筋膜间隙间的局部解剖术，除要求术者有良好外科基本操作技巧外，熟悉颈部的层次解剖和重要解剖结构的毗邻关系也是至关重要的。

二、适应证

口腔颌面恶性肿瘤最常用的颈淋巴结清扫术有 3 种：经典性颈淋巴结清扫术、改良性颈淋巴结清扫术和肩胛舌骨肌上颈淋巴结清扫术。传统的颈淋巴结清扫术仍然是治疗临床上有明显转移淋巴结的标准术式。但该术式的并发症高，不可滥用，其适应证有：N_3 转移灶，多个多组淋巴结转移，颈部放疗后的复发灶，明显的淋巴结外扩散，转移累及皮肤。只要有合适的适应证，且不影响手术的彻底性，就应行保留重要解剖结构的改良性颈淋巴结清扫术。单纯保留副神经就可明显减少颈淋巴结清扫术的并发症。因此，只要副神经不被转移灶累及，即使是临床上可触及的肿大淋巴结（淋巴结不粘连）也应常规保留。但对颈部淋巴结肿大者不宜保留胸锁乳突肌和颈内静脉。依原发灶所在部位的淋巴结引流特点而定，cN_0 口腔癌患者只需行第 I、第 II、第 III 区淋巴结的清扫术，即肩胛舌骨肌上颈淋巴结清扫术。

三、麻醉和体位

一般选用全身麻醉。患者仰卧，头偏向健侧，患侧肩下垫小枕使锁骨上凹区抬起并使头部后仰。

四、操作步骤

（一）经典性颈淋巴结清扫术

1. 切口

最常用 Schobinger 切口或称类矩形切口，起自下颌下区，距下颌骨下缘 1.5~2 cm 并与之平行切开，向后在乳突尖下 2 cm 弯曲向下，沿斜方肌前缘稍斜向前下，越过锁骨近中线 1/3 处，达胸前部 3~5 cm。切开皮肤、皮下组织及颈阔肌。

2. 分离皮瓣

在颈阔肌深面、颈深筋膜浅层之间锐性分离。颈阔肌在下颌下及锁骨上凹区清晰而易辨认，而在胸锁乳突肌上端，浅筋膜和颈深筋膜浅层直接相连，无颈阔肌组织，不要把胸锁乳突肌纤维当作颈阔肌切开。分离皮瓣向前，达胸锁乳突肌前缘即可，勿过分向中线剥离。皮瓣掀起后，可见颈外静脉自上向下外越过胸锁乳突肌，颈皮神经在胸锁乳突肌后缘中点越过后缘在其浅面向上、向中、向下各方向分布。

3. 切断胸锁乳突肌

在锁骨之附丽，结扎颈内静脉下端先切断呈圆锥形的胸锁乳突肌的胸骨头，然后在锁骨上缘切断其锁骨头。断离锁骨头时逐层切开肌纤维，结扎活动出血点。推胸锁乳突肌组织向上，显露肩胛舌骨肌中间腱及下腹，将其切断、结扎并向上内牵引。在锁骨上 2 cm 切开颈鞘，分离颈内静脉。在手术过程中，注意分开颈动脉和颈内静脉间的迷走神经，确认颈内静脉周围无重要解剖结构附着后，用 7 号、4 号及 1 号丝线结扎、切断。

4. 清除锁骨上凹脂肪及淋巴结

在切开颈内静脉同高的水平线切开锁骨上凹筋膜，用钝性、锐性分离方式，自椎前筋膜将脂肪垫组织推起。左侧者要注意勿损伤胸导管。受损的表现是在创面渗出液中可见到一些闪闪发光或是乳白色的液体，如有这种现象应将此区组织缝扎，直至此现象完全消失为止。在椎前肌筋膜层锐性分离向上，此时可见臂丛、膈神经位于筋膜层深面。在带状肌外侧可以见到纵行的舌下神经袢，予以切断。在颈后三角区切断副神经。在切断结扎甲状腺上或下静脉时，应距颈内静脉 1 cm 而不是紧贴其结扎切断，以免滑脱出血。在舌骨体下缘切断肩胛舌骨肌上腹，迫近下颌下区。

5. 清除下颌下及颏下淋巴结

结扎颈内静脉上端、单纯颈淋巴结清除术可从下颌下区向后，手术操作如下颌下腺切除术，切断二腹肌肌腱，在下颌支中 1/2 处结扎颈内静脉。如为颌颈联合根治术，则应先结扎断离颈内静脉，将下颌下区组织和颌骨联系在一起。

结扎颈外静脉上端，切断腮腺下极以及胸锁乳突肌在乳突的附丽，显露二腹肌后腹，将二腹肌切断，即可显示位于此肌深面的颈内静脉，将其结扎切断，继续向下颌下区推进。也可将胸锁乳突肌等组织向上牵拉并将二腹肌后腹切断拉向后，在相当于下颌支 1/2 水平将颈内静脉结扎，继续向下颌下及颏下区解剖。

6. 冲洗创面

结扎活动出血点，置橡皮管（管上剪小孔数个）从肩部另作切口引出。分层缝合颈阔肌、皮下及皮肤。引流管接负压引流，可使颈部皮瓣与创面紧贴，但下颌下及腮腺区、锁骨上凹仍需适当加压包扎，防止积液及继发感染。

（二）改良性颈淋巴结清扫术（Ⅲ型改良性颈清扫术）

1. 切口

对口腔癌可采用改良 Schobinger 切口。

2. 分离皮瓣

同传统术式。

3. 游离胸锁乳突肌

沿胸锁乳突肌前、后缘分别纵行切开颈深筋膜浅层，在胸锁乳突肌深面潜行剥离，游离胸锁乳突肌。也可在锁骨上缘 1~2 cm 处切断胸锁乳突肌，向上分离掀起，待清除完毕后再予缝合。这样有利于暴露，但如处理不当，可能造成该肌的部分萎缩。

4. 清除颈内静脉外侧区

在颈内静脉表面，沿其颈段全长切开颈动脉鞘，并充分游离颈内静脉、迷走神经及颈总动脉。将这些组织向前牵引，沿颈内静脉全长纵行切开其深面之筋膜。循椎前筋膜将颈内静脉外后侧区软组织，包括上自二腹肌后腹，下至锁骨上、外至斜方肌、内至颈内静脉这一区域内除副神经外的软组织全部切离。

5. 清除颈内静脉内侧区

将胸锁乳突肌、颈总动脉、迷走神经及颈内静脉向外侧牵引，自颈内静脉深面起循椎前筋膜浅面向前内解剖至肩胛舌骨肌，向上至下颌下区。肩胛舌骨肌可保留或去除。

6. 切断腮腺下极并缝扎断端，清除颏下及下颌下三角

同传统术式。

（三）肩胛舌骨肌上颈淋巴结清扫术

1. 切口

切口始于乳突向下至舌骨，后向上至中线，在下颌角下离下颌角至少二横指。如果原发病灶能通过口腔切除，此切口即已足够；如果原发灶无法经口腔切除或是因为口内肿瘤需与

颈部的标本一同切除，则切口应向上沿中线切开下唇。

2. 分离皮瓣

在切开颈阔肌时应注意避免损伤耳大神经和颈外静脉。可先向上翻瓣，找出面神经下颌缘支及后边的耳大神经和颈外静脉，予以保留。颈支常需牺牲。

3. 游离胸锁乳突肌

沿胸锁乳突肌前缘纵行切开颈深筋膜浅层，在胸锁乳突肌深面潜行剥离，结扎至该肌肉的血管束，游离胸锁乳突肌中上 2/3 段。后界至少至胸锁乳突肌后缘。

4. 清除颈内静脉外侧区

将已游离的胸锁乳突肌尽量向后上牵开，在颈内静脉表面，从下向上切开颈动脉鞘，注意避开颈内静脉表面的淋巴结，充分游离颈内静脉、迷走神经及颈总动脉。将这些组织向前牵引，沿颈内静脉纵行切开其深面之筋膜。循椎前筋膜将颈内静脉外后侧区软组织，包括上自二腹肌后腹、下至胸锁乳突肌与肩胛舌骨肌交界处、后至胸锁乳突肌后缘、内至颈内静脉这一区域内除副神经及颈丛和分支外的淋巴结及软组织全部切离。

5. 清除颈内静脉内侧区

将胸锁乳突肌、颈总动脉、迷走神经及颈内静脉向后外侧牵引，自颈内静脉深面起循椎前筋膜浅面向前内解剖至肩胛舌骨肌，向上至下颌下区。注意保护舌下神经及其向前下行走的降支。

6. 切断腮腺下极并缝扎断端

清除颏下及下颌下三角同传统术式，但一定要注意保留面神经的下颌缘支。创面处理同传统术式。

五、并发症的预防及处理

根治性颈淋巴结清除术按前述方法仔细解剖操作，一般不致发生什么问题。主要是在结扎颈内静脉下端时，不要误伤迷走神经，断离颈内静脉时必须夹持完后再切断，以免发生气栓。在分离至颈内、颈外动脉分叉部时，必要时可注射 1%~2% 普鲁卡因 1~2 mL，以预防颈动脉窦综合征的发生。断离腮腺下极时应做缝扎，以预防术后涎瘘的发生。功能性颈淋巴结清扫术术后可能发生的并发症大体同传统颈淋巴结清扫术，但因保留了副神经，一般术后肩综合征的发生率较低，程度也较轻。肩胛舌骨肌上颈淋巴结清扫术的并发症很少，几乎不会出现严重并发症。

（方　贺）

第五章

牙体缺损的直接修复

第一节　修复基本原则

牙体组织缺损的修复涉及机械切割等操作，会造成不同的牙髓和牙周组织反应，必须遵循生物学的原则，在去除和控制病源的同时，尽可能地保护正常的健康组织。与此同时，还要考虑生物力学原则和美学原则，恢复牙齿的咀嚼功能和维持美观。

一、生物学原则

（一）去除病原物质，消除致病因素，使病变停止发展

与牙体病损有关的病原物质包括口腔中的微生物和形成疾病的微环境，如与龋有关的牙菌斑，还包括病损部位的感染物，如感染坏死的牙本质。只有去除龋坏组织，才能消除刺激物，防止感染扩散和复发；同时，新形成的修复体及其周围，应不利于菌斑再积聚。

一般通过组织的硬度和着色程度判断病变的范围。正常的釉质和牙本质不能为一般的手用器械所去除，而脱矿牙本质较软，常可用手用锐器去除。正常牙本质无明显着色，吹干后，表面仍有光泽。而发生龋之后，脱矿的牙本质可因细菌和口腔物质的进入而呈棕色，表面没有光泽。一部分慢性龋的病例，由于牙本质发生再矿化，牙本质着色范围大于细菌入侵范围。如果去腐后组织硬度接近正常组织，表面光泽正常，则不必强求去除所有着色牙本质。急性龋病变进展较快，牙本质着色范围较浅，脱矿牙本质较厚，可以通过适当的染液标示出细菌感染的牙本质，避免过多磨除未着色脱矿牙本质。

（二）保护健康组织

牙体修复治疗中，需要进行适当的牙体预备以获取足够的固位形和抗力形，保证充填修复体的质量。但仍要记住保留更多的健康牙体组织。近几年随着粘接材料的广泛使用，充填修复材料和技术的发展，以及对牙体疾病的深入认识和预防措施的使用，牙体充填修复治疗的洞形预备越来越趋于保守，有利于保留更多的健康组织。

保护牙髓：首先可以损伤牙髓的刺激物为热和化学物质。机械切割牙本质时摩擦产生的热可造成牙本质细胞核移位至牙本质小管，长时间的产热则有可能造成牙髓的炎症和坏死。其次，牙体治疗中过分干燥牙本质导致牙本质小管液体外流，也可造成上述组织学变化。再次，切割器械对牙组织的过度压力，可能造成牙髓组织的过度反应。充填修复材料和垫底材

料中的小分子物质可能通过渗透作用对牙髓造成损伤。

牙髓的存在对于维持牙齿功能的完整性具有十分重要的意义。牙体治疗过程中应当采取各种措施，减少对牙髓的刺激，最大可能的保护活髓。进行洞形设计时，要避开髓角部位，避免意外露髓；去除腐质时，先去除离牙髓较远部位的腐质，及时清理磨除的牙本质碎屑，保持视野清楚；要在去除大部分感染物质之后，再去除较深部位的病变组织。避免向髓腔方向加压，备洞时，采用间断磨除，勿加压；钻磨时，要使用锋利器械并充分冷却术区，减少产热对牙髓的损伤。注意要做到有效冷却，防止窝洞结构阻碍冷却水到达钻针尖端，导致钻针尖端温度过高。另外，要避免用气枪持续吹干窝洞；在用金属材料进行充填修复时，要使用合适垫底材料，采取保护牙髓的措施，防止因金属充填修复体导热，刺激牙髓。

保护牙周组织：当牙齿缺损位于龈下时，可以考虑使用器械将牙龈撑开，或者使用排龈线使牙龈暂时退缩，避免切割器械对牙龈的损伤。存在过长的牙龈时，可用电刀切除过长部分，但要注意电刀的正确操作，避免造成日后的牙龈退缩。牙体治疗中，为了避免血液和唾液对操作区的污染，通常会使用橡皮障来隔离手术区域。长时间使用牙龈收缩夹，有可能会造成牙龈组织的血运障碍，要注意使用时间不可过长。

唇颊舌侧的充填修复体，若轴面突度过小，咀嚼过程中食物对牙龈的冲击力增大，引起牙龈炎症；若轴面突度过大，牙龈则会缺乏来自食物的适当按摩作用，自洁作用差，菌斑易沉积。邻面充填修复体的不良邻牙接触关系会造成食物嵌塞，引起牙间乳头炎症，破坏牙周纤维，造成永久性牙周萎缩。充填修复体过高或咬合关系不良，可造成牙周膜过大压力或不正确方向的受力，引起牙周组织的病理性反应。

二、生物力学原则

（一）修复前的咬合检查

在牙体治疗前，应该仔细检查患者的咬合情况，适当进行咬合调整。如果充填修复治疗部位在后牙区，需要检查正中和侧方是否存在早接触。如果存在病理性早接触，并且引起口—颌系统结构改变，需要先调整咬合。如果该早接触发生在需要治疗的患牙，但未涉及充填修复部位，并且没有发现明显的病理学意义，则不需要进行咬合调整；若早接触涉及充填修复部位，无论是否造成口—颌系统病理性改变，均需进行咬合调整。另外，可以标示出正中和最大牙尖交错的咬合接触部位，在洞形设计时尽量避开咬合接触部位，尽可能保留患牙原有的生理面形态，即功能牙尖斜面，尽量少破坏患牙的正中和侧方运动轨迹，避免因充填修复治疗造成新的干扰。如果牙体组织破坏较大，承担咬合力较重而且咬合接触区位于充填修复体上，可以考虑进行高嵌体或全冠修复。

对于前牙区的充填修复体，应仔细检查最大牙尖交错的咬合接触关系，确定前伸的引导牙位。如果患牙有明显磨耗，应事先进行咬合调整。

（二）牙体预备时的生物力学

考虑牙齿缺损修复的最直接目标是使修复材料与剩余牙齿组织形成良好的结合，有效地行使咀嚼功能和恢复美观。修复材料与牙齿的良好结合依赖于固位力。目前获得固位的方式有两种，即机械固位和粘接固位。获得机械固位需要进行适当的洞形预备，而粘接固位主要来源于材料与牙齿组织的微机械固位和化学粘接力。牙齿的功能是咀嚼，材料的耐磨性和抗力性是要求修复材料具备的主要性能。修复后牙齿的抗力性取决于窝洞的抗力形预备、材料的物理特性以及适当的厚度。修复体的美观性则主要取决于材料的光学特性及使用者的合理搭配与应用。

釉质是人体最硬的组织，其中96%重量比是矿物质。釉质的基本结构单位是釉柱，垂直起于釉牙本质界，止于牙齿表面，按照一定方向规则排列。釉质可承受较大的和釉柱方向一致的外力。当釉质下方有牙本质支持时，即使釉质有细小微裂纹存在，也不会从牙本质上剥脱。当牙本质缺失时，无基釉质极易崩失，因此，大多数学者主张备洞时去除无基釉质。在牙体治疗过程中要避免过度磨除牙本质，以免人为造成新的无基釉质。对于美观功能要求较高而承受合力较小的前牙充填修复部位，可适当保留无基釉质，采用粘接修复术保证充填修复体的美观性能。

洞形预备的主要目的是保证充填修复体的固位和强度，保证充填修复后的牙齿能够行使正常咀嚼功能。根据修复材料的不同种类和剩余牙体组织的情况，在预备抗力形和固位形时要充分体现生物力学原则，在尽量保存牙体组织的基础上，保证充填修复效果。

抗力形：使充填修复体和剩余牙体组织在承受正常咬合力时不发生折裂的窝洞形状。

固位形：是防止充填修复体受力时从侧向或垂直方向脱位的窝洞形状，属于机械固位，是传统的银汞合金材料充填修复时的主要固位方式，可以单独使用或几种固位形结合使用，其目的是提供足够的充填修复体固位力。随着粘接充填修复材料的发展，粘接固位在充填修复体固位中起了重要作用，相对而言，充填修复体的机械固位形预备要求有所降低，在一定程度上保留了更多的牙体健康组织，是今后牙体充填修复治疗的发展方向。粘接固位取决于被粘接面积的大小，而不取决于粘结剂进入牙齿组织的深度。

对于牙体组织广泛破坏的活髓牙齿的修复，银汞合金充填无法保证固位时，除外直接粘接修复方法，还可以考虑高嵌体或全冠等间接修复方法。

（三）修复后的咬合调整

充填修复体的外形恢复完成后，承受咬合力的部位需要进行咬合调整，恢复正常的咬合关系。术后咬合调整一般分两次或数次完成。即刻咬合调整时，检查正中和侧方或前伸关系，去除明显咬合高点和干扰。前牙充填修复体在最大牙尖交错最好避免有咬合接触。注意检查后牙充填修复体是否改变了生理性运动引导斜面，避免因恢复后牙的咬合面美学形态而造成牙尖斜面陡度增加。修整抛光充填修复体时，注意保持牙尖斜面。银汞合金充填修复材料完全固化需24小时，因此，术后的即刻咬合检查让患者注意轻咬，避免充填修复体破裂。另外，如果患牙长期存在缺损，恢复咬合接触后，患牙会有暂时咬合不适，需要几天的时间适应。

牙体缺损在修复之后，应该对充填修复体进行复诊和咬合调整。通常银汞合金充填修复体术后会有轻微膨胀，复诊时注意修整充填修复体边缘，重新检查调整正中、侧方和前伸的咬合关系。同时经过患者的咀嚼和进食，可以发现充填修复体的邻面接触关系是否理想，是否存在早接触等干扰。对于仍有咬合不适症状的患者，需慎重进行全面咬合检查和调整，可以分多次完成。另外，复诊时对充填修复体表面进行再次抛光，可以减少菌斑在充填修复体表面聚集，利于延长充填修复体的寿命。

三、美学原则

美学原则是牙体修复原则中不可或缺的重要部分。充分掌握和熟练应用各项美学原则，可以通过调整牙齿的阴影、颜色、色泽和形状等达到美学修复效果。牙齿美学包括形态美学和色彩美学。牙齿在容貌美和个性化表现中起着重要作用，因此牙体治疗时，在遵循普遍美学原则的同时，也要兼顾个性化特征，要充分了解患者的特点，考虑患者可能的需求和期望值。除了普通的色彩学知识之外，医者还应了解下列原则。

（一）对称原则

对称原则是口腔颌面部进行美学修复的主要依据法则之一。人类颌面部结构基本呈中线对称，如果两侧结构出现明显的不对称，则会破坏容貌的美感。牙列的中线通过两中切牙之间，与水平面垂直，并且与面部中线一致。

临床上可以利用视觉原理达到较好的对称效果，如在充填修复牙齿缺损时，应该参照同名对照牙恢复牙齿外形特点。当患牙条件与同名对照牙不同时，如间隙过大或过小，龈缘过高或过低，无法完全按照对照牙来进行修复时，可以利用视错觉的一些技巧，使得患牙与对照牙"看上去"完全一致。当患牙与对照牙的牙面大小较为一致时，整体感觉上会产生对称美。

（二）协调原则

牙体美学修复的另一原则是协调原则。在进行美学修复时，应该详细分析患牙与邻牙和对牙，牙周组织以及邻近口腔颌面部结构的关系，同时要考虑患者的年龄和性别因素，以达到最佳协调效果。患者需求要得到充分的尊重和考虑。

（李新苗）

第二节　牙体修复器械及其应用

一、手持器械

（一）手持器械的结构和材质

手持器械由 3 个部分构成。

1. 工作端

为器械的功能部分，有刃或无刃。

2. 柄

为器械的握持部分，其断面常呈正六边形，柄上有刻纹，以利握持。

3. 颈

是连接柄与工作端的部分，较细小，有不同的长度和角度变化，以适于在不同的部位使用。一般由不锈钢制成，也有镍钛合金材质，用于粘接修复。

（二）手持切削器械

手持切割器械的工作端有刃，有切割作用。由于旋转机用器械的效率更高，手持切削器械仅用于去除龋坏组织以及窝洞的修整。

1. 挖匙

工作端呈圆形或卵圆形匙状，有大、中、小型号之分。挖匙的切割刃锋利，用于刮除龋坏和炎症组织以及暂时性充填材料；也可用于银汞合金充填体的刻形。

2. 凿

主要用于切削悬釉，又称釉凿。刃端形似凿子，刃幅分别为 1.0 mm、1.5 mm 及 2.0 mm 3 种宽度，分为直型、双弯及三弯三种。

（三）手持修复器械

1. 水门汀充填器

两工作端，一端为平滑面充填器，另一端为扁平状钝刀形，其扁平面与颈部和柄可在同一平面，也可垂直呈锄形，又称远中充填器，专用于牙齿远中面窝洞的充填。适用于水门汀类和牙色材料的采取、充填和修整。

2. 银汞合金充填器

工作端呈圆柱形，端面为平滑面或条纹网格。用于充填修复时填压银汞合金。

3. 树脂成形器

两端工作端为高度光滑的扁平状刻刀型，工作端扁而窄，工作面与颈部和柄可在同一平面，也可垂直呈锄形。用于直接粘接修复时树脂的采取和堆塑。材质有金属和聚酯类两种，金属器械工作端外表面可包被有钛涂层，便于树脂与器械分离。也可用于其他牙色材料的充填以及放置排龈线等。

4. 光滑器

工作端外形有多种，常为圆形或梨形，表面光滑。用于充填后的银汞合金充填体和树脂表面的填压、修整，可光滑表面，同时使充填体边缘与洞壁密合。小的光滑器还可以调整金属成形片的外形和凸度。

5. 雕刻器

工作端呈不同的外形，用于树脂或其他牙色材料固化前和银汞合金充填时雕刻外形。

6. 刻刀

用于去除邻面洞、Ⅴ类洞充填体表面和接触点下方龈外展隙多余的充填材料及外形的修整。弯月形的 12 号手术刀片最为常用。

（四）手持器械的握持方法

手持器械的握持方法有两种：握笔法和掌拇指法（图 5 - 1）。

1. 握笔法

拇指、示指和中指握紧器械柄，用无名指或无名指与小指共同作为支点。支点应牢固有力，口腔内工作时应尽可能将支点置于牙上。这种握持法运动幅度宽而准确，适用于精细工作，在进行牙体牙髓病的治疗操作时均用此法。

2. 掌拇指法

以手掌及四指紧握器械柄，用拇指作支点。这种握法多用在口外修整模型和义齿的操作。

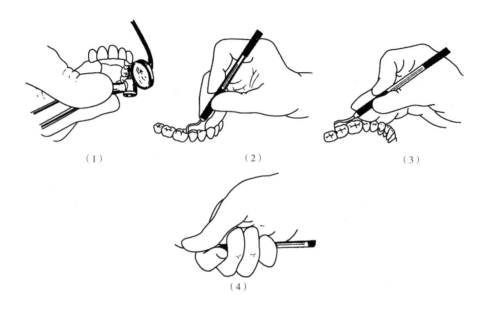

图 5 - 1　口腔科医师手用器械握持方法
（1）倒握笔法；（2）、（3）握笔法；（4）掌拇指法

二、机用器械

（一）机头

机头也称为手机。

1. **按外形分为直机头和弯机头两种**

（1）直机头：可安装长柄钻头进行切割或打磨，多用于调磨牙尖和在口腔外工作。

（2）弯机头：可安装短柄钻头进行切割或细锉，主要用于口腔内操作。

2. **按驱动手机动力分为电动马达和气涡轮手机**

（1）电动马达：以电为动力，手机与电动机连接称为电动牙钻。通常转速为10 000~40 000 r/min。微型低速马达是以齿轮传动的电动牙钻，转速通常为800~1 500 r/min。

（2）气涡轮手机：以压缩气流为动力，又称为气动手机。机头内部装有叶轮，它受到来自细微喷嘴中喷出的压缩空气所推动而高速旋转，一般转速为300 000 r/min，最高转速可达到500 000 r/min。气涡轮手机因转速高而有很高的切割效率，但同时产热也多；手机的转矩很小，切割时压力增大可使转速降低。因此，气涡轮手机的工作方式应为轻轻点磨，并伴有喷水冷却。

（二）机用治疗器械

1. 钻针

（1）结构：钻针一般由头、颈、柄3个部分组成。头部为各种不同类型的工作端，经由颈部与柄相连。柄为将钻针装在手机上的部位，其作用是接受转动力，使钻针转动。与手机机头相接的方式随不同类型的钻针而不同，弯机头为栓式相接，气涡轮机头为摩擦夹持相接。

使用注意事项：①用时应保持其刃的锐利和刃槽的清洁，刃槽内的污物可用钢丝刷或粗纱布卷清除，刃缘变钝后不宜再用；②消毒钻针用的消毒剂要求具备防锈功能。

（2）分类：钻针工作端按材料不同分为钢钻针、碳钨钢钻、金刚砂钻针、石尖等；头部的基本外形有球形、倒锥形、平头圆柱形、尖头锥柱形、梨形等；依其功能不同分为切割钻及修形钻；在切削方式上分为刃切削和磨砂尖切削两类。刃切削类钻针就是指牙科钻，磨砂切削钻针则包括金刚砂钻针、石尖、橡皮磨光轮、抛光杯等。

金刚砂钻针：由3个部分组成，即金属原材、不同大小颗粒的金刚砂和金属基质（镍、铬）。通过在液态金属基质中，用电镀法将金刚砂颗粒固定在金属原材上而制成。金刚砂颗粒有粗（150~125 μm）、中（125~88 μm）、细（88~44 μm）和超微（44~36 μm）颗粒之分。厂家通常用柄部的颜色环来标识头部不同粗细的颗粒：超微颗粒为黄色，细颗粒为红色，中颗粒为蓝色或无色，粗颗粒为绿色。颗粒更细的钻针金刚砂粒度为30~40 μm（粗修钻）和15 μm（精修钻）。

2. 抛光器械

（1）抛光碟：为一面有研磨介质的塑料碟片，研磨颗粒主要为氧化铝，也有碳化硅、石英石、刚玉砂等。粒度分布从55~100 μm粗颗粒到7~8 μm超细颗粒不等，粗颗粒型可作为修形工具，细颗粒型用于抛光。使用时应遵循从粗到细依序进行的原则。修复体邻面抛光还有手用抛光条可供选用。

（2）抛光钻：工作端由有弹性的物质如橡胶制成，分布有氧化铝或金刚砂等研磨料涂层。有各种大小及形态，如火焰状、轮状、杯状、锥状、倒锥状和柱状等。颗粒有粗细之分，以不同的颜色加以区分。用于牙体修复体的平滑面和凸起部位的研磨与抛光。

（3）抛光刷：高分子刷毛浸渍有超细研磨颗粒，形状有杯状和尖状两种。主要用于牙体修复体的窝沟和凹陷部位的研磨与抛光。

（4）布制抛光轮/盘：用于口内修复体的抛光、嵌体和冠修复体的口腔外抛光，可与抛光膏一起使用，用于修复体的最终细抛光。微填料树脂可用氧化铝抛光膏（粒度小于1 μm）与布轮联合抛光；混合填料和纳米填料树脂可先用金刚砂抛光膏（粒度为1~10 μm），再用氧化铝抛光膏与布轮联合抛光。

三、其他器械

（一）牙邻面成形系统

成形片是用金属或其他材料制成的薄片，用以形成临时洞壁，以利于填压充填料恢复牙齿外形，并防止出现悬突。多数复面洞的充填修复需使用成形片。

1. 分段式成形系统

由豆瓣状金属成形片和环形金属固定夹组成。成形片厚度较小（如0.0015英寸），外形设计为弧形，可更好地恢复邻面形态。金属固定夹的弹性可以起到很好的分牙作用，更好地恢复邻面接触关系。

2. 普通金属成形系统

由金属成形片和成形片夹组成（图5-2）。成形片为不锈钢薄片，带有两个小孔，厚度一般不超过0.038~0.05 mm，主要用于银汞合金充填修复。安放时凸起部位朝向龈方，由成形片夹夹于小孔内固定。

3. 环形金属成形系统（图5－3）

常用的有8号金属成形系统，由8号成形片夹和长条形金属成形片组成，适于多面洞充填。Tofflemire成形系统除成形片夹的设计与之略有不同外，组成和适用范围基本相同。

4. 透明成形系统

由透明聚酯成形片和固位工具组成。主要用于前牙缺损树脂修复的邻面成形。厚度为0.05 mm。由于成形片透明，允许固化光线从多角度通过。可用楔子或手指固定，也有自带固位装置的系统可将透明成形片以环形安放。

5. 楔子

有木制和塑料制品，呈三棱柱形或锥柱形，与后牙邻间隙形态相适应。配合成形片使用，使成形片与牙面贴合，有助于充填物在龈阶处的密合和成形，防止产生悬突和间隙。用于涉及邻面的光固化复合树脂修复时，可选用透明导光楔子，允许固化光线从邻面和龈方通过，加强固化效果。

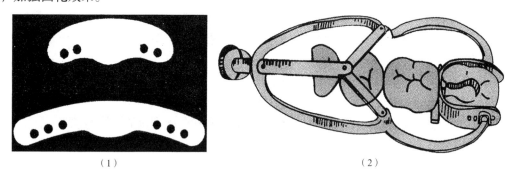

（1）　　　　　　　　　　　　　　　　（2）

图5－2　普通金属成形系统

（1）成形片；（2）成形片夹

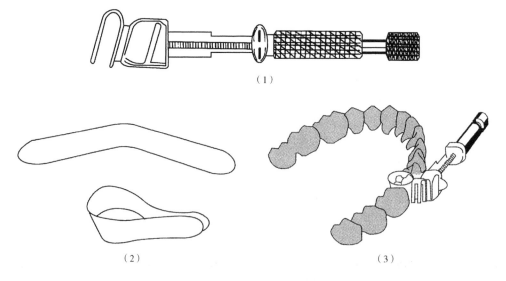

（1）

（2）　　　　　　　　　　　　　　　　（3）

图5－3　环形金属成形系统

（1）Tofflemire成形片夹；（2）成形片；（3）临床应用

6. 使用注意事项

（1）成形片必须适合患牙的情况，不适合时应按患牙所需大小和形态修剪合宜。经过试用后，再用成形片夹安放固定。试用和安放时均不应损伤牙龈组织。

（2）邻面洞修复时，成形片应超过缺损部位的龈方，并用楔子使成形片紧贴牙面。

（3）当充填料固化或初步固化后，方可取出成形片，并应十分注意不损坏充填体。

（二）银汞合金充填用辅助器械

1. 银汞合金输送器

由推压手柄、一定角度弯曲的输送套筒和弹簧栓头组成。将调制好的银汞合金分份放在输送套筒口内，通过推压手柄压缩弹簧栓头，将银汞合金推出，输送到牙齿所需充填的窝洞中。

2. 银汞合金调拌器

用于调制银汞合金。将混合后的银汞合金胶囊放入银汞合金调拌器振荡。

（姜文茹）

第三节　修复麻醉和术野隔离

一、麻醉

焦虑、紧张和恐惧情绪是口腔科治疗中经常遇到的患者就诊时的表现，这些精神状态影响人对疼痛的反应阈值，增加治疗的困难。当今，在强调医学科学的社会心理特性时，尤其要使医务工作者认识到，治疗任何疾病的过程不仅是针对疾病本身的，还应该包括对患者全身心的关怀。有效地控制或消除患者的焦虑、紧张和恐惧情绪，既是医者良好素质和技术的体现，也是保证专项治疗顺利进行的初始步骤。消除患者的焦虑、紧张和恐惧情绪，是现代牙科治疗技术的重要组成部分。

解决患者上述情绪的方法除了医者良好的交流能力外，还需要无痛技术的使用。牙体修复时的无痛主要是局部麻醉。

（一）麻醉前的准备

（1）仔细询问患者全身疾病史、用药史、药物过敏史。对有心血管疾病者，慎用加有肾上腺素的药物。对有过敏史的患者，慎用普鲁卡因类药物。

（2）了解各类局部麻醉药的作用特点和药物特性，避免过量用药。

（3）选择合适的麻醉方法，对有牙槽骨和黏膜炎症的牙齿尽可能不选择局部浸润麻醉。

（4）对过度紧张的患者、有过度饮酒史的患者，应适当加大局部麻醉药的剂量（常用量的基础上增加 30%~50%）。

（5）需要麻醉牙髓神经时，可适当加大剂量（常用量的基础上增加 20%~30%）。

（6）为减少进针时的疼痛，进行注射麻醉前应先进行进针部位的黏膜表面麻醉。

（二）表面麻醉

适用于黏膜表浅麻醉。可用于局部麻醉注射麻醉药前对进针部位黏膜组织的麻醉和减少患者的恶心反射。

用于黏膜表面麻醉：使用前应隔离唾液，将药物凝胶（或用小棉球吸足药液）敷于欲麻醉的部位，3~5分钟后将药液拭去，令患者漱口。

用于抑制恶心反射：将药物均匀喷于咽及舌后部黏膜表面，嘱患者不得吞咽，数分钟后将多余药液吐出。

（三）局部浸润麻醉

适用于成人上颌单个牙的牙龈、牙槽骨、牙周膜和牙髓的麻醉，儿童上下颌单个牙的牙龈、牙槽骨、牙周膜和牙髓的麻醉。上腭部的浸润麻醉也可用于抑制恶心反射。注射针的斜面应和骨面平行进入组织，针头碰到骨面时应略回抽少许，避免进入骨膜下。注射麻醉药前需回吸无回血。注射药物速度需缓慢。根据不同需要确定药量。成年人、老年人，牙髓治疗和根尖手术时，用药量要略多一些。

（四）神经传导阻滞麻醉

适用于多个牙齿及牙周组织的麻醉。

二、术野隔离

牙体治疗中保持术区干燥和牙髓治疗中避免术区的再感染对于保证疗效非常重要。唾液和软组织等在治疗过程中需要与术区隔离开。术野隔离在牙体牙髓疾病的治疗中是最基本的要求。常用的方法包括橡皮障术野隔离法和简易术野隔离法。

（一）橡皮障术野隔离法

橡皮障术野隔离法是保持术区干燥最理想的方法。应用橡皮障可以有效隔湿，隔离感染，提供干燥、清洁的术野。可以有效地保护患者，避免误吞误吸，保护软组织。同时，可以方便医师操作，提高可视性，缩短手术时间，提高医疗质量。

1. 橡皮障材料和工具

（1）橡皮布：为乳胶类材料制成，有不同的大小、厚度和颜色。商品多预先裁好成边长为150 mm或125 mm的正方形。厚度有5个规格：薄（0.15 mm）、中（0.20 mm）、厚（0.25 mm）、加厚（0.30 mm）和超厚（0.35 mm）。厚的橡皮布不容易撕裂，弹力较大，在牙颈部的封闭性好，有利于提供更好的隔离效果，缺点是不容易就位，对固位装置的脱位力较大。前牙、刚萌出的牙、固位力差、牙颈部膨大或牙齿体积较大时可选用较薄的橡皮布。一般选择中等厚度的橡皮布即可。颜色可根据需要选择，黑色或灰色的橡皮布与牙齿对比强烈，可使视野更清晰，但易造成术者视觉疲劳。绿色或蓝色的橡皮布比较美观，临床较为常用，缺点是影响比色，应在安装之前完成比色。自然色或透明色的橡皮布具有半透明性，可用于需要拍摄X线片，其中性的色调也可用于需要比色时。橡皮障不宜长时间保存，老化的橡皮障会变脆，易撕裂。保存在低温环境中可以减缓材料老化。橡皮布可溶于氯仿等有机溶剂，在治疗时应避免药剂与橡皮布的直接接触。

（2）打孔器：一般由一个硬质的穿孔盘和打孔针组成，上有不同规格的孔，适用于不同大小的牙。打孔以前，应该先确定橡皮布上打孔的位置。有两种确定位置的方法：一种是采用预先穿好孔的模板，在要打孔的位置标记好；另一种是在橡皮障的中央略偏患牙一侧直接打孔。打出的孔边缘应连续光滑，避免孔边缘的微小撕裂或打孔不完全，否则容易在安装时撕裂。

（3）橡皮障夹：夹持在牙冠外形高点龈方的牙颈部，起到固定橡皮布的作用，同时可以牵拉橡皮布和下方软组织。由弓部和夹臂组成，弓部是保持夹子弹性的部分，连接两个夹臂，不宜过分展开，弓的位置一般朝向牙列远中。夹臂上的翼部可以用来预放橡皮布。卡环的喙部环抱牙齿，与牙颈部应有四点接触以保证固位稳定，是主要的固位部分。橡皮障夹有不同的类型，以适用不同的牙齿。医师可以根据治疗牙位、治疗项目、患者口腔情况以及所采用的橡皮障安装方式来选择。

（4）夹钳：由柄、喙和中央定位器组成。其喙部可以放入橡皮障夹翼部的孔中撑开架子，手柄中部有定位装置，将撑开的夹子固定住，以利握持和安装，便于在医师和助手间的传递。

（5）支架：用于撑开橡皮布，有塑料和金属两种材料，U形和环形两种样式，弯曲度应与面部外形相适应。塑料支架用于拍摄X线片不显影，较为适合根管治疗时使用。

2. 隔离前准备

橡皮障安装之前首先需要确定需要隔离的牙齿和橡皮布的固定方式，然后再进行相应的准备。

（1）牙齿准备：使用前，尤其在进行牙体修复时，需洁治患牙，去除软垢、结石和增生的牙龈。去除有渗漏或锐尖的充填体，修整充填体悬突。对于缺损面积大的牙齿，需完成假壁的制作或安放正畸带环。对牙的邻接面要用牙线进行清洁，必要时用抛光带处理。这样做一方面有利于橡皮障在牙颈部的贴合度，另一方面有利于粘接修复的质量。要检查正中咬合时的关系，必要时作好标记，以方便牙体修复。牙体修复时，有时除了待修复的牙之外，也需暴露邻牙或同名对侧牙。

（2）准备橡皮障：橡皮布大小的选择应遵循安装完毕后，上缘不遮盖鼻孔，下缘达颏下部，能够遮盖整个口腔。为了节省椅旁工作的时间，可以使用预先穿好孔的模板在橡皮障上作好标记，根据患牙的位置在相应部位打孔。多数打孔器为5个孔，一般情况下，最大的两个孔用于磨牙，最小的两个孔用于上下前牙，中间大小的孔用于前磨牙。临床上要根据固位牙的大小、安装方法和橡皮布的弹性灵活选择不同孔径。打好孔的橡皮障可在孔的内侧（靠近组织面一侧）涂一点水溶性润滑剂或普通牙膏，但不可用油剂。

3. 放置橡皮障

（1）翼法：选择有翼的橡皮障夹，夹的翼部穿过橡皮布的孔并撑开，将橡皮障夹带着橡皮布一同固定到牙颈部，橡皮布用支架撑开。此法为口内操作时间最短的一种方法，因此最常用，特别是根管治疗仅需暴露一颗患牙时（图5-4）。

（2）橡皮布优先法：将打好孔的橡皮布套入牙齿，然后用橡皮障夹钳将橡皮障夹固定到牙颈部，最后用橡皮障支架将橡皮布撑开即可。前牙需暴露多个牙齿时用此法较方便，固位时可不用橡皮障夹，只用弹性绳固定。缺点是橡皮障夹可能夹破橡皮布。

（3）橡皮障夹优先法：将橡皮障夹直接夹在固位牙上，然后将橡皮布上的孔依次套过并暴露橡皮障夹的弓部、牙齿和橡皮障夹的夹臂。此方法只适用于无翼的橡皮障夹。需注意橡皮障夹上应系有保险绳并在安装过程中保证安全绳位于口外，以防止橡皮障夹的误吞误吸。如果操作时没有助手，最大的困难是唾液和操作时水的处理。临床上可以对弱吸头作一点改造，将末端的塑料去掉1 cm，将保留的金属丝弯成小钩，挂在橡皮障固定夹上。

当橡皮障就位后，要检查牙颈部边缘密合。理想的橡皮障与牙颈部牙面的关系是，孔周围的橡皮部边缘应该紧贴牙颈部，可以避免唾液进入术野。根管治疗使用冲洗药物前，可先用清水注在术区，观察水是否会渗到下方。如果有渗漏情况，可以酌情调整橡皮障夹、橡皮布或使用暂时封闭材料。注意不要影响患者的呼吸。如果操作时间较长或患者过敏，则最好在橡皮障与皮肤之间垫纸巾。

4. 取下橡皮障

单个牙时，只需撑开夹子，直接取下即可。多个牙时，先松开夹子，然后将橡皮布从唇颊侧拉开，用剪刀将牙间的橡皮布剪断后取下。可用示指垫在剪刀下方，防止损伤黏膜。注意不要在牙间隙遗留橡皮布碎屑。

5. 辅助工具

（1）橡皮咬合垫：长时间操作，患者很难主动保持张口状态，橡皮咬合垫有助于患者保持开口状态而不疲劳。

（2）牙线：可辅助橡皮布通过牙间隙。

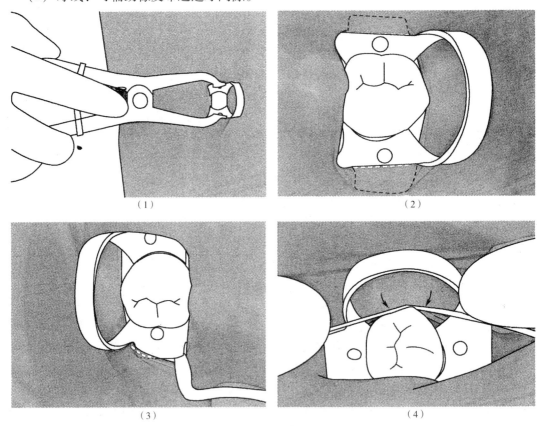

（1）　　　　　　　　　　　　　　　　　（2）

（3）　　　　　　　　　　　　　　　　　（4）

图 5 - 4　橡皮障的安装：翼法

（1）橡皮障夹的翼套入橡皮布；（2）套有橡皮布的橡皮障夹夹于固位牙；（3）将橡皮布翻转到橡皮障夹翼的下方；（4）牙线辅助将橡皮布通过邻牙接触区

（二）简易术野隔离法

在无法进行有效的橡皮障隔离的时候，可采用较为简便的棉卷隔离法和吸唾器控湿法。

1. 棉卷隔离法

将消毒棉卷分别放在需治疗牙的颊舌侧和唾液导管开口处。术者可以用口镜压住舌侧的棉卷，用另一只手在拉开口角的同时压住颊侧的棉卷。也可以让助手用吸唾器协助压住舌侧的棉卷。在没有助手的情况下，还可以让患者用一只手的示指协助固定舌侧棉卷。

2. 吸唾器控湿法

一般情况下，棉卷隔湿时需要同时用吸唾器不断地吸去口腔内的唾液。除了常规将弱吸管放在舌下的部位外，助手还可以辅助使用强吸管抽吸。长时间将吸唾器与黏膜接触时应在吸唾头下方衬垫棉纱，防止过度真空抽吸造成局部黏膜损伤。另外还有商品化多功能术野隔离工具，如将吸唾器头端外形改为挡板状结构，既可吸唾又能控制舌部的运动。

多数情况下，棉卷隔离加吸唾控湿可以满足治疗时隔湿的基本需要。但是，从安全性和无菌性两方面考虑，应推广使用橡皮障术野隔离法，尤其在进行根管治疗的操作时。

（李恩洪）

第四节　银汞合金充填术

银汞合金充填术是直接修复牙体缺损的常用技术，它采用牙体外科技术，去净龋坏组织并预备窝洞，再将银汞合金充填到窝洞中，以恢复牙齿的形态和功能。银汞合金充填术包括窝洞预备和银汞合金充填两大步骤。

一、适应证

（1）后牙或其他非美学区域的牙体组织缺损，可按照备洞原则形成抗力形和固位形者。

（2）牙髓治疗后需作全冠修复前的牙体缺损。

在如下情况时应慎用银汞合金修复：①后牙牙尖缺失、边缘嵴缺损范围较大且𬌗力过大者，宜作嵌体修复；②牙冠有劈裂可能的牙体缺损，如微裂，不宜作银汞合金充填；③牙髓治疗后牙冠缺损过大或所余牙体组织过薄，应考虑桩核冠修复；④汞过敏的患者禁用银汞合金修复。

二、窝洞预备

（一）窝洞的基本概念

窝洞是去净龋坏组织后，按一定形态要求经手术预备形成的洞。要求填入充填材料后，充填材料及牙齿均能承担正常咀嚼压力，不折断、不脱落。窝洞由洞壁、洞角和洞缘构成。

1. 洞壁

窝洞内的各壁称为洞壁。各以其在窝洞内的位置命名，如位于颊侧的洞壁称颊壁；位于近中的洞壁称近中壁；与牙长轴平行、覆盖牙髓的洞壁称轴壁；与牙长轴垂直、位于髓室顶的洞壁称髓壁；与牙长轴垂直、位于龈方的洞壁称龈壁，等等。

2. 洞角

洞壁相交构成的角称洞角。两壁相交构成线角，三壁相交构成点角。洞角以构成它的各壁联合命名，如轴壁和髓壁构成的线角称为轴髓线角；轴壁、舌壁和龈壁构成的点角称为舌轴龈点角，等等。

3. 洞缘

洞壁与牙面相交处构成窝洞的边缘即洞缘。洞缘是洞壁与牙面构成的洞角，也称洞缘角或洞面角。

（二）窝洞的命名和表示

窝洞的名称以窝洞所在的牙面命名。如位于面的窝洞称为面洞；位于远中面及面的双面窝洞称为远中邻面洞。为方便临床记录，规定以各牙面英文名称的第一个字母表示（大写），即：切缘（Incisal）——I，唇面（Labial）——L，颊面（Buccal）——B，舌面（Lingual）——L，面（Occlusal）——O，近中面（Mesial）——M，远中面（Distal）——D，腭面（Palatal）——P，唇面和颊面又可统一用F（Facial）表示。如面洞记录为O，近中邻面洞记录为MO。

（三）窝洞的分类

目前国际上通常采用 G. V. Black 分类法，它是根据龋损发生的部位，将龋损预备后的窝洞分为5类，并以罗马数字表示。

1. Ⅰ类洞

任何牙面的窝沟、点隙处病损所预备的窝洞。

2. Ⅱ类洞

后牙邻面病损所预备的窝洞。

3. Ⅲ类洞

前牙邻面病损未累及切角时所预备的窝洞。

4. Ⅳ类洞

前牙邻面病损已累及切角时所预备的窝洞。

5. Ⅴ类洞

所有牙齿的唇（颊）舌面近龈 1/3 处的病损所预备的窝洞。

临床上还常采用一种按窝洞所包括的牙面数分类的方法，将仅限于一个牙面的窝洞称为单面洞，包括两个以上牙面的窝洞称为复面洞。

（四）窝洞预备的基本原则

窝洞预备时应同时遵循生物学原则和生物力学原则，应包括以下几点：①除尽龋坏组织，消除致病因素，停止病变发展；②保护健康牙齿组织，备洞时应保护牙髓、牙周和黏膜组织不受损伤，尽量保存更多的健康牙体组织；③预备的窝洞要满足生物力学的要求，具备足够的固位形和抗力形。

由于银汞合金与牙体组织无化学结合，因此预备的窝洞要同时兼备固位形和抗力形，以使充填体不致松动和脱落；同时充填体与牙齿组织都能承受正常咀嚼力，不致折裂或劈裂。

1. 窝洞的固位形

固位形是指能使充填体保留于洞内，承受咬合力后不移位、不脱落的特定形状。临床常用的固位形主要有以下4种。

（1）侧壁固位形：是最基本的固位形。它要求窝洞的侧壁应相互平行并具备一定深度，使洞壁和充填体之间产生摩擦固位力。侧壁固位的窝洞呈盒状洞形，要求底平、壁直、点、线角清晰而圆钝（图5-5）。

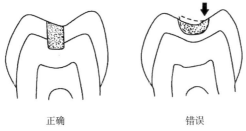

正确　　　　　　　　错误

图 5 - 5　侧壁固位形

（2）鸠尾固位形：是邻面洞的一种固位形，它的外形酷似斑鸠的尾部，由狭窄的峡部和膨大的尾部构成，借助峡部的扣锁作用防止充填体侧向脱位（图 5 - 6）。鸠尾峡部宽度一般为颊舌牙尖间距的 1/4 ~ 1/3，并注意整个鸠尾的比例协调性；峡部的位置应在轴髓线角的靠中线侧。

（3）梯形固位形：是邻双面洞的邻面部分所采用的固位形，龈方大于𬌗方，以防止充填体向脱位。

（4）倒凹固位形：在洞底的点、线角处，向侧壁的牙本质制作倒凹或沟槽，使充填材料进入其中，以防止充填体的垂直向脱位。倒凹固位用于侧壁固位不足时的辅助固位，如浅碟形的窝洞（图 5 - 7）。

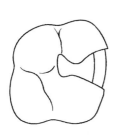

图 5 - 6　鸠尾固位形

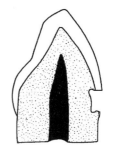

图 5 - 7　倒凹固位形

2. 窝洞的抗力形

抗力形是指使充填体和余留牙体组织能够承受正常咬合力的窝洞形态。抗力形的设计应使应力均匀地分布于充填体和牙齿，尽量减少应力的集中。设计原则如下。

盒状洞形：是窝洞最基本的抗力形，它要求窝洞的洞形应底平、壁直，点、线角清晰而圆钝。平整的洞底可使充填体在受到轴向咬合力时保持平稳状态，清晰而圆钝的点、线角可避免点、线处应力集中，使内应力分布均匀。在预备邻面洞时，𬌗面的洞底与邻面的轴壁应形成阶梯。阶梯的设计不仅可保护牙髓，还可分散力，使力由面洞底与邻面龈壁共同承担。邻面龈壁在预备时应与牙长轴垂直，宽度不小于 1.0 mm，如此方能承担力。另外，轴髓线角应圆钝，并且不与鸠尾峡部处于同一平面上，以免造成充填体自峡部折断。

窝洞应有一定深度，以使充填体有足够的厚度来承受正常的咀嚼压力。窝洞的深度依据不同的充填材料而定，银汞合金的最小厚度为 1.0 mm。𬌗面洞承受的力较大，洞深要求为 1.5 ~ 2.0 mm；邻面洞承受的力较小，洞深要求为 1.0 ~ 1.5 mm。

洞缘外形线应圆缓，点、线角清楚而圆钝。尖锐的点、线角或洞缘线，可使充填体受咬合力后产生的应力集中在尖锐点、线处的充填体和牙齿组织上，该处的充填体和牙齿组织之间，可产生较大的楔劈力，使抗力降低。

去除无基悬釉和薄壁弱尖，以增加牙齿的抗力。无基悬釉和薄壁弱尖极易在充填修复后折断或劈裂，先将其去除并用充填材料修复，如修复牙尖或整个面（牙尖覆盖），可防止因牙齿折断或劈裂带来不良后果。

（五）窝洞预备的基本步骤

1. 开扩洞口或寻入口

病变部位较隐蔽的龋洞，应首先开扩洞口或寻入口，使龋洞充分暴露，或为手术操作形成通路。可用裂钻或圆钻去除洞缘的无基釉质，依病变范围开扩，或用裂钻从龋洞一侧做沟，以形成手术通路。

2. 去除腐质

可先用挖匙除去洞内食物残渣和大部分腐质，然后用圆钻将洞缘周围腐质除尽，最后除尽洞底或近髓腔处的腐质。

3. 设计并预备洞形

除尽腐质后，依病变范围设计窝洞外形。窝洞应包括所有的病变部位，其颊（唇）、舌壁应达自洁区；窝洞的形态应符合固位形和抗力形的要求；预备过程中应尽可能多地保留健康的牙体组织。

4. 修整洞形，清洗窝洞

完成洞形预备后应仔细检查窝洞是否腐质已除尽，抗力形、固位形是否符合要求。修整洞缘釉质，使其与釉柱排列方向一致。彻底清洗窝洞，除去所有碎屑。

（六）各类窝洞预备的要点

1. Ⅰ类洞

Ⅰ类洞多为单面洞，也可为复面洞。典型的Ⅰ类洞洞形为后牙𬌗面洞。根据龋损范围用涡轮裂钻预备成底平、壁直的盒状洞形。传统的窝洞范围应包括与龋损相邻的深窝沟，现代的观点是将窝洞范围限定在龋损处，邻近的深窝沟可行窝沟封闭，以保留更多的健康牙体组织。窝洞深度应达到釉牙本质界下 0.2~0.5 mm，若窝洞较深，不必将洞底磨平，可用垫底材料将洞底垫平，以保护牙髓。𬌗面窝沟发生两个以上龋损时，去净腐质后若龋损之间距离≥1 mm，则分别备洞，以最大限度地保存斜嵴或横嵴，否则将龋损合并成一个窝洞。用裂钻对窝洞进行修整，使窝洞外形线圆缓流畅。窝洞的洞底原则上与牙长轴垂直，但在牙尖高度差异较大的牙齿（如下颌第一前磨牙），为避免损伤高陡的髓角，洞底应与该牙的牙尖连线平行（图 5-8）。洞缘角呈直角，切勿形成小斜面。点、线角用小球钻修成钝角。大而浅的窝洞在窝沟部位的下方用 No. 1/4 小球钻预备倒凹固位形。

洞底呈与𬌗面平行的斜面。若做成水平洞底（虚线部分），不仅易穿露颊髓角，还可损伤舌尖。

上磨牙腭沟或下磨牙颊沟的Ⅰ类洞由于不承受咀嚼压力，备洞时主要考虑固位形。去净腐质后用涡轮裂钻预备成底平、壁直的盒状洞形，如窝洞较浅，可在壁或龈壁上预备倒凹固位形，以增加固位力。

磨牙颊（腭）面龋损累及𬌗面或𬌗面龋损在去净腐质后距边缘嵴<1 mm，则须备成复面洞，备洞方法与Ⅱ类复面洞类似。

2. Ⅱ类洞

Ⅱ类洞多数预备成邻𬌗洞，少数为邻面单面洞或邻颊洞和邻舌（腭）洞。如患牙的邻牙缺失，或去净腐质后窝洞距面边缘嵴 >1 mm 时，则可预备单面洞。

典型Ⅱ类洞为邻𬌗复面洞，由邻面洞和𬌗面洞两部分构成。窝洞预备时应先预备邻面洞，根据邻面洞的大小再预备𬌗面洞。邻面洞预备时用涡轮裂钻向颊舌方向扩展洞形，邻面窝洞应包括所有龋损并将颊舌壁扩展至外展隙（自洁区）。用涡轮裂钻扩展颊舌壁时易伤及邻牙，临床上可置一薄成形片遮挡来保护邻牙，但最好用手工器械（如釉质凿）去除涡轮裂钻预备后遗留的悬釉。邻面洞外形呈向面略聚拢的梯形，龈壁平直，宽度为 1~1.5 mm，轴壁与牙邻面弧度一致。用边缘修整器或倒锥钻去除龈壁无基悬釉，使龈壁洞缘的釉质壁向颈部倾斜（6°~20°）以与釉柱保持一致。用边缘修整器或裂钻将轴髓线角修整圆钝，使该部位的充填体增厚，加强抗折力。预备𬌗面洞时用涡轮裂钻自邻面从釉牙本质界下 0.5 mm 处向𬌗面扩展，预备鸠尾固位形。𬌗面鸠尾榫做在窝沟处，鸠尾峡位于颊舌牙尖之间，在轴髓线角的靠中线侧。鸠尾峡部宽度一般为颊舌牙尖间距的 1/4~1/3，与鸠尾形最宽部的比例为 1：2 或 2：3（图 5 -9）。

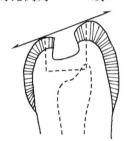

图 5 - 8　下前磨牙的 Ⅰ类洞洞形

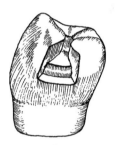

图 5 - 9　Ⅱ类洞的邻面洞形

3. Ⅲ类洞

Ⅲ类洞一般预备成复面洞。预备邻面窝洞时，用涡轮裂钻向切龈方向扩展并预备窝洞，邻面洞的外形呈唇方大于舌方的梯形，龈壁和切壁略向舌方聚拢，在边缘嵴处与舌面相连；龈壁长于切壁，唇壁与唇面平行，洞深 1~1.5 mm。根据邻面窝洞的大小，在舌面预备与其相适应的沟槽或鸠尾固位形。对于较小的邻面窝洞不必预备舌面鸠尾固位形，可在切轴线角及龈轴线角处预备固位沟槽。沟槽一般在牙本质内用 No.1/4 球钻制作，切勿造成悬釉。对于较大的邻面窝洞则在舌窝处制作鸠尾固位形，深度为 1~1.5 mm，髓壁与舌面平行；一般不超过中线，不要损伤舌隆突、切缘，尖牙最好不伤及舌轴嵴；鸠尾峡宽度为邻面洞舌方宽度的 1/3~1/2；在舌面洞底与邻面洞底相连处制成阶梯，阶梯处线角应圆钝（图 5 -10）。

随着粘接技术的发展，Ⅲ类洞现已不采用银汞合金充填，但备洞方法对非粘接性牙色材料的充填修复仍适用。

4. Ⅴ类洞

Ⅴ类洞多为单面洞，要求龈壁应与龈缘平齐且与龈缘弧度一致；或切壁一般为平行于切端或面的直线，有时因洞形较大需避让颊沟而制成与龈缘弧度一致的弯曲外形，使窝洞外形呈半圆形或肾形；近远中壁尽量在轴角以内，垂直于洞底并向外略敞开；洞底应与牙面平行呈凸形，洞深 1~1.5 mm。Ⅴ类洞一般采用倒锥钻或裂钻预备洞侧壁，预备过程中应使钻针始终与牙面保持垂直，深度一致，预备洞侧壁的同时用钻针的端面形成洞底凸度。可用在轴线角和龈轴线角处制作固位沟或倒凹，以利固位（图 5 - 11）。Ⅴ类洞现多用牙色粘接材料充填而不需进行窝洞预备。

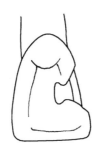

图 5 - 10　Ⅲ类洞的预备

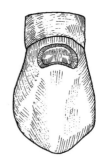

图 5 - 11　Ⅴ类洞的制备

三、垫底

活髓牙在去净腐质后若洞底不平整，或洞底超过牙本质中层，均需通过垫底使窝洞达到标准洞形的要求，即底平、壁直和一定的深度。经过完善牙髓治疗的无髓牙，在进行永久性充填前也要垫底。垫底不仅能隔绝充填材料对牙髓的温度和化学刺激，还能形成一定洞形，如形成洞底、轴壁和台阶等，有支撑充填体的作用。

垫底材料应有一定强度，能承受充填和咀嚼时的压力。常用的垫底材料主要是水门汀类，临床应用时应根据各种水门汀的性能与窝洞深度选择恰当的垫底材料。聚羧酸盐黏固剂因对牙髓刺激性小，可作为活髓牙单层垫底材料；磷酸锌黏固剂因刺激性较大，一般用于无髓牙的垫底。对近髓深洞，应双层垫底，即先用氢氧化钙护髓剂覆盖近髓洞底，再用聚羧酸盐黏固剂垫至标准深度。水门汀类垫底材料均能在唾液中溶解，故所有的洞缘和洞壁上不可留有垫底材料。

备洞后若洞底仅达牙本质浅中层，则无需垫底，可直接进行银汞充填。

四、调制银汞合金

目前常用银汞合金胶囊电动调拌器来调制银汞合金。方法是：将装有汞和银合金粉的胶囊两端加压，使中间的隔膜穿通，两者混合，然后将胶囊放到调拌机上震荡来完成银汞合金的调制。

将调制好的银汞合金放在清洁的橡皮布上，用手指揉搓挤出余汞，使之表面光亮、有握雪感后即可充填。充填应在 3~4 分钟内完成，如超过此限仍未应用，则弃之重调。废弃的银汞合金及挤出的余汞不可随意丢弃，应放入盛有 15 cm 深、过饱和的盐水容器中。

五、充填银汞合金

（一）检查清理窝洞

充填前应清洗并仔细检查窝洞，并调磨对牙或邻牙高陡的牙尖或边缘嵴。隔湿，干燥窝洞。

（二）安放成形片和楔子

邻洞应安放成形片和楔子。成形片的主要功能是代替缺失的窝洞侧壁，便于充填材料的加压成形，恢复患牙邻面的解剖形态和与邻牙的接触关系。

选择合适的成形片，用成形片夹将其固定于患牙上。成形片突出的一边向龈方，成形片的龈端应放置在窝洞龈壁的根方，使龈壁位于成形片之内。成形片的方边缘应略高于面，便于充填体边缘嵴的成形。

为使成形片与患牙颈部贴紧，防止填入银汞合金时造成充填体悬突，还需在成形片龈方外侧的牙间隙中安放楔子。将大小、形态适宜的楔子从外展隙大的一侧插入。插入时稍用力，要有一定的分牙作用，以补偿成形片的厚度，使去除成形片后的充填体恰好与邻牙接触上。

（三）充填银汞合金

用银汞合金输送器将银汞合金少量、多次地送入窝洞内，先用小头银汞合金充填器，以捻压方式将银汞合金填入点、线角和倒凹、沟槽内并压紧，再用大头银汞合金充填器将窝洞内的银汞合金压紧。复面洞应先充填邻面。应逐层填压银汞合金，一层压好后，将余汞挤出，再送入第二层，直至略超填，最后用光滑器自中央窝向洞缘挤压，压实洞内的银汞合金并使之与洞缘密合。

（四）雕刻充填体外形

充填银汞合金后应即刻进行雕刻。雕刻器的工作端 1/2 位于牙面，1/2 位于充填体上，以洞缘附近的牙面为着力点，沿洞缘方向移动雕刻器，除去多余的银汞，并按牙齿的形态，恢复窝、沟、尖、嵴等外形。初步成形后可让患者轻轻咬合，根据印迹进一步雕刻面外形，恢复面的窝沟和尖嵴。面修整及调整咬合时，应注意对牙有无高陡的牙尖、嵴或边缘嵴，切勿让患者用力咬合，以免充填体受力过大而折断。

装置成形片的邻面洞先用探针沿成形片将银汞合金按邻牙边缘嵴高度刮除，然后取出楔子，将成形片颊舌向拉松后沿邻面弧度紧贴邻牙向拉出。用探针检查修整邻面，发现悬突及时去除并恢复邻面的正常凸度。邻面修整时，探针应从充填体刮向颊、舌、龈方，勿从充填体下方向𬌗方刮出，以防将充填体掀起撬断。

银汞合金充填体修整后应达到：①充填体的边缘应与相接的牙体表面平齐；②充填体的面应恢复其解剖生理形态，并与对牙尖窝相适应；③充填体的邻面无悬突，凸度正常，有良好的邻接关系，重建边缘嵴；④应按牙体解剖形态，正确恢复牙齿的外形高点、外展隙和接触区。

（五）抛光

嘱患者术后 24 小时之内勿用患侧咀嚼，24 小时之后可进行抛光。抛光前应进一步检查充填体，如有咬合高点、悬突，应磨除。选用形态适合的磨光钻，将充填体各部进行磨光。最后用橡皮杯蘸浮石粉抛光表面。

六、常见并发症及应对策略

（一）意外穿髓

意外穿髓多因不熟悉髓腔解剖或粗心大意造成。因此，要求术者熟悉髓腔形态、髓角的位置，了解年轻恒牙髓腔大、髓角高的特点。工作中应有高度的责任感，小心细致。

备洞过程中若发现意外穿髓，应视穿髓孔的大小作相应处理。若穿髓孔细小，应立即隔离唾液，进行直接盖髓术；若穿髓孔较大，可视患牙情况行活髓切断术或其他牙髓治疗。

（二）术后疼痛

1. 出现冷热激发痛，但无自发性疼痛

出现冷热激发痛的原因多是由于窝洞预备时产热刺激牙髓而导致牙髓充血，此种情况一般数天后可自行缓解，无需作特殊处理。

银汞合金可传导温度刺激，若深洞未做垫底或垫底不当也可引起激发痛。此时，应去除充填体，重新垫底充填；或先用氧化锌丁香油水门汀安抚2周，待症状消失后再进行充填。

2. 出现自发性痛

出现自发性痛的原因较复杂，应结合病史、疼痛性质和临床检查加以鉴别。

近期出现自发痛可能因术前对牙髓状态判断不准确，如将慢性闭锁性牙髓炎或牙髓坏死误认为是深龋；也可因深龋时未经垫底或垫底不妥导致牙髓炎。此时，应对患牙进行牙髓治疗。

对𬌗牙或邻牙有不同的金属修复体，可因电位差不同产生流电引起疼痛。此时，应改用非金属材料重新充填。

若充填后出现咬合痛，多因充填体过高，使牙周膜创伤所致。检查时可见银汞充填体表面有亮点，若及时调整咬合，可很快恢复。

（三）牙龈炎或牙周炎

充填体形成悬突、与邻牙无接触或接触区太大、外展隙过小等均可引起食物嵌塞。食物嵌塞和充填体悬突，可引起牙龈退缩、牙龈炎，甚至牙周炎。牙颈部的充填体，若表面粗糙，易积聚菌斑，也可导致牙龈炎。

发现充填体悬突，应及时去除。如解剖外形恢复不好，造成邻接关系欠佳或外展隙过小等而引起食物嵌塞，应调磨或重新充填。充填体的表面应高度抛光，以减少菌斑积聚。

（四）继发龋

窝洞预备时腐质未除尽，或充填体边缘渗漏，或有充填体悬突，均易在充填后发生继发龋。出现继发龋时，应重新治疗。

（五）充填体松动、脱落或折裂

主要是因为窝洞没有足够的固位形和抗力形，如洞底不平、洞壁不直、鸠尾峡的宽度和深度不够等。充填材料的调制和使用不当，使材料的机械性能降低，也是原因之一。出现充填体松动、脱落或折裂时，应首先查明原因，重新充填修复时应采取相关改进措施。

（六）牙齿劈裂

主要是因为牙齿组织的抗力不够，如无基悬釉、高陡的牙尖、薄壁弱尖。窝洞预备时应去除所有的无基悬釉；对高陡的牙尖进行调磨，去除薄壁弱尖，进行牙尖覆盖。牙齿折裂后，应视患牙缺损的范围，或重新充填，或进行冠修复，或拔除。

（文晓霞）

第六章

全口义齿的修复

第一节 无牙颌修复解剖基础

一、骨组织的改变

牙缺失后，上下颌骨的改变主要是牙槽嵴的萎缩，维持天然牙生存的牙槽骨是随着牙的生长和行使功能而发育和保存的。牙缺失后，牙槽骨逐渐吸收成牙槽嵴，随着牙槽嵴的吸收，上下颌骨逐渐失去原有的形状和大小。

（一）牙周病与牙槽骨吸收

由牙周病引起的牙列缺失在初期牙槽骨就明显吸收，因为牙周病是因根周骨组织持续破坏而导致牙齿松动脱落的。由龋病、根尖病引起的牙缺失，往往由于病变持续时间长短、拔牙难易程度不同造成缺牙区牙槽嵴萎缩程度不同。牙槽嵴的吸收速度在牙缺失前 3 个月最大，大约 6 个月吸收速度显著下降，拔牙后两年吸收速率趋于稳定。然而，剩余牙槽嵴的吸收将终身持续，每年约 0.5 mm 的水平。

（二）骨密度与牙槽嵴吸收

上颌骨的外侧骨板较内侧骨板疏松，而下颌的内侧骨板较外侧骨板疏松。因此，上颌牙槽嵴的吸收方向呈向上、向内，外侧骨板较内侧骨板吸收多，结果上颌骨的外形逐渐缩小。由于牙槽嵴的高度与大小不断萎缩削减，以致切牙乳突、颧弓根与牙槽嵴顶的距离逐渐接近甚至与之平齐，腭穹隆的高度也相应变浅。下颌牙槽嵴的吸收方向是向下和向外，与上牙弓相反，上下颌间距离减少，面下 1/3 距离也随之变短，上下颌骨关系失去协调甚至表现下颌前突、下颌角变大、髁突变位，以及下颌关节骨质吸收和功能紊乱。在吸收过多处，颏孔、外斜嵴及下颌隆突与牙槽嵴顶的距离变小，有时甚至与嵴顶平齐，嵴顶呈现窄小而尖锐的骨嵴。从总趋势看，上下颌前牙区吸收最快，而后牙区、腭穹隆、上颌结节、下颌磨牙后垫改变最小。

（三）全身健康和骨质代谢状况与牙槽嵴吸收

全身健康状况差、营养不良、骨质疏松患者牙槽嵴吸收快，而牙槽嵴的持续吸收情况与义齿修复效果好坏有关。未作全口义齿者，由于颌骨得不到足够的功能刺激，使破骨细胞和成骨细胞的活力失去平衡，其牙槽嵴吸收程度较义齿修复者严重。但局部受力过大者牙槽嵴吸收也快，下颌牙弓承托面积小于上颌，下颌单位面积受力大，下颌牙槽嵴的平均吸收速率比上颌高 3~4 倍。一般情况下，一幅普通的全口义齿，使用 3~4 年后应进行必要的调牙颌和重衬处理，使用 7~8 年应重新修复。

二、软组织的改变及不良影响

全牙列缺失后，口内失去了牙列的支撑，下颌的位置上移，致使面下 1/3 的距离变短，面部的长度比例失调，唇颊也因失去牙列的支撑而内陷，口周的皱纹增多，面相明显苍老。牙列是发音的重要辅助器官，牙列缺失后说话时咬字不清，影响人的工作和社会交往。牙列在咀嚼运动中起着切割、研磨食物的作用，有助于食物的消化和吸收。全牙列缺失后，食物不能被嚼碎而直接进入消化道，增加了胃肠道的负荷，进而影响到全身的健康和导致胃肠疾病发生。而且由于缺乏咀嚼运动，面部肌肉出现失用性萎缩，颅骨骨缝变浅，变得模糊，骨密度减少，骨重量减轻。全口牙缺失通常是陆续缺失的，患者常常是在较长时间里只能单侧咀嚼食物，致使两侧的殆力不一致，颌骨、颅骨、肌肉所受的刺激不一致，可能引起颞部、颈部、背部的疼痛。

上述各种变化必然对患者的心理、精神、情绪等方面带来不同程度的消极影响。因此，凡有条件的无牙颌患者均应镶配合适的全口义齿，不仅恢复咀嚼功能，恢复面容和发音，还会恢复自信，提高生存质量。

三、无牙颌的解剖标志

（一）牙槽嵴

牙槽嵴是自然牙列赖以存在的基础，牙列缺失后牙槽突逐渐吸收形成牙槽嵴。其上覆盖的黏膜表层为高度角化的鳞状上皮，深层的黏膜下层与骨膜紧密相连，故能承担较大的咀嚼压力。上下颌牙槽嵴将整个口腔分为内外两部分：口腔前庭与口腔本部。

（二）口腔前庭

口腔前庭位于牙槽嵴与唇颊黏膜之间，为一潜在的间隙。黏膜下为疏松的结缔组织，全口义齿的唇颊侧基托在此区内可适当伸展，以保证基托边缘的封闭。但伸展不可过多，否则黏膜受压将会引起炎症，或唇颊运动时易推动基托边缘而影响义齿固位。此区内从前向后有下列解剖标志。

1. 唇系带

唇系带位于口腔前庭内相当于原中切牙近中交接线的延长线上，为一扇形或线形黏膜皱襞，是口轮匝肌在颌骨上的附着部。上唇系带与下唇系带遥遥相对，但下唇系带不如上唇系带明显。唇系带随唇肌的运动有较大的活动范围，因此全口义齿的唇侧基托在此区应形成相应的切迹，以免影响唇系带的运动。

2. 颊系带

颊系带位于口腔前庭内相当于双尖牙牙根部的位置，是类似唇系带的黏膜皱襞。上、下颌左右两侧均有颊系带。其动度比唇系带小，但全口义齿的唇颊基托与此相应的部位也应制成相应的切迹。颊系带将口腔前庭分为前弓区和后弓区，唇颊系带之间为前弓区，唇颊系带以后为后弓区。

3. 颧突

颧突位于后弓区内相当于左右两侧上颌第一磨牙的根部。此区黏膜较薄，与之相应的基托边缘应做缓冲，否则会出现压痛或使义齿产生不稳定。

4. 上颌结节

上颌结节是上颌牙槽嵴两侧远端的圆形骨突，表面有黏膜覆盖。颊侧多有明显的倒凹，与颊黏膜之间形成颊间隙。此区对上颌全口义齿的固位有重要意义，基托应覆盖结节的颊面。

5. 颊侧翼缘区

位于下颌后弓区，前界为下颌颊系带，后界为嚼肌下段前缘。此区面积较大，义齿基托在此区内可有较大范围的伸展，可承受较大的殆力。

6. 远中颊角区

远中颊角区也在下颌后弓区内，位于颊侧翼缘区之后方。因嚼肌前缘活动的限制，与此区相应的义齿基托边缘不能伸展，否则会引起疼痛或义齿松动。

（三）口腔本部

口腔本部在上下牙槽嵴之舌侧，上为腭顶，下为口底。口腔本部是食物进入食管的必经之路，也是舌运动的主要空间。本区内的解剖标志如下。

1. 切牙乳突

切牙乳突位于上颌腭中缝的前端，上中切牙之腭侧，为一梨形、卵圆形或不规则的软组织突起。乳突下方为切牙孔，有鼻腭神经和血管通过，因此覆盖该区的义齿基托组织面须适当缓冲，以免压迫牙乳突产生疼痛。

由于切牙乳突与上颌中切牙之间有较稳定的关系，因此切牙乳突是排上颌中切牙的参考标志：两个上颌中切牙的交界线应以切牙乳突为准；上颌中切牙唇面应置于切牙乳突中点前 8~10 mm；上颌两侧尖牙尖顶的连线应通过切牙乳突。

2. 腭皱

腭皱位于上颌腭侧前部腭中线的两侧，为不规则的波浪形软组织横嵴。有辅助发音的作用。

3. 上颌硬区

上颌硬区位于上颌中部的前份，骨组织呈嵴状隆起，表面覆盖的黏膜很薄，故受压后易发生疼痛。覆盖该区的基托组织面应适当缓冲，以防产生压痛，并可防止由此而产生的义齿翘动或折裂。

4. 腭小凹

腭小凹是口内黏液腺导管的开口，位于上腭中缝后部的两侧，软硬腭连接处的稍后方。数目多为并列的 2 个，左右各一。上颌全口义齿的后缘应在腭小凹后 2 mm 处。

5. 颤动线

颤动线位于软腭与硬腭交界的部位。当患者发"啊"音时此区出现轻微的颤动现象，故也称啊线。颤动线可分为前颤动线和后颤动线。前颤动线在硬腭和软腭的连接区，后颤动线在软腭腱膜和软腭肌的连接区。前后颤动线之间称为后堤区。此区宽 2~12 mm，平均 8.2 mm，有一定的弹性，上颌全口义齿组织面与此区相应的部位可形成后堤，能起到边缘封闭作用。后堤区可分为 3 种类型：第一类，腭穹隆较高，软腭向下弯曲明显，后堤区较窄，不利于固位；第三类，腭穹隆较平坦，后堤区较宽，有利于义齿的固位；第二类，腭部形态介于第一和第三类之间，也有利于义齿的固位。

6. 翼上颌切迹

翼上颌切迹在上颌结节之后，为蝶骨翼突与上颌结节后缘之间的骨间隙。表面有黏膜覆盖，形成软组织凹陷，为上颌全口义齿两侧后缘的界限。翼上颌切迹也是上颌后部口腔前庭与口腔本部的交界处。

7. 舌系带

舌系带位于口底的中线部，是连接口底与舌腹的黏膜皱襞，动度较大。全口义齿舌侧基托与舌系带相应的部位应形成切迹，以免影响舌系带的活动。

8. 舌下腺

舌下腺位于舌系带的两侧，左右各一。舌下腺可随下颌舌骨肌的运动上升或下降，因此与此区相应的义齿舌侧基托边缘不应过长，否则舌运动时易将下颌全口义齿推起。

9. 下颌隆突

下颌隆突位于下颌双侧双尖牙根部的舌侧，向舌侧隆起。下颌隆突个体差异显著，隆起程度不同，形状、大小也不等。表面覆盖的黏膜较薄，与之相应的基托组织应适当缓冲。过分突出的下颌隆突，其下方形成显著的倒凹，须施行手术铲除后再制作全口义齿。

10. "p" 切迹

"p" 切迹位于下颌骨内缘，下颌舌骨嵴前方，是口底上升时的最高点。基托边缘应有相应的切迹。

11. 下颌舌前嵴

下颌舌前嵴位于下颌中骨后部的后面，从第三磨牙斜向前磨牙区，由宽变窄。下颌舌骨嵴表面覆盖的黏膜较薄，其下方有不同程度的倒凹。覆盖此区的基托组织应适当缓冲，以免发生压痛。

12. 舌侧翼缘区

舌侧翼缘区是与下颌全口义齿舌侧基托接触的部位，解剖标志从前向后包括舌系带、舌下腺、下颌舌骨肌、舌腭肌、翼内肌、咽上缩肌。舌侧翼缘区后部是下颌全口义齿固位的重要部位，此区基托应有足够的伸展。

13. 磨牙后垫

磨牙后垫是位于下颌最后磨牙牙槽嵴远端的黏膜软垫，呈圆形或卵圆形，覆盖在磨牙后三角上，由疏松的结缔组织构成，其中含有黏液腺。磨牙后垫的前 1/3 或 1/2 处为下颌全口义齿后缘的边界。

四、无牙颌的分区

无牙颌被全口义齿基托覆盖的部分由黏膜、黏膜下组织及骨组织构成。由于各部分的组织有差异，承受𬌗力的能力不同，故全口义齿与各部位的接触关系也有所区别。牙颌依据其生理特点可分为主承托区、副承托区、边缘封闭区。

1. 主承托区

主承托区是指上下颌牙槽嵴顶区以及除上颌硬区之外的硬腭水平部分。表面有高度角化的复层鳞状上皮，其下有致密的黏膜下层，能承受咀嚼压力，因此人造牙应排列在基托的牙槽嵴顶区。义齿基托应与主承托区黏膜紧密贴合。

2. 副承托区

指上下颌牙槽嵴的唇颊侧和舌腭侧。副承托区与主承托区无明显界限。副承托区与唇颊的界限在口腔前庭黏膜反折线，与舌的界限在口底黏膜反折线。此区骨面有黏膜、黏膜下层、脂肪和腺体组织，下颌还有肌附着点和疏松的黏膜下组织。副承托区支持力较差，不能承受较大压力，只能协助主承托区承担咀嚼压力。义齿基托与副承托区黏膜也应紧密贴合。

3. 边缘封闭区

指牙槽嵴黏膜与唇颊舌黏膜的反折线区和上颌后堤区、下颌磨牙后垫区。此区除后堤区外，黏膜下有大量的疏松结缔组织，不能承受义齿基托边缘的压力。但基托边缘必须与该区紧密贴合，才能产生良好的边缘封闭作用，阻止空气进入基托与其所覆盖的组织之间，从而形成负压和二者之间的吸附力，以保证义齿的固位。

（顾月光）

第二节　全口义齿修复基本要求与准备

一、全口义齿修复的基本要求

（一）良好的固位

牙列缺失患者口内失去了赖以使义齿固位的天然牙，给义齿的固位带来了困难。但固位是全口义齿发挥功能的基础，没有良好的固位，就谈不上咀嚼食物、改善面容和发音。常规全口义齿的固位力来自下述 3 个方面。

1. 大气压力、吸附力

人类生活在大气之中，人体各部都受到 0.1 MPa 的大气压力。由于已经适应，故无任何不适感。全口义齿戴在口中，义齿的磨光面同样受到大气压力的作用。基托与其覆盖的黏膜紧密贴合，基托边缘又有良好的封闭，在大气的作用下，两者之间形成负压，使义齿获得良好的固位。

基托受到的大气压力数值与基托面积的大小有关。据 Watt 报道，上下颌全口义齿的面积约为 23 cm^2 和 12 cm^2，故上颌全口义齿可受到大气的压力约为 23 kg，下颌为 12 kg，可以使义齿获得足够的固位力。全口义齿的基托、黏膜和其间的唾液，三者之间存在着分子吸引力，称为吸附力。唾液的质与量会影响吸附力的大小。唾液黏稠流动性小，有利于义齿的固位；唾液稀薄流动性大，不利于义齿的固位；唾液分泌过少也不利于义齿的固位。

2. 唇颊舌的挟持力

戴在口中的全口义齿，外侧受唇颊肌肉运动向内的作用力，内侧受舌体运动向外的作用力，如果全口义齿处于唇颊肌肉运动向内的力与舌肌运动向外的力大体相等的位置，则有利于义齿的固位。基托的磨光面外形应呈凹面，唇颊舌肌作用在基托上时，能对义齿形成挟持力，使义齿更稳定。

3. 良好的咬𬌗关系

正常人在作正常咬𬌗时，由于有上下自然牙的扣锁作用，下颌对上颌的位置关系是恒定的。全口义齿戴在患者口内时，上下颌人造牙列的扣锁关系也应该符合该患者上下颌的位置关系。如果义齿的咬𬌗关系与患者上下颌的颌位关系不一致，或上下人造牙列间的咬𬌗有早接触，会出现义齿的翘动，以致造成脱位。

人造牙应按一定的规律排列，形成合适的补偿曲线、横𬌗曲线。上下颌作正中咬𬌗时，𬌗面应均匀广泛地接触，前伸、侧𬌗运动时应达到平衡𬌗，才能有利于义齿的固位。

（二）人造牙的颜色、大小和形态

人造牙的颜色、大小和形态应该与患者的年龄、肤色、性别及面型甚至体形相协调。皮肤黄、年纪大的应配较黯的人造牙。根据人造牙的长宽比例不同，大致可分为方圆、椭圆和尖圆形供临床选择。此外，男性的上前牙切角应该接近直角，体现男性的阳刚之美，女性的上前牙切角则应该圆润，体现女性的温柔之美。

（三）上前牙的位置与唇的关系

自然状态时，上前牙切缘在上唇下 2~3 mm 为宜，露的太多看起来不文雅，少则如无牙一样。还要注意上中切牙在上唇下两侧显露的多少要一致。6 个上前牙切缘的大致连线应呈一凸向下的弧线，与微笑时的下唇曲线一致。

（四）人造牙排列的对称性

两个上中切牙的交界线要与面部中线一致，从咬𬌗方向看，上前牙的弧形应与前牙区颌弓一致。传统的典型排牙法是按"理想𬌗"的形态总结出来的，对每个牙齿的近远中向、唇舌向、上下位置和转度都有严格的要求。如此排列的人造牙十分对称、规范，但显得呆板、无个性。参照患者的性别、个性、年龄等因素，在典型排牙法的基础上对前牙的排列做适当的调整。具体排法有模拟上中切牙内翻、外翻、部分重叠、舌向移位、"虎牙"、颈缘线上模拟龈萎缩、模拟切缘的增龄性磨耗，都可以使义齿看起来有明显的立体感，并富有个性。

（五）衬托唇面部的丰满度

唇面部的丰满度与人的面下 1/3 高度、上前牙的排列位置、唇托厚度和肌肉的锻炼都有关系。

鼻底到颏底的距离叫面下 1/3 高度或垂直距离，是义齿衬托唇面部丰满度最重要的条件，应等于发际到眉间的距离，也等于眉间到鼻底的距离。

人造牙上前牙排列的唇舌向位置合适，唇基托有相应的厚度便可衬托上唇的丰满，否则上唇就会塌陷或过突。

一副好的全口义齿，通过咀嚼运动的锻炼，肌肉自身增强，可使面部充满活力。

（罗礼文）

二、术前口腔检查

全口义齿的修复效果取决于口腔本身的条件，所以修复前必须检查、了解患者的口腔状况，根据检查结果制订修复计划和设计方案。

（一）颌面部检查

检查患者面部有无畸形、缺损，左右是否对称，面下 1/3 高度与面长是否协调。侧面观面型属于直面型、凹面型还是凸面型。特别要注意上唇部的丰满度，上唇的长短是否左右相等，上唇运动时左右长短有无明显差别，因为上唇与排列上前牙有密切关系。同时也要检查下颌张闭口运动有无习惯性前伸和偏斜，颞下颌关节区有无疼痛、弹响、张口困难。

（二）牙槽嵴检查

检查拔牙伤口是否愈合。还要检查有无残根、骨尖、瘘管，下颌隆突或上颌结节是否过分突出。若有上述情况，需做外科处理。牙槽嵴的宽窄、高低也很重要，高而宽者修复效果比低而窄者的效果要好。

检查牙槽嵴形成的颌弓形态，颌弓较大、较小还是适中。特别要检查上下颌弓的形状和大小是否协调，上下颌弓形状、大小的不协调会给排牙带来困难。

（三）上下颌弓的位置关系

下颌弓对上颌弓的位置关系分为前后左右的水平关系和上下的垂直关系。

水平位置关系重点要观察下颌弓对上颌弓在前后方向上的位置关系。上颌前突或下颌前突的颌位关系都会给排牙带来困难。

垂直位置关系上下牙槽嵴之间的距离称为颌间距离。颌间距离大者，容易排牙，但人造牙殆面离牙槽嵴顶较远，义齿稳定性差；颌间距离小者排牙较困难，常须磨改人造牙的盖嵴部，但义齿的稳定性较好。

（四）肌、系带附着的高低

牙槽嵴低平者，肌、系带附着点离牙槽嵴顶近，甚至与之平齐。当肌、系带运动时，易造成义齿脱位。

（五）舌的大小与位置

由于失去了牙列的限制，无牙殆患者舌体常常变大，舌运动时易影响义齿的稳定，待适应一段时间后才能恢复正常。在自然状态下，舌前部应在下前牙切缘之下。如果舌的位置不正常，处于后缩位，容易推动义齿脱位。

（六）旧义齿的使用情况

对于戴过全口义齿的患者，要询问其重做的原因和要求，特别要了解患者对原义齿有哪些不满意之处，以便做新义齿时克服原义齿的缺陷。当然还要检查原义齿是否将患者的口腔黏膜压伤，有无溃疡。如有，应先停戴旧义齿，并等待黏膜恢复正常后再制取印模。

（七）全身健康状况

了解全身健康状况对制作全口义齿也很重要。年老、体弱或有全身性疾病者，疼痛耐受性对义齿的适应能力都较差，义齿的制作应有更高的精确性。对有严重心脏病的患者，应注意操作的技巧，并尽量缩短就诊时间。对有肝炎等传染病的患者，医师应作好自身的防护。

三、修复前的准备

通过上述口腔检查发现患者有残根、骨尖、瘘管、过突的下颌隆突、过突的上颌结节时，需要施以外科手术治疗。

（一）残根

牙槽嵴上有残根者，应检查其松动度，牙根明显松动者应拔除；牙根稳固，经摄 X 线照片，骨吸收不超过 2/3 者，可做根管治疗保留牙根，其上做覆盖义齿。

（二）尖锐的骨尖、骨嵴和骨突

尖锐的骨尖、骨嵴，或形成明显倒凹的骨突应先施以骨尖、骨突修整术。范围很小或不很显著的骨尖可不必修整，待义齿完成后，于相应的基托组织面适当缓冲即可。

（三）过分突向颊侧的上颌结节

上颌结节区对上颌全口义齿的固位很重要。但是上颌结节过分突向颊侧，形成明显的倒凹，就会影响义齿的就位。尤其是两侧上颌结节都很突出，同时上颌前牙区牙槽嵴向唇侧突出时，义齿就无法就位，常须先修整过突的部分。两侧上颌结节都很突出者，可只修整较突的一侧，戴义齿时可采取旋转就位法，即先戴未修整上颌结节的一侧，再戴另一侧。有的上颌结节过分下垂，很接近下颌磨牙后垫，影响义齿后部基托的伸展，也需先施以骨突修整术。

（四）过大的下颌隆突

下颌隆突过大，其下方形成明显的倒凹时，也须先做外科修整。

（五）附着过高的唇颊系带

唇或颊系带附着点过高，有的接近牙槽嵴顶甚至与之平齐，其相应的基托切迹处易影响基托边缘的封闭，不利于义齿的固位。

（六）过浅的唇颊沟

唇颊沟过浅者义齿固位差，常需施以唇颊沟加深术，但效果不很明显。近年来开展羟基磷石灰颗粒牙槽嵴加高术，已取得良好效果。

（七）增生的黏膜组织

曾戴过全口义齿的患者，如果原义齿不合适，基托边缘过长，以至于形成游离状的增生性黏膜组织。制作新义齿前应先手术切除增生的黏膜组织，伤口愈合后再取印模。

（李　雪）

第三节　全口义齿的制作

制作全口义齿需要十多个步骤，包括无牙颌的印模、灌制石膏模型、记录和转移颌位关系、选牙排牙、试排牙、蜡型完成、装盒、冲胶、填塑、打磨、抛光等，需要患者、临床医师及技术员通力合作，认真完成好每一步骤，才能完成一副满意的义齿。这十多个步骤中印模和灌制石膏模型、记录和转移颌位关系、排牙和基托外形对全口义齿的影响最大，操作难度也大，因而成为关键性的步骤，本节主要介绍这几个方面。

一、印模和灌制石膏模型

准确的印模是制做出合适的修复体的基础，对全口义齿来说尤为重要，印模不准确，不仅影响全口义齿的固位，还会出现牙槽嵴多处压痛，甚至导致义齿失败。

（一）全口义齿印模要求

（1）印模应完整，尤其注意上颌结节区和下颌舌翼区是否完整。表面应光滑无气泡。

（2）印模要准确反映功能状态的无牙颌形态，系带和腭皱的纹路要清晰。

（3）印模应有适当的弹性，从口内取出后不产生形变。

（二）选用合适的托盘

首先必须了解基托应覆盖的范围。唇（颊）、舌侧应达到黏膜转折处；上颌基托应盖过上颌结节，后缘盖过腭小凹；下颌基托后缘盖过磨牙后垫的 1/2～2/3，舌侧后缘应伸展至舌翼区后部。经常容易忽略的是上颌结节颊侧、下颌舌翼区后缘和下颌磨牙后垫，此区在防止义齿水平移位和保证边缘封闭中起着重要作用。因此取印模时一定要将其范围覆盖。选择托盘时，托盘距牙槽嵴应有 3～5 mm 的距离。托盘边缘不够长，可用蜡片加长，并在口内调整边缘形态，形成系带切迹。也可用旧义齿作托盘取印模，不够之处用蜡进行修整。在没有合适的无牙颌托盘及旧义齿时，应制作个别托盘。

（三）印模

1. 印模方法

根据印模的次数分为一次印模和二次印模，根据印模的精确度可分为初印模和终印模。临床常用的二次印模法是先制取初印模，灌制石膏模型，划出边缘线，再在其上用自凝塑料形成基托，加柄形成个别托盘，然后制取终印模。

2. 印模时的注意事项

（1）去除黏稠的唾液，黏稠的唾液可使材料与口腔黏膜不能很好的贴合，影响印模的精确度，致使义齿组织面不密合，吸附力降低，导致固位不良。取模前应用清水漱口。

（2）取模过程中保持稳定，患者上身接近直立，头及后背靠稳，医生的手要有稳定的支点，压力均匀。取上颌时，将盛好印模材料的托盘放入口中，对准牙槽嵴半就位。然后嘱患者减小张口度，随即完全就位并做肌功能修整，尤其注意唇系带的修整。取下颌时将盛好印模材料的托盘放入口内，对准牙槽嵴半就位，嘱患者抬舌后，半张口放松下颌，医生顺势将托盘就位，随即嘱患者伸舌，左右活动后退回，同时做唇颊肌功能修整。

（四）检查印模和及时灌注

印模取出后应仔细检查是否覆盖基托所需区域，颊舌边缘是否过长，有无气孔缺陷及边缘与托盘是否分离。工作区印模必须有托盘支持，尤其是磨牙后垫及舌翼区，不够长者应重取。取模后应及时灌注石膏模型，以免放置过久而变形。不能及时灌注者应将印模放入等渗液中，但不宜过久，只有硅橡胶二次取模的印模可延期灌注。

（五）模型的修整

石膏模型表面应完整、清晰，底面修整后要平，底座高度应为工作部分的 1/2。

（1）在模型的唇颊舌侧黏膜反折线画出基托边缘线，上颌后界在腭小凹后 2 mm，下颌在磨牙后垫的前 1/3 处。

（2）在两侧上颌切迹间画一连线，通过腭小凹后 2 mm。用刻刀沿此线形成后堤区刻沟，深约 2 mm，向前宽约 5 mm，向两侧和向前扩展并逐渐变浅。

二、记录颌位关系

天然牙列存在时，上下颌的关系依赖上下牙列尖窝交错的接触而得到保存。一旦上下牙列或单颌牙列缺失，常出现习惯性下颌前伸，下唇移至上唇的前面，上唇明显塌陷，唇部皮肤显露出放射状皱纹，有的口角下垂，面部下 1/3 变短，鼻唇沟加深，颏唇沟变浅，患者呈现苍老面容。装配义齿应尽量恢复拔牙前面容，最重要的就是要求恢复髁突在关节凹中的生理后位和合适的面下 1/3 高度。前者即水平颌位关系，后者即垂直颌位关系。

（一）颌位关系的确定

1. 确定下颌的上下位置（垂直距离）

下颌的上下位置体现在上下牙槽嵴之间的距离，此距离在口内不易测量，可通过面下 1/3 的长度间接测量。正常人在牙尖交错位时鼻底至颏底的距离称为咬𬌗位垂直距离，下颌在休息位时称为休息位垂直距离。二者之差即为牙𬌗间空隙的数值，全牙列缺失后无法测量咬𬌗的垂直距离，但可先测量休息位的垂直距离，减去𬌗间空隙即为咬𬌗位垂直距离。确定了咬𬌗位的垂直距离也就是确定了上下牙槽嵴之间的距离，确定了将要制作的全口义齿的高度。准确确定垂直距离，戴入全口义齿后面下 1/3 的高度与面协调、自然，符合患者的生理特点。测量垂直距离时患者应正坐，平视前方，颌面部放松；Willis 尺要与头的长轴一致，避免前后、左右倾斜；每次测量时与鼻底与颏底皮肤接触的松紧程度要一致。

2. 确定下颌的水平位置

确定下颌的水平位置关系是指下颌的前后、左右位置，此位置就是指失牙前的牙尖交错位，也有人认为是指正中关系位。不过一般认为在牙尖交错位建𬌗是最适位，在正中关系位或在正中关系与牙尖交错位之间建𬌗是可适位。

3. 下颌的上下位置与水平位置之间的关系

为无牙𬌗确定的牙尖错位（正中𬌗位）既包括下颌的上下位置，也包含下颌的水平位置，二者相互关联，互为依存，可以同时确定，也可以先确定垂直距离，后确定水平位置。正确的𬌗位关系是全口义齿成功的关键。

（二）颌位关系的记录

记录颌位关系主要借助𬌗托在口内完成。

1. 制作上颌蜡基托

𬌗托包括基托和𬌗堤两部分。

（1）制作上颌蜡基托：用烤软的蜡片铺在模型上，沿基托边缘线切去多余的部分。腭侧埋入一烧热的金属丝（可用曲别针改形）以增加其强度。蜡基托放在口内检查，要求其与黏膜密贴，边缘与黏膜反折线一致，系带区让开。用左右手的示指放在后牙区蜡基托上检查其平稳度，若有翘动，表明模型欠准确（应先排除蜡基托与模型不密贴的原因），应重新取模。达到要求的蜡基托在口内应有一定的固位力，上颌蜡基托不脱落。牙槽嵴低平者可用自凝塑料基托以增加其在口内的稳定性。

（2）制作上颌蜡𬌗堤：取一段烧软的蜡条，弯成马蹄形粘于蜡基托的牙槽嵴顶部，引入口中，趁蜡堤还软时以𬌗平面规按压其表面形成𬌗平面。也可事先预制上𬌗堤，将其戴在口内检查调改，要求从正面看𬌗堤平面位于上唇下 2 mm，并与口角连线平行；从侧面看𬌗堤平面应与鼻翼耳屏连线平行。

蜡𬌗堤是暂时替代未来人工牙列的，故其高度、长度应根据患者的模型而定。如牙槽嵴丰满者，𬌗堤不宜高，牙槽嵴低平者𬌗堤要高；模型大者𬌗堤长，模型小者𬌗堤短。无论模型大小，𬌗堤两端应距两侧上颌切迹有约 1 cm 的距离。𬌗堤过宽、过窄、过长均会影响颌位关系的确定。

2. 下颌𬌗托的制作及正中关系记录

下颌暂基托及𬌗堤的基本制作方法同上颌。确定下𬌗堤的高度和位置也就是确定垂直距离和正中关系的过程。有以下两种方法。

(1) 确定下𬌗托高度的同时取得正中关系位记录：上𬌗托就位于口中，嘱患者将口张小，练习用舌尖卷向上舔抵蜡球并咬𬌗至合适垂直距离，冲入冷水，取出上下𬌗托浸泡于凉水中数分钟，消除𬌗堤多余的蜡后，将上下𬌗托分别引入口中就位，反复做舔蜡球和咬𬌗动作无误为止。

(2) 先修改预制的下𬌗托的高度，然后取得正中关系位记录修整后的上𬌗托就位于口中，下𬌗托就位后以手指扶住，嘱轻轻咬𬌗，修去过高处，一直修减到比合适的下𬌗托高度略低些，将烤软的蜡片贴附于下𬌗托上引入口中就位，利用卷舌舔蜡球或做吞咽咬𬌗结合轻推下颌法，嘱咬𬌗达到合适的垂直距离为止。

3. 检查垂直距离

依靠面形观察的方法确定垂直距离：天然牙列存在时，面下 1/3 的高度与面部长度比例协调，看起来自然、和谐。为无牙颌患者确定垂直距离时，若观察到患者的面下 1/3 高度与面部长度比例协调，就说明此时的垂直距离正确；如果面下 1/3 高度与面部长度比例不协调则说明垂直距离过低或过高了。这种观察能力要靠平时的训练，经常注意观察不同面形的人应具有的面下 1/3 高度，就可以积累丰富的经验。观察时有一个重要的参考指标，可有助于判断，即咬𬌗位时上下唇应轻轻接触，休息位时上下唇微微地分开。此外还可以参考鼻唇沟的深浅，帮助判断垂直距离是否合适。

4. 检查正中颌位关系

记录垂直距离的同时实际上也记录了水平颌位关系，只是在记录垂直距离时，有的患者常常不自主地作下颌前伸或侧向咬𬌗动作，这就造成了错误的水平颌位关系记录。因此，在记录了垂直距离之后，要认真地检查水平颌位关系正确与否。检查的方法较多，如肌监控仪的检查较科学，但需要有设备，临床操作也较麻烦。比较实用而可靠的方法如下。

(1) 扪测颞肌法：术者双手放在患者的两侧颞部，让患者作咬𬌗动作。如果两侧颞肌收缩有力，且左右肌力一致，说明下颌没有前伸，也没有偏向一侧。如果收缩无力，表明下颌有前伸。若左右肌力不一致，说明下颌有偏斜（偏向有力的一侧）。

(2) 扪测髁突动度法：术者站在患者的前方，双手小指放在患者两侧外耳道中，指腹紧贴外耳道前壁，让患者作咬𬌗动作。如果指腹能感觉到髁突向后的冲击力，且左右两侧冲击力大小一致，说明下颌没有前伸，也无偏斜。若冲击力不明显，说明下颌有前伸。若冲击力不一致，说明下颌有偏斜（偏向冲击力强的一侧）。

(3) 面形观察法：在上述检查的基础上，医师应观察患者的侧貌以帮助判断下颌有无前伸。医师为患者诊治的过程中应注意患者在自然状态下的侧颜轮廓，特别要注意下颌与面中部的前后位置关系。记录垂直距离后，如果从患者的侧面看，下颌的前后位置无变化，说明下颌无前伸。若发现下颌较自然状态时偏前，表明下颌有前伸。观察侧颜轮廓的能力也要在平时的训练中获得。

(4) 引导下颌回到正确位置的方法：通过上述方法如果发现患者有下颌前伸现象，而患者自己又无法纠正时，可用下述方法纠正。如边发"2"音边作咬𬌗动作；边咽唾液边作咬𬌗动作。如果各种办法均无效时，可让患者反复作咬𬌗动作 5~10 分钟，可使前伸肌疲劳，下颌即可回到正确的咬𬌗位置上。

通过检查若发现颌位记录不正确，则应修改原来的咬𬌗记录。取一段烧软的蜡条用热蜡匙烫软，放口内让患者再次咬𬌗，使之与上颌蜡𬌗堤重新对合并达到正确位置。

（5）歌德弓描绘法：利用颌位测定器描绘歌德弓形图案，是传统的确定颌位关系的有效方法，具体方法如下。

在上下𬌗托前部各固定一个伸出口外的水平杆，上颌水平杆前端固定一个垂直的描绘针，下颌水平杆固定一个与针相对的水平描绘板，上下𬌗托戴在口内作咬𬌗动作时，描绘针的下端恰好与描绘板的上表面接触。描绘板上面熏一层黑烟或涂一层蜡，下颌随意反复作前伸和左右侧向运动时，针即在板上描绘出若干条交汇于一点的斜线、弧线。当针处于斜线、弧线的交汇点（歌德弓顶点）时，下颌位即位于正中关系位（髁状突在关节凹内的后退位）。此方法效果十分肯定，但操作较复杂，且伸出口外的描绘针和描绘板稳定性差，因此临床工作中一般不用，只是在实验室使用。不过近年来此方法不断改进，由口外法改为口内法，即描绘针固定于上𬌗托的腭侧，描绘板固定于盖过舌体的下𬌗堤上，提高了针和板的稳定性，已在一些国家的临床推广使用，保证了颌位关系的准确记录。

5. 检查蜡𬌗堤的咬𬌗平衡

为无牙颌患者记录颌位关系时，上下颌牙槽嵴之间的距离与上下𬌗托的高度是一致的。由于牙槽各部位的拔牙创口愈合情况和吸收程度不同，各牙位处于上下牙槽嵴之间的距离也不相同，因此记录颌位关系时还应检查各部位上下𬌗托的高度是否与该部位上下牙槽嵴间的距离一致。如果两者不一致，也属于颌位关系记录的误差，这样完成的全口义齿便会出现咬𬌗翘动，需要花大力气调𬌗，误差严重者还可导致义齿修复的失败。下列3种方法是检查蜡𬌗堤咬𬌗平衡行之有效的方法。

（1）检查上𬌗手托的平稳度：上下𬌗托戴在口内，医师用拇指和示指放在上𬌗托两侧前磨牙区的颊侧，让患者作咬𬌗动作。医师若感到上𬌗托很平稳，无翘动，表明各部位上下𬌗堤的接触很均匀。如果感到上𬌗托有前后或左右翘动，表明有的部位上下𬌗堤高度大于该区上下牙槽嵴之间的距离，而有的部位上下𬌗堤高度又小于该区上下牙槽嵴之间的距离。需要重新调整下𬌗堤各部位的高度，直至咬𬌗时上𬌗托无翘动为止。

（2）检查两侧的𬌗力：用两段咬𬌗纸分别放在两侧后牙区上下𬌗堤之间，让患者咬紧，医师向口外方向拉咬𬌗纸。若两侧的咬𬌗纸都拉不动，说明两侧𬌗力相等；若一侧咬𬌗纸可被拉出，说明该侧上下𬌗堤的高度小于该区上下牙槽嵴之间的距离，要重新调整下𬌗堤各部位的高度。

（3）检查蜡基托的密合度：患者戴上下𬌗托作正中咬𬌗时，不仅要求上下𬌗堤表面应紧密接触，还要求蜡基托与相应部位的黏膜也是紧密接触。检查方法是：医师用镊子分别先后插入上下𬌗堤颊侧上下摇动，无动度时表明两者紧密接触，有动度时说明蜡基托与其所覆盖的黏膜之间有缝隙。其原因仍是因上下蜡𬌗堤的高度与下牙槽嵴之间的距离不一致，也需要调整下颌蜡𬌗堤的高度，使蜡基托与所覆盖的黏膜完全接触。

上述3项检查都是检查蜡𬌗堤咬𬌗平衡，即各部位上下蜡𬌗托的高度应与该区的上下牙槽嵴之间的距离完全一致。3项检查中任何一项不合要求，另外两项检查也一定不合要求，要认真重新调整。调整的原则是上颌蜡𬌗堤不变，只将下颌蜡𬌗堤过低处加高，过高处降低。具体操作时则不必去寻找过高处或过低处，只要将整个下𬌗堤烫软后放入口内让患者重新咬殆，即可调整到合适的高度。相差较大者需要重复上述操作 2~3 次才能达到目的。只要垂直距离合适，下颌没有前伸和偏斜，上述 3 项检查合格，制成全口义齿后即可达到良好的正中咬殆平衡。

三、转移颌位关系

（一）殆架

1. 殆架的作用

殆架又称咬殆器，是模拟人体的上下颌和颞颌关节，用来制作全口义齿和局部义齿的必备器械，它能固定患者的口腔模型并保持该颌位关系，以便在口外进行排牙、调殆等工序。铰链式殆架只能模拟人的开闭口运动，半可调及可调式殆架还可以模拟下颌的前伸和侧方运动，而且可通过面弓将上颌与颞颌关节的位置关系准确地转移到殆架上。

2. 殆架使用前的检查

上颌体应开闭自如，前后、侧向滑动灵活而无轴向摆动。前伸髁道斜度在 25° 或 30°，髁球紧靠髁槽前端，锁好正中锁。侧向髁道斜度调在 15°，切针上刻线与上颌体上缘平齐，下端与切导盘中央接触。切导斜度调在 10° 或 15°。上下架环分别与上下颌体密贴而不松动。

（二）转移颌位关系的方法

先借助面弓将上颌与颞颌关节的关系转移到殆架上，固定上颌模型与髁球间的位置关系；然后借助殆托转移下颌对上颌的关系，在殆架上固定下颌模型对上颌模型的位置关系。

颌位关系转移完毕，应将上下殆托重新放在口内复查颌位关系，若发现颌位关系有误差应及时调整。最后在蜡堤的唇面刻出中线、唇高线、唇低线和口角线，便于排牙参考。

四、排牙

全口义齿的排牙首先与义齿的固位有关，其次才是与功能、美观、发音有关。从固位的角度看，排牙既要遵循机械力学原则又要注意生物力学原则。从美观考虑，排牙要遵循个性排牙原则。

（一）机械力学原则

1. 殆平面应平分颌间距离

基底面积相同的物体，高的比低的稳定性差。同理，人工牙殆面离牙槽嵴远者稳定性也差。因此殆平面应平分颌间距离，使人工牙殆面离上下牙槽嵴大致相等，既有利于上颌固位也有利于下颌固位。对下颌牙槽嵴低平的病例殆平面有意下降少许以利于下颌义齿的固位。

2. 人工牙尽量排在牙槽嵴顶

全口义齿受咀嚼压力后，殆面与食物接触为力点，牙槽嵴顶为支点。如果人工牙排在牙槽嵴顶，力点与支点在一条垂直线上，义齿受到挤压力不会出现撬动；但人工牙如果排在牙槽嵴顶的颊侧，力点偏离了支点的垂线，就会出现力矩，义齿就会出现翘动的趋势。而且人工牙越偏向唇颊越不利于义齿的固位。

3. 前牙应避免深覆殆

前牙深覆殆即切道斜度大，需要牙尖斜度也大的人工牙配合才能达到平衡。但牙尖斜度大，产生的侧向力也大，不利于义齿的固位。若排成浅覆𬌗，切道斜度小，需要的牙尖斜度也小，产生的侧向力不大有利于义齿固位。

4. 后牙排好两个𬌗曲线

只有排好曲度适当的纵𬌗曲线和横𬌗曲线，获得良好的正中、前伸和侧方𬌗平衡才有利于义齿的固位。

（二）生物力学原则

1. 人工牙排在"中性区"

全口牙缺失后，口内有一个潜在的间隙叫"中性区"，如果人工牙排在中性区，行使咀嚼功能时舌作用在义齿上向外的力与唇颊作用在义齿上向内的力相互抵消，有利于义齿的固位稳定，也有利于唇颊的丰满度。如果人工牙偏颊或偏舌，则唇颊舌的肌力不平衡，可导致义齿脱位。由于拔牙后上颌骨向内上吸收，原天然牙位于无牙颌牙槽嵴的唇侧，因此上颌人工牙可排在牙槽嵴之唇颊侧。下颌拔牙后，下颌骨向外下方向吸收，故下颌人工牙则可排在牙槽嵴之舌侧，但其程度要掌握适当。

2. 按解剖标志拔牙

天然牙的位置与口内有关解剖标志都有一定的关系，而且有的二者之间距离为一常数，若能参考这些解剖标志排牙，就可以使人工牙的位置接近原来的天然牙位置，有利于义齿固位。如：上颌切牙切缘距切牙乳突前缘的水平距离为 8~10 mm；上颌结节应位于上颌第二磨牙之后；上颌中切牙切缘至上颌前庭沟底约 22 mm；下前牙切缘至下颌前庭沟约 18 mm；下切牙切缘与下唇上缘平齐；𬌗平面低于舌的侧缘 1~2 mm；磨牙后垫的上下 1/2 与𬌗平面平齐，下颌后牙舌尖位于由磨牙后垫颊舌缘与下尖牙近中面所构成的三角内。

（三）个性排牙法

1. 个性排牙法的含意

前述的典型排牙法最大特点是左右侧同名牙按照严格的标准对称排列，完成的上下牙列很接近"理想𬌗"。结果不管患者的年龄、性别、职业、面部特征，都有一口洁白整齐的牙齿，使人一眼就看出此人戴的是假牙，因此就谈不上美了。戴在口中的牙齿除了比较整齐外，还要自然、协调、逼真，这就要参考患者的性别、个性、年龄等因素，在典型排牙法的基础上对前牙排列做适当的调整，模拟天然牙列中前牙某些不整齐的状态。如果制成的牙齿戴在患者口内，别人很难看出他是戴着假牙。这种排牙法就叫个性排牙法。

2. 个别牙位的调整

天然牙的前牙并不都是整整齐齐的排列着，常见上中切牙内翻、外翻，两个中切牙或中切牙与侧切牙间部分重叠，尖牙颈部过突或牙尖唇向，下中切牙外翻、唇移位，相互重叠，侧切牙舌移位等。

3. 颈缘线和切缘的调整

随着年龄的增长，牙周组织渐渐萎缩、牙龈位置降低，牙颈部暴露部分增多。因此，全口牙齿老年人的牙龈位置应该降低。中年以后自然牙的牙面、切缘磨损日趋明显，全口义齿前牙切缘也有相应的磨耗才能与患者的年龄相符。

4. 唇面、切角、牙弓形的调整

女性切牙应有一定突度的唇面、圆钝的切角、圆润柔和的牙列弓形及明显的笑线，而男性上前牙唇面较平坦，切角应接近直角，牙列弓形近似方形。

（四）全口义齿平衡𬌗

全口义齿平衡𬌗是指全口义齿的患者在做正中、前伸和侧方𬌗运动时，上下颌相关的人工牙都能同时接触的𬌗关系。全口义齿是靠大气压力和吸附力固位的，全口义齿达到平衡𬌗可以对抗破坏义齿基托边缘封闭的力，有利于义齿的固位并使之获得良好的咀嚼效能。未达到平衡𬌗者，不仅影响义齿的固位，降低咀嚼效能，还会因基托下黏膜承受的压力不均匀而产生压痛、压伤，甚至加速牙槽嵴的吸收。因此，平衡𬌗对全口义齿的修复有重要意义。

1. 平衡𬌗的分类

（1）正中平衡𬌗：下颌在正中颌位时，上下颌人工牙间具有最大面积的均匀接触而无𬌗干扰。

（2）前伸平衡𬌗：下颌在前伸运动过程中，相关的人工牙同时都有咬𬌗接触而无𬌗障碍。

（3）侧方平衡𬌗：下颌做侧方𬌗运动中，工作侧上下后牙呈同名尖接触，平衡侧后牙呈异名尖接触，下颌回到正中𬌗的接触过程中一直保持后牙间的均匀接触，这是单侧咀嚼的侧方平衡。

2. 前伸平衡𬌗理论

Gysi 提出的同心圆关系学说认为髁道、切道和牙尖工作斜面均为同心圆上的一段截弧，并称为平衡𬌗，并依此设计了𬌗架。有关前伸平衡𬌗的学说如今仍在指导排牙和选磨，其主要内容有五因素十定律，五因素如下。

（1）髁道斜度：为髁槽与水平面的交角，前伸𬌗关系记录将髁道斜度转移到𬌗架上。

（2）切导斜度：为切导盘与水平面的交角。下颌做前伸运动时，下前牙切缘沿着上前牙舌面向前下方滑动的轨迹叫切道，切道与眶耳平面的交角叫切道斜度。切道斜度与切导斜度两者并不相等，而是成正比关系。切导斜度一般为 0°~30°。

（3）补偿曲线曲度：全口义齿上颌后牙颊尖的连线叫补偿曲线，该曲线半径的倒数叫补偿曲线曲度。

（4）牙尖斜度：人工牙牙尖斜面与尖底的交角叫牙尖斜度，它是人工牙的固有斜度，与牙长轴方向无关。

（5）定位平面斜度：通过上颌中切牙近切角与两侧上颌第二磨牙远颊尖的假想平面叫定位平面。定位平面与水平面的交角叫定位平面斜度。它是在排牙时与补偿曲线同时形成的。

上述五因素中，髁道斜度是由人体测得的髁道斜度转移到𬌗架上的，一般不能随意改变。其余四因素可人为调整，使之与髁道斜度相适应以达到前伸平衡。

根据同心圆原理，可知五因素之间的关系：髁道斜度和切导斜度间为反变关系，补偿曲线曲度、牙尖斜度和定位平面斜度为反变关系，而髁道斜度或切导斜度与其余任一因素都是正变关系。

3. 侧𬌗平衡理论

（1）侧𬌗运动的特点：下颌做侧𬌗运动时，工作侧髁状突基本上是转动，很少滑动，故其侧向髁道斜度可看作0°；而平衡侧的髁状突则向前下内滑动，其侧向髁道斜度大小与该侧的前伸髁道斜度有关。

若平衡侧的侧向髁道斜面、后牙的侧向牙尖工作斜面和切导斜面三者均恰为同心圆上的一段截弧时，即可获得侧𬌗平衡，此同心圆的圆心在工作侧的上后方。要达到侧𬌗平衡，通常是通过调整横𬌗曲线（实质是侧向牙尖工作斜面斜度）来获得。

（2）与侧𬌗平衡相关的因素。

1）与前伸平衡𬌗有关的因素：如髁道斜度、切导斜度、牙尖斜度、补偿曲线曲度、定位平面斜度均与侧𬌗平衡有关。

2）切导侧斜度：是指𬌗架的上颌体做侧𬌗运动时，切针尖端沿切导盘滑动的轨迹与水平面间的夹角。

3）侧向牙尖工作斜面斜度：后牙牙尖的颊舌斜面与水平面的交角叫侧向牙尖工作斜面斜度。工作侧指上后牙颊舌尖的舌斜面和下后牙颊舌尖的颊斜面；平衡侧指上后牙舌尖的颊斜面和下后牙颊尖的舌斜面。

4）横𬌗曲线曲度：上颌同名磨牙颊舌尖联成的弧线。横𬌗曲线的弯曲程度叫横𬌗曲线曲度。

4. 平衡𬌗理论的应用

全口义齿排牙达到正中平衡后，要通过调整牙的倾斜度和高度来达到前伸和侧𬌗平衡。调整前伸和侧𬌗平衡可按下列原则进行。

（1）髁道斜度：大者应有较大的补偿曲线曲度和横𬌗曲线曲度与之配合；反之，髁道斜度小者应有较小的补偿曲线曲度和横𬌗曲线曲度与之配合。

（2）前伸𬌗时上下前牙接触，后牙不接触说明牙尖工作斜面斜度过小或切道斜度相对过大。这时可加大补偿曲线曲度，即加大牙长轴的近远中倾斜度和高度；也可减小切导斜度，即减小前牙覆𬌗或加大前牙覆盖。

（3）前伸𬌗时，上下前牙无接触，后牙有接触说明牙尖工作斜面过大或切道斜度相对过小。这时可减小补偿曲线曲度即减小牙长轴的近远中向倾斜度和高度，也可加大前牙覆𬌗或减小前牙覆盖。

（4）侧𬌗时，工作侧早接触，平衡侧无接触说明横𬌗曲线曲度过小。调整时应加大横𬌗曲线曲度，即加大后牙长轴颊舌向的倾斜度。

（5）侧𬌗时，工作侧无接触，平衡侧早接触说明横𬌗曲线曲度过大。调整时应减小横𬌗曲线曲度，即减小后牙长轴颊舌向的倾斜度。

（6）调整前伸、侧𬌗平衡：主要是改变牙长轴的倾斜度和牙位高低，也不排除对个别牙尖斜面的磨改。

平衡𬌗原理是制作全口义齿的理论指导，还需反复实践，总结经验，才能做到应用自如。

五、基托外形

（一）基托大小

设计基托大小的原则是不影响周围软组织正常活动的情况下基托边缘应充分伸展。基托面积大可以增加基托与黏膜间的空气负压和吸附力，有利于固位。但临床常见基托边缘过长而影响固位，当然过短也会影响固位，特别是上颌结节颊侧和舌侧翼缘区常被忽略。具体范围是：唇颊侧止于齿槽嵴黏膜与唇颊黏膜的反折线，上颌后缘止于双侧翼上颌切迹通过腭小凹后 2 mm 的连线，下颌舌侧止于口底黏膜与齿槽黏膜反折线，下颌后缘止于磨牙后垫的前 1/3 或 1/2，唇颊舌系带处要让开。

（二）基托形态

基托边缘应比基托略厚且呈圆钝状，才能获得良好的边缘封闭，即使肌运动状态空气也不易进入封闭区。如果边缘薄而锐，肌运动时空气便会进入封闭区，破坏固位。

基托磨光面应呈凹形，有利于发挥唇颊舌肌对义齿的固位作用。若过分凹下，虽有利于固位，但影响自洁作用，尤其是下颌两侧颊翼缘区，黏着的食物不易清除。

（三）基托的厚度

一般是 1.5~2 mm，既有一定的强度又要舒适。若患者的前庭沟、颊间隙较宽，可适当加厚该区的基托，使其与黏膜接触。但下颌唇侧及前磨牙区颊侧切忌基托过厚，以免唇颊肌运动时影响义齿的固位。

使用钛或钛合金制作全口义齿的基托，可使厚度降至 0.5 mm，更加舒适，重量轻，而且避免了基托的折断。

（颜彭优）

第四节　全口义齿的试戴

一、义齿的查对和检查

首先要核对病历和义齿制作卡上的患者姓名，再核对全口义齿组织面的形态和患者颌弓的大小及形状，核对无误后检查义齿表面有无石膏残渣，组织面有无塑料小瘤，基托边缘有无锐利之处等。若有上述情况应先清除或修改，还要检查有无因牙槽嵴过突造成的唇颊基托倒凹过大之处，若有，应磨改该处基托的组织面，否则会影响义齿的就位，或就位时会擦伤黏膜。

二、义齿就位

无牙颌口腔因口内无余留牙，故全口义齿一般都能顺利就位。少数不能就位者多因基托局部有明显的倒凹，其边缘受过突的唇颊侧牙槽嵴阻挡所致，需磨改后才能就位。磨改的程度要细心观察而定，以免磨除过多，影响义齿的固位。常见的部位是上颌结节和上下前牙区唇侧。如遇双侧上颌结节都很丰满者，可磨除义齿一侧相应部位的基托边缘，戴义齿时先戴倒凹大的一侧，稍作旋转即可将另一侧顺利就位。

临床还可见到取模时因下颌磨牙后垫或颊侧翼区受压过重致使该区基托组织面过分压迫相应的软组织，造成下颌义齿不能就位的病例。检查清楚后，只要适当缓冲该区组织面便可完全就位。

三、义齿就位后的检查

（一）检查义齿是否平稳

义齿就位后要检查义齿是否平稳。检查时双手的示指分别放在两侧的前磨牙殆面，左右交替向下压，如上颌义齿左右翘动，常由于硬区相应的基托组织面未作缓冲引起；如出现下颌义齿左右翘动，多因外斜嵴区、下颌舌隆突区基托组织面未作缓冲所致。经过适当组织翘动仍不消失，要考虑基托制作过程中发生变形或印模、模型不准。

（二）检查基托边缘和磨光面形态

基托边缘过长、过短都会影响义齿固位。过长的部分压迫软组织易引起疼痛，还会受唇颊舌肌运动的影响而破坏固位，应该磨去过长的部分。基托边缘过短，减少了基托与黏膜的接触面积，也影响了边缘封闭，不利于义齿的固位，常见于上颌义齿的颊侧翼缘区后部和下颌义齿舌侧翼缘区的后部。基托边缘过长或过短都与印模不够精确有关。过长的部分可以磨改，过短的部分可以用自凝基托塑料延长。

基托的磨光面应呈凹形，有利于唇颊舌肌对义齿的挟持作用，加强义齿固位。如果呈凸形，唇颊舌肌运动时义齿将受到破坏义齿固位的力，需磨改其过凸的部位。但磨光面的凹度不可过分，否则容易积存黏性食物，不易自洁，尤其是下颌的颊侧翼缘区。

（三）检查颌位关系

上下颌全口义齿在口内分别就位，检查了平稳度、基托边缘和磨光面之后，重点要检查颌位关系。患者戴上下颌全口义齿作咬𬌗动作时，如果上下牙列咬𬌗良好，如同在𬌗架上完成排牙时的状态一样，而且反复咬𬌗位置恒定，表明颌位关系正确。如果出现下列现象，则表明颌位关系不正确。

1. 下颌义齿后退

上下前牙间呈水平开𬌗状，上下后牙间呈尖对尖接触，垂直距离增高，表明下颌全口义齿与上颌全口义齿相比呈后退状。原因是确定颌位关系时患者下颌在前伸位置做了咬𬌗动作，且又未被医师发现和纠正。依靠这种前伸状态的蜡𬌗堤咬𬌗记录转移颌位关系于𬌗架上，完成的义齿让患者戴用时，下颌又回到了正确的位置，于是就会出现下颌（与上颌义齿相比）后退的现象。

如果后退的范围小，适当磨改后牙牙尖，义齿还可以使用。若后退范围较大，则必须重做。可以上下颌义齿全部重做，也可以只重做上颌义齿或重做下颌义齿，要根据具体情况而定，主要是依据牙列与牙槽嵴的关系，确定重做下颌还是下颌义齿。

2. 下颌义齿偏斜

上下牙列中线不一致，一侧后牙呈对刃𬌗或反𬌗，另一侧呈深覆𬌗，表明下颌偏斜。原因是确定颌位关系时，患者的下颌在偏向一侧的位置做了咬𬌗动作。戴义齿时，下颌回到正中的位置，与上颌义齿牙列相比呈现出偏向另一侧的现象。出现下颌偏斜现象应重做义齿，或全部重做或只做上颌义齿或下颌义齿。

下颌义齿偏斜也有假象，可因某牙位咬𬌗时有疼痛所致。待消除疼痛原因后，偏斜也随之消失。此外，下颌义齿后退者常伴有下颌义齿偏斜。

3. 义齿前牙开𬌗

戴义齿咬𬌗时上下后牙接触而前牙不接触。原因是蜡咬𬌗记录有误，或上架过程中移动了咬𬌗记录，致使𬌗架上后牙区的颌间距离大于口内后牙区的颌间距离。处理方法只有重做。

义齿前牙开𬌗也应鉴别有无假性开𬌗，外斜嵴区或磨牙后垫区基托组织面与黏膜间接触过紧也可形成开𬌗。有时上下磨牙远中基托过厚，上下之间形成早接触，也是造成假性开𬌗的原因。只要找准位置，经适当缓冲或磨改即可纠正假性开𬌗现象。

（四）检查咬𬌗关系

颌位关系与咬𬌗关系似乎是一回事，但又有所区别。颌位关系正确只表明记录颌位关系时下颌没有前伸或偏向一侧的咬𬌗动作，咬𬌗关系良好是指上、下蜡𬌗记录各部位的高度与口内相应各部分颌间距离协调一致，义齿在口内咬𬌗时上下牙列𬌗面达到广泛密切的接触。只有在颌位关系正确的基础上才能获得良好的咬𬌗关系，但颌位关系正确也可能出现咬𬌗关系不良，而颌位关系不正确就不可能获得良好的咬𬌗关系。

检查的方法是用两段咬𬌗纸分别放在两侧上下牙列之间，让患者做正中咬𬌗，上下接触紧密的部位𬌗面便出现着色点，颜色的深浅也表示接触的紧密程度。依据牙列𬌗面蓝色的深浅和分布便可判断咬𬌗的接触状况。若各牙的𬌗面均有蓝点，表明已达到广泛的接触。

咬𬌗关系不良可能有几种现象：个别牙早接触；前部牙接触紧密，后部牙接触不紧密或无接触；前部牙不接触或接触不紧密，后牙接触紧密；一侧牙接触紧密而另一侧牙接触不紧密或无接触。

义齿咬𬌗关系不良者可通过磨改早接触点，或磨改高尖和加高低𬌗的方法纠正。

正中咬𬌗关系检查调磨完成后，再检查左右侧𬌗和前伸𬌗的𬌗关系。最好能有红、蓝两种颜色的咬𬌗纸，红色印迹表示下颌向一侧运动（工作侧）时的上下牙接触状况，蓝色印迹表示下颌向另一侧运动（平衡侧）时的上下牙接触状况。

（汪海涛）

第七章

牙列缺损的种植修复

第一节　牙列缺损的分类和修复

　　牙列缺损是指部分牙齿缺失导致的牙列不完整。牙列缺损会影响患者咀嚼、辅助发音的功能和美观，同时还可能影响口颌系统的健康。造成牙列缺损的原因有龋病、根尖周病、牙周病、外伤、颌骨疾病、发育障碍等。牙列缺损若不及时修复，不仅影响咀嚼功能还可使邻牙倾斜和对颌牙伸长而失去正常的邻接关系，易导致食物嵌塞、牙体龋坏、牙周病及颞下颌关节病变。缺失牙的部位和数量不同，其影响的方面和程度也不同。为了恢复牙列缺损造成的功能障碍和对口颌系统健康的损害，通常采用人工替代材料来恢复缺失牙的解剖形态和生理功能。常用的修复方式包括固定义齿、可摘局部义齿、种植义齿等。

一、牙列缺损的分类

　　关于牙列缺损分类的方法层出不穷，多年来学者们对牙列缺损患者的软硬组织关系进行了深入探讨。多年前 Cummer、Kennedy、Bailyn 等一批知名学者就率先提出了牙列缺损的分类方法。这些方法在修复领域至今影响广泛，但是这些分类主要是针对于活动义齿的设计。目前没有一种被普遍认可的牙列分类方法，在美国大多数牙科学校中均使用 Kennedy 分类。

　　Kennedy 分类将牙列缺损分为 4 类：第Ⅰ类为双侧后牙游离端缺失；第Ⅱ类为单侧后牙游离端缺失；第Ⅲ类为单侧非游离端缺失；第Ⅳ类为跨中线的前牙缺失。

　　Kennedy 分类的实用性较差。Applegate 等学者还提出了应用 Kennedy 分类的一些具体法则。如：第四类为单缺隙、无亚类，其余三类均按照除主要缺隙外另存的缺隙数分有亚类。即如果除主要缺隙外，还有一个缺隙则为第一亚类，有两个缺隙则为第二亚类，依次类推。若前后都有缺牙，则以最后的缺隙为基准。若牙弓两侧后牙都有缺失，且一侧为远中游离端缺牙，另一侧为非游离端缺失，则以游离端缺牙为基准，纳入第二类，另外缺隙数以亚类区别。若牙弓的最远端牙齿（如第三磨牙或第二磨牙）缺失但不修复，则不在分类之列。

　　Kennedy 分类法表达了缺牙间隙所在的部位，体现了可摘局部义齿基板与基牙的关系，方法简单，容易掌握。然而，如同其他分类法一样，Kennedy 分类法存在一定的局限性。首先该分类法只能表明缺牙部位、缺牙间隙的数目，不能反映缺牙数目及前牙复杂的缺失情况；其次，亚类无法表明部位，因而不能反映缺牙对不同口腔生理、患者心理、功能的影响。另外，该分类法不能反映缺牙区牙槽骨及软组织状况，不能为口腔种植修复提供临床指导。

二、牙列缺损的种植分类

Misch 和 Judy 于 1985 年在 Kennedy - Applegate 分类系统的基础上，根据缺牙区骨量的差异构建了牙列缺损的 4 种种植分类，为其后治疗方法和原则的选择奠定了基础（表 7 - 1）。

表 7 - 1　牙列缺损的种植分类

第一类：双侧游离缺失，缺牙区近中区域有天然牙存在	
A 亚类	1. 缺牙区有足量的骨宽度（>6 mm）、高度（>12 mm）、长度（>7 mm）。
	2. 种植体负载方向与长轴之间夹角在 30°内。
	3. 牙冠高度小于 15 mm。
	4. 可行种植体植入术或常规冠修复。
B 亚类	1. 缺牙区牙槽骨宽度中等（2.5~6 mm），高度（>12 mm）和长度（>6 mm）充足。
	2. 种植体负载方向与长轴之间夹角在 30°内。
	3. 牙冠高度小于 15 mm。
	4. 种植时可通过牙槽骨修整术、植入小直径种植体或骨增量技术来弥补牙槽骨宽度不足的状况。
C 亚类	1. 缺牙区骨量不足，种植体失败风险增加。这其中包括骨宽度（C - w）严重不足、长度不足、高度（C - h）不足或负载角度不良。
	2. 牙冠高度大于 15 mm。
	3. 对于 C - w（骨宽度）不足者可选择骨修整术和骨增量术；C - h（骨高度）不足者可选择骨膜下种植体、盘状种植体或行骨增量技术。
	4. 进行根形种植体植入时应考虑骨增量技术或下颌神经解剖术。
D 亚类	1. 缺牙区牙槽嵴严重吸收，累及牙槽嵴基底部。
	2. 牙冠高度大于 20 mm。
	3. 此类情况通常需在前期进行骨增量术，再行种植体植入术。
	注意：如果双侧缺牙区属于不同的亚类，先描述右侧的情况。（例如：第一类，亚类 A，B）
第二类：单侧游离缺失，缺牙区近中区域有天然牙存在	
	亚类 A ~ D（同第一类）
第三类：单侧后牙非游离缺失，缺牙区近远中均有天然牙存在	
	亚类 A ~ D（同第一类）
第四类：缺牙区位于牙弓前部，且缺牙间隙越过中线	
	亚类 A ~ D（同第一类）

在本章牙列缺损的种植修复中，仅按照多牙缺失与单牙缺失、前牙缺失与后牙缺失简单分类。

三、牙列缺损的修复

（一）固定义齿

固定义齿（FPD）是利用缺牙两端或一端的天然牙为支持，将义齿粘接固定于基牙上，患者不能自行摘戴。其结构类似桥梁，故又称为固定桥。固定义齿适用于缺失牙数目不多，与缺牙间隙相邻牙牙周较健康的情况。如果缺失牙数目多，或邻牙牙周健康不佳，或有明显牙槽嵴组织缺损者，则不适合固定义齿修复。

（二）可摘局部义齿

可摘局部义齿（RPD）是患者可以自行摘戴的牙列缺损修复体，主要通过卡环和基托等固位装置使修复体固定在余留牙上，以靠余留牙和牙槽嵴支持，恢复缺失牙及其周围缺损组织的解剖形态和生理功能。

与固定义齿比较，可摘局部义齿的优点是适应证广泛，很多不适合采用固定义齿修复的情况均可采用可摘局部义齿修复。例如缺失牙数目多、基牙牙周健康不理想、存在组织缺损等情况。可摘局部义齿修复时不需要像固定义齿那样大量磨除基牙。可摘局部义齿的费用较固定义齿低，义齿损坏后方便修理，如果另有牙齿缺失可在原义齿上添加人工牙。可摘局部义齿的缺点是义齿基托体积大，初戴时常有恶心不适和发音不清，义齿与天然牙及组织间容易积存食物残渣和软垢，每天必须要反复摘戴义齿和清洁，否则影响余留牙的健康。

（三）种植义齿

种植义齿是将种植体植入缺牙部位的颌骨内，经过特殊处理的种植体表面与骨组织之间形成紧密结合（骨结合）。种植体相当于人工牙根，与种植修复体连接，起到固定义齿、承受咬合力的作用。牙列缺损患者的种植义齿可采用粘接或螺丝固定。种植义齿可获得良好的固位，最大限度地恢复咀嚼功能，避免或减少切割牙体组织，防止或减缓牙槽骨萎缩吸收。患者不需摘戴义齿，舒适美观，使用方便，咀嚼功能好。缺牙较多的患者，也可采取种植覆盖义齿修复，患者可取下义齿清洁。种植义齿修复的治疗周期长，费用较高。能否进行种植修复需考虑种植部位骨组织的质量、缺牙间隙、余留牙和全身健康状况。随着种植技术的发展，种植义齿的优越性已得到医师及患者的认可。种植义齿已成为牙列缺损修复的首选修复方法。

（张先锋）

第二节　种植印模技术

印模是物体的阴模。口腔印模是口腔有关组织的阴模。口腔种植印模与常规修复印模技术相比有所不同。由于种植体的骨结合形式有别于自然牙，因此无法补偿任何精确度上的缺陷。因为由此而产生的应力会通过种植体转移到周围组织内，进而造成一些临床症状，如基台的松动或者种植体周围发炎甚至坏死。因此，种植印模必须精确以确保种植修复体上部结构无应力的就位。口腔种植印模的制取是口腔种植修复工作中的重要步骤，其质量直接关系到最终的修复效果。因此临床医生必须熟练掌握种植印模制取技术。

一、种植印模材料

取制印模时采用的材料称为印模材料。在临床工作中，取得准确的印模，除与医师操作技术的熟练程度有关外，还与印模材料的选择有关。在材料的选用上，需要对印模材料的种类、特点、组成、性能、应用范围作充分的了解，这样才能根据不同的修复要求，选择相应的印模材料，使取制的印模准确地反映口腔有关组织的情况。因此，种植修复医师必须熟悉口腔印模材料，掌握每一类材料的特点，做到合理选用。口腔种植修复工作中常用的印模材料有硅橡胶印模材料和聚醚橡胶印模材料。

（一）硅橡胶印模材料

硅橡胶印模材料属于人工合成的富有弹性的高分子印模材料，它的出现开创了口腔修复技术的新时代。硅橡胶印模材料具有良好的生物相容性，对全身和局部组织无毒性、无刺激性、无致敏性、无特殊气味。硅橡胶印模材料还具有良好的弹性、强度，并且体积收缩小，制取的印模精确度高、化学稳定性好，与模型材料不发生反应，容易脱模，是理想的印模材料。硅橡胶印模材料按照化学反应的不同，分为缩合型硅橡胶印模材料和加成型硅橡胶印模材料两种类型。

缩合型硅橡胶印模材料称为Ⅰ型硅橡胶印模材料，出现于 20 世纪 50 年代。由于它尺寸稳定，取模精确，在临床上得到了广泛的应用。缩合型硅橡胶是以硅羟基与其他活性物质之间的缩合反应为特征，在室温下交联成为弹性体的硅橡胶，产品分为单组分包装和双组分包装两种形式。

加成型硅橡胶印模材料又称为Ⅱ型硅橡胶印模材料，其主要成分是甲基乙烯基硅氧烷。加成型硅橡胶印模材料出现于 1976 年，它的精确性更高，变形更小，弹性更大。加成型硅橡胶是在无溶剂硅树脂和缩合型硅橡胶的基础上发展起来的，它的硫化机制完全不同于前述的缩合型体系，是通过含乙烯基的聚二有机硅氧烷与低分子量的含氢硅油在催化剂作用下交联成网状结构。加成型硅橡胶印模材料的主要成分是低分子量的聚甲基乙烯基硅氧烷，含氢硅油交联剂，贵金属氯化物催化剂，以及一些填料。加成型硅橡胶由于在凝固反应中是分子的加成反应，因而在固化过程中几乎没有低分子物质释放出，反应后无水和醇等副产物，其稳定性优于缩合型硅橡胶，印模的精确度更高。加成聚合性硅橡胶印模材料凝固后尺寸更加稳定，操作时间短，在口内凝固快，印模精度高，操作性能好。加成型的压缩永久变形为 0.2%~0.3%，远远低于 ADA 标准值 2%，是缩合型值的 1/5~1/8。另外，加成型硅橡胶印模材料是以黏度相同的橡胶成分等量混合使用，给临床工作带来了方便。

凝固时间是指从材料调和开始至凝固，成为弹性固体的时间，而完全硫化在凝固后还将持续一段时间，因此通常在取模后 30 分钟再灌注石膏模型。缩合型硅橡胶印模材料的凝固时间一般为在室温（23℃）下 10 分钟，口腔温度下 3~6 分钟。凝固速度受室温及加入催化剂多少的影响。加成型硅橡胶印模材料由于侧链增加了双键，凝固时间缩短，临床操作时间较缩合型短。

缩合型硅橡胶印模材料取模后经 24 小时其尺寸收缩变化为 0.1%~0.3%。因为在口内由催化剂激发的快速硫化反应并不完全，在印模取出后反应还在缓慢进行，因而伴有轻微的体积收缩。其次是由于硫化过程中产生空隙，印模形成后乙醇挥发使材料轻度收缩。收缩的程度与材料的性能和填料的比例有关。加成型硅橡胶印模材料取模后 24 小时内收缩变化约为 0.1%，也受填料的影响。由于两者体积收缩均不大，无明显临床意义。

缩合室温硫化型硅橡胶具有良好的化学稳定性。在高温热空气条件下，硅橡胶均很稳定。实验证明，普通硅橡胶在 250℃下，不会激烈分解，经特殊配制的胶料在 300℃时能保持稳定，在 200℃热空气中，使用寿命为 10 000 小时，在 150℃下使用寿命可达 30 000 小时。硅橡胶在各种条件下，都具有较好的抗老化性能。在弱酸或弱碱生理盐水中，性能几乎没有变化，经高压煮沸灭菌后性能不变，即使硅橡胶浸泡在 3% 的盐水中 30 个月，物理性能变化也很小。

（二）聚醚橡胶印模材料

聚醚橡胶也属于人工合成的弹性不可逆印模材料。聚醚橡胶印模材料由不饱和聚乙烯醚橡胶、填料、增塑剂乙二醇醚及催化剂苯亚磺酸钠组成。20 世纪 60 年代，该材料最先在德国应用，经过 40 多年的发展，目前已成为临床工作中广泛使用的一类弹性体印模材料。它具有强度大、弹性恢复能力强、凝固快速、尺寸稳定性高、亲水性好及反应过程中不产生副产物等优点。聚醚橡胶印模材料常用于制取无严重倒凹的精密印模，精度明显高于缩合型硅橡胶和聚硫橡胶印模材料。

聚醚橡胶聚合反应是由于聚乙烯醚橡胶分子末端含有活性的乙撑亚胺基，在催化剂苯亚磺酸钠的作用下，开环产生交联反应，使低分子量的聚乙烯醚凝固成高分子量的弹性体。反应过程中不产生副产物，凝固体积变化小，性能稳定，硬度、韧性和弹性比聚硫橡胶和硅橡胶好。聚醚橡胶的另一优点是能吸收少量水分，如灌注模型后，稍微膨胀，补偿印模材料本身的收缩，使灌注模型的模型体积变化很小，准确性高。聚硫橡胶邵氏硬度可达 60，属于硬质材料，不宜作为倒凹大而复杂的印模，使其应用受到一定限制。聚醚橡胶属亲水性聚合物，凝固后不宜放在比较潮湿的地方或浸泡在水中，以免吸水后体积膨胀，影响印模的准确性。

二、种植印模方法

种植印模根据使用的托盘是否开窗分为开窗式印模和闭合式印模，根据转移的目的可以分为基台转移印模和种植体转移印模。下面以 Struamann 种植系统为例介绍 4 种取模方法。

（一）开窗式印模

使用开窗的托盘和中央带有固定螺丝的转移体制取的印模，称为开窗式印模。开窗式印模的精确度更高，但是在磨牙区操作相对困难。适用于印模帽无法就位或就位不牢者、颌龈距过小无法应用实心基台者。

开窗式印模时先将转移体用螺丝固定在种植体或基台上，在患者口内试戴开窗的个别托盘，调磨开窗位置，确保固定螺丝能从开窗处穿出，封闭转移体螺丝孔避免印模材料进入。然后在转移体周围注射适量调拌好的聚醚或硅橡胶轻体印模材料，再将盛有印模材料的托盘在口内就位，待印模材料凝固后从螺丝孔处拧松固定螺丝，转移体会固定在印模材料内从患者口内一起取出，然后将替代体通过螺丝固定在转移体上，灌注石膏模型。这种印模技术即称为开窗式印模技术。

（二）非开窗式印模

使用封闭式托盘和中央不带有固定螺丝的转移体制取印模的方法称为非开窗式印模。非开窗式印模操作相对简单，但印模精度低于开窗式印模，适用于个别牙缺失的简单种植修复或制取初印模。

取开窗式印模时，先将印模帽卡在种植体或基台上，确认就位后安插印模柱，将盛有硅橡胶或聚醚印模材料的封闭式托盘在患者口内就位，待印模材料凝固后取出，印模帽和印模柱就随印模材料一起取出，然后将替代体按指定方向插入印模柱内。这种印模技术称为闭合式印模。

（三）基台水平印模

取印模的目的是将基台在口腔内的位置和方向转移到工作模型上，称为基台转移印模。这种印模方法较为简单，避免在修复体制作过程中磨损或破坏种植基台，可以保证种植体和基台之间的精密吻合。适用于不需要调改基台的病例，但是难以保证多个基台的共同就位道。

取模时，先去除愈合螺丝，然后选择合适的种植修复实心基台，安装在种植体上，调磨对𬌗牙或邻牙，确保有足够的种植修复体制作空间。在进行种植联冠或桥修复时要注意基台的共同就位道，如果无法取得共同就位道则应部分或全部改为种植体转移印模。用专用棘轮扳手将基台固定在种植体上，随后安装印模帽和印模柱，用硅橡胶或聚醚印模材料取模，完成印模后将替代体安插至印模柱内，灌注石膏模型，获得带有基台替代体的工作模型。

（四）种植体水平印模

取印模的目的是将种植体在口腔内的位置和方向转移到工作模型上，也称为根转移印模。这种取模方法可以在口外的工作模型上选择合适的可调改基台，适用于多颗牙缺失的桥修复和需要使用角度基台调整共同就位道时。

去除愈合螺丝后，直接将印模帽和印模柱安装在种植体上，完成印模后再将种植体的替代体安装在印模柱上，然后灌注石膏模型，获得带有种植体替代体的工作模型。在工作模型上选择中央螺丝固位的空心可调改基台，也可选择角度基台调整共同就位道，基台调磨合适后制作修复体上部结构。

三、种植印模步骤

（一）基台转移、非开窗式印模（以 Struamann 种植系统为例）

（1）用 SCS 螺丝工具卸下种植体上的愈合基台，冲洗种植体顶端，彻底清洁并吹干种植体内部。

（2）根据缺牙区的牙颌龈距离选择合适的实心基台，Struamann 系统的实心基台有 3 种高度，分别用 3 种不同的颜色标记，其对应的转移系统也以相同的颜色标记。使用基台固定扳手将实心基台旋入种植体后，用棘轮扳手和扭矩控制器以 35N·cm 的力矩锁紧。

（3）按照基台高度选择相应的转移体，将印模帽按压到基台上，可闻"咔哒"声，表示印模帽完全就位，将印模柱的定位平面与基台的抗旋转平面相对应后插入印模柱。需要注意的是转移体的颜色标记非常重要，一定要与基台一致。

（4）选择合适的印模托盘或制作个别托盘，试戴合适后，将硅橡胶或聚醚橡胶置于托盘中，吹干口腔内种植区及牙颌面，注射精细硅橡胶，然后将盛有硅橡胶的托盘在口腔内就位。

（5）4~5 分钟硅橡胶凝固后，将托盘从口内取出，此时转移体随硅橡胶一同被带出口腔。检查印模是否完整，确认转移体无移位后安装替代体。

（6）安装基台替代体之前需清洁印模，防止将软组织或印模碎片夹入替代体与转移体之间。注意替代体的颜色与基台及定位转移体的颜色一致，替代体在转移体内就位时发出"咔哒"的声响，表示替代体已完全就位。

（7）将基台保护帽用临时粘接剂固定在基台上，以维持种植体周围软组织形态并保护基台，也可以用临时修复体修复。

（8）检查确认印模完整、清晰后将印模送到技工室灌制工作模型。

（二）种植体转移、开窗式印模（以 Struamann 种植系统为例）

（1）用 SCS（screw carrying system）螺丝工具卸下种植体上的愈合螺丝，冲洗种植体顶端，彻底清洁并吹干种植体内部。

（2）在种植体上方安装带有固定螺丝的种植体转移杆，将转移杆的八角与种植体内的八角相对应后，拧紧固定螺丝。

（3）用成品托盘在种植体相应部位打孔或制作个别托盘，试戴合适后，先在种植区及牙齿牙颌面注射精细硅橡胶，然后将盛有硅橡胶的托盘在口腔内就位。同时用手指压住开孔处，确定转移体的固定螺丝能够从开孔处穿出。

（4）等待 4~5 分钟硅橡胶凝固后，用 SCS 螺丝工具拧松固定螺丝，上下提拉确定完全脱位后，将托盘从口内取出，此时转移体随硅橡胶一同被带出口腔。

（5）检查印模是否完整，确认转移体没有移位后安装种植体的替代体。

（6）安装替代体之前需清洁印模，将种植体替代体的内八角与转移体的外八角相对就位后，轻轻拧紧固定螺丝，替代体即被固定到转移体上。

（7）将愈合基台安装到种植体上以维持种植体周围软组织形态。

四、灌注工作模型

（一）制作人工牙龈

人工牙龈材料选择黏度较高的硅橡胶，有一定弹性，可以复制工作模型中替代体周围的牙龈组织。首先，在印模工作区和替代体周围涂上分离剂；然后将人工牙龈材料用混配枪或手工调匀，用注射器注射到替代体周围，注射高度需高出转移体与替代体接缝处 2 mm 左右。注射范围近远中向以邻牙为界，避免将人工牙龈注射到邻牙区，唇舌向覆盖牙槽嵴顶区。注射完成后，待人工牙龈初步凝固后，用尖刀片修整边缘，在唇舌向边缘形成 45° 斜面，增加人工牙龈的稳定性，切削近远中面，形成上窄下宽的外形，以利于人工牙龈的取戴。人工牙龈硬固后，准备灌注工作模型。

（二）灌注工作模型

应选择膨胀率小的超硬石膏灌制工作模型。超硬石膏是一种改良的人造石，压缩强度 50~110 MPa，布氏硬度大于 17，硬度和强度都比人造石大，流动性也好。其混水率为 0.22%，膨胀率为 0.085%。最好在真空搅拌器内调拌，以避免产生气泡。要严格控制水粉比例，以确保模型的清晰度和准确性。真空搅拌机下搅拌 30~50 秒，然后在振荡器上灌注石膏模型，避免形成气泡。灌模 40 分钟后石膏硬固，可将印模与模型分离，获得带有替代体的工作模型。

（涂维亮）

第三节　单牙缺失的种植修复

单牙缺失首选的治疗方案是选择合适的种植体进行种植修复。上颌中切牙缺失种植修复难度较高，为了获得理想的治疗效果，可能需要多次手术，进行软硬组织的重建和种植体植入。尽管如此，单牙缺失后大部分患者仍然会首选种植修复。

一、单牙缺失的常规修复

单颗牙齿缺失是在牙科修复中常见的问题。随着口腔保健意识的增强，很多患者在多牙缺失之前就会就诊，所以临床工作中单牙缺失后修复的比例也在逐渐增高。

单牙缺失时，缺牙位置不同则修复方式有差异。单颗缺失后可行可摘义齿（RPD）、固定义齿（FPD）以及种植义齿等方式修复。无论选择哪一种方式，都要在术前仔细评估缺牙区的状况，包括缺牙区近远中距、龈𬌗距以及牙槽骨高度和宽度。如果没有足够的修复空间或牙槽骨骨量，若不在前期进行合理的处理，就无法完成修复。

可摘义齿（RPD）是单牙缺失的常规修复方案之一。可摘义齿一般适用于修复连续 3 颗以上的后牙缺失，单牙缺失患者一般不愿意接受可摘义齿修复。多颗牙齿缺失时行可摘义齿修复具有以下几个优点：①便于维护邻牙的健康；②当缺牙位于美学区域并伴有较多组织缺损时可恢复软组织形态，维持唇部的丰满度；③对邻牙的牙体预备量较少；④费用低廉。然而在单牙缺失时如果用可摘义齿修复并没什么优点。单牙缺失患者接受可摘义齿治疗的原因通常只有两个：其一是为恢复美观，其二是为维持缺牙间隙。但是可摘义齿修复不能保存骨组织，义齿设计不良时会加速骨质吸收，而骨组织的丧失会影响修复的美学效果，并给以后种植义齿修复带来困难。

单牙缺失也常采用固定桥（FPD）修复。固定义齿较美观舒适，咀嚼功能好，而且修复简单易行，治疗周期较短，只需要 1~2 周，也不需要过多考虑缺牙区软硬组织的问题，在过去多年中被认为是理想的修复方式。

固定义齿修复失败时可能需要对基牙进行牙髓治疗，甚至不得不将严重龋坏或松动的基牙拔除，这样后期修复时就不得不增加基牙的数目和延长桥体的长度。因此应当掌握 PFD 修复的适应证和禁忌证。固定义齿修复体的禁忌证有基牙松动、美学区软硬组织不足、患者不愿对邻牙进行牙体预备、髓腔宽大的年轻患者。

二、单牙缺失种植修复的优点

单牙缺失的最佳治疗方案是种植修复。1990 年之前关于单牙缺失后种植修复远期疗效的研究报道还很少，1990 年之后单牙种植修复的研究报道逐渐增多，修复成功率也逐渐增高。

尽管单颗后牙种植修复是一种较新的治疗方式，但目前关于它的研究文献多于其他修复方式。如果不算早期的报道，种植修复后 10 年的成功率达到 94.6% 以上。有学者对文献进行回顾性分析，自 1981 年至 2003 年单颗后牙种植修复的成功率最高，平均达到了 97%，报道最多的并发症是螺丝松动，但不会导致修复体或种植体的失败。

在单颗牙齿缺失的各种治疗方案中种植修复的成功率最高，且邻牙的并发症最少。另一方面，现代种植修复技术作为一种新方法、新技术应用时间还不长，远期疗效报道还较少，而最近的研究结果表明种植修复的成功率远高于固定义齿或可摘义齿。

早期单牙种植的失败率也许高于固定义齿，随着种植技术规范的不断完善，以及种植体表面处理技术的不断发展，种植修复的成功率逐渐增高。另外，从远期疗效来说，种植修复的性价比也更高。当邻牙健康且患者不愿过多磨除健康的邻牙时，种植修复是单牙缺失的最佳治疗方案。

种植义齿美观舒适；不需要对邻牙进行牙体预备，降低了邻牙发生龋坏、牙髓炎、牙周炎的风险；利于保存缺牙区牙槽骨。种植修复即便失败也不像固定桥修复那样有导致邻牙损伤甚至需要拔除的风险。

三、单牙种植修复的禁忌证

随着各类口腔种植植骨技术、植骨材料的应用，种植系统的不断完善，以及影像技术和数字化技术的发展，目前单牙缺失、多牙缺失及无牙颌患者理论上均可接受种植修复治疗。单牙缺失属于较为简单的种植修复方式，风险相对较小，但也要在术前对患者的全身及缺牙区局部状况进行认真评估。

全身健康状况不良，会影响种植修复手术。例如心血管系统疾病患者，不能耐受手术，如果病情控制较好，心功能分级为Ⅰ、Ⅱ级，也可在心电监护下进行简单的种植手术。血液系统疾病，如红细胞或白细胞性血液病，凝血机制障碍等；严重的内分泌代谢障碍，如未受控制的糖尿病；长期服用特殊药物影响凝血或组织愈合能力者；严重的系统性免疫性疾病；过度嗜好烟酒、神经及精神疾患者；妊娠期患者均会影响修复效果。

缺牙区局部状况也会影响种植修复的效果。后牙缺牙区的近远中距至少应该达到6.5 mm，颌龈距离较小时则应考虑固定义齿修复。如果间隙不在美学区域，且邻牙由于和对颌存在咬合关系不会出现倾斜或过萌，可以考虑不修复缺失牙。如果患者有修复的要求，可行正畸种植联合修复，术前通过正畸调整缺牙间隙和咬合距离，或者将过度伸长的对颌牙行去髓术后截冠。

当邻牙的动度达到二度，而其他牙的牙周指数尚在正常范围之内时，固定义齿是较理想的修复方式。当邻牙松动度较大时，如果进行种植修复，由于种植义齿动度小，会形成早接触，结果种植体会承受松动牙的咬合力，因此在邻牙重度松动时不宜种植修复。有时候，种植义齿治疗周期过长也会使患者放弃种植修复，而固定义齿修复体可以在1周内完成。

总体来讲，单牙缺失后种植修复是较为理想的治疗方案，风险相对较小，但存在一些全身和局部禁忌证。需要在全身系统性急性疾病得到控制以后再行种植手术。术前要进行病例分析讨论，对于牙槽骨骨量不足的患者，可行骨增量技术；对于对颌牙伸长、邻牙倾斜的患者可先行正畸或牙髓治疗，为种植修复提供义齿修复空间。

四、种植体的选择

口腔种植学是以修复为导向的，在决定种植体的类型、数目和位置之前，先要确定最终修复的设计形式。种植医师应该明白种植的部位、设计和种植体的数目选择都是以修复为目的，并经过医师和患者进行交流和探讨，得到患者同意而做出的最后决定。一旦决定进行种植修复，则必须按照种植义齿的要求和一系列严格的程序进行。本质而言，各个公司提供的修复系统彼此相似，进行何种形式的修复要具体根据力大小、种植体数目和直径、患者的经济情况、美观和功能要求而定。

口腔种植体按其种植的部位和组织层次不同可分为4类：骨膜下种植体、黏膜内种植体、牙内骨内种植体和骨内种植体。其中骨内种植体是目前国内外临床上应用范围、数量最大的一类种植体，其形状有螺旋型种植体、柱状种植体、叶状种植体、锚状种植体、穿下颌种植体、下颌支支架种植体。现在临床上常用的是螺旋型种植体、柱状种植体，种植体表面一般都经过特殊处理。按照种植义齿植入过程可以分成两阶段式和一阶段式种植体。两阶段式种植体在第一阶段手术中将种植体植入牙槽骨，术后完全为黏骨膜覆盖，使种植体周围骨组织愈合在一种受到保护的无菌环境进行，经过一段适当的愈合期，再进行二期手术，使种植体的埋入部分通过穿过黏膜的基台伸入口腔环境。基台和植入部分可以以螺丝或水门汀相互连接。一段式种植体只需一次手术植入，种植体牙冠部分深入到口腔，种植体的牙冠部分要避免咀嚼刺激干扰愈合过程，术后需要仔细地维持口腔卫生，现有的文献资料表明二者的成功率接近，但临床应用较多的为两阶段式种植体。

单牙缺失时，种植修复常见的问题是基台螺丝松动。颈部组件和基台的特殊设计可以减少螺丝受力、基台松动的发生。种植体必须有抗旋转结构（内八角或外八角），这个结构越深传导至螺丝的力就越小。

带螺纹的种植体比圆柱型种植体功能面积更大，锥形种植体的功能面积小于各壁平行的种植体。当种植体内连接为内八角设计时，种植体的直径要保证在 4 mm 以上来保证其强度，降低折断的风险。

种植体直径取决于缺牙间隙的近远中向和颊舌向宽度。基台连接部周围 1.0~1.4 mm 会出现角型吸收，如果种植体与邻牙过近，会出现骨吸收。如果种植体唇面骨壁厚度少于 1.4 mm，常常会发生骨吸收并导致种植失败。种植体周围水平向的骨吸收会导致探诊深度的增加，并加速软组织的退缩，这会影响菌群和颈部的软组织美学形态，这也是较粗种植体更易发生软组织退缩的原因。较理想的情况是种植体与邻牙需保持 1.5~2.0 mm 的间隙，与颊舌侧也应有 1.5 mm 的间隙。因此种植体的直径应该比缺牙区近远中向和颊舌向宽度都小 3 mm 以上。一般来讲，磨牙区较前磨牙区种植体直径更大。

种植体的理想宽度应该与缺失天然牙釉牙骨质界下方 2 mm 处的直径一致。另外，还应该注意两邻牙牙根间的距离。理想情况下，两邻牙釉牙骨质界下方 2 mm 处的距离应比种植体直径大 3 mm。对患有中重度磨牙症的患者，或者在后牙区植入种植体时，咬合力较大，较粗的种植体可以降低固位螺丝的松动率，减少颈部骨吸收，并降低种植体远期失败率。

五、前牙种植修复

随着种植体存留率和成功率的不断提高，种植修复在恢复患者的咀嚼功能恢复方面已经取得了令人满意的临床效果。在种植高成功率的基础上，追求达到理想的种植修复美学效果逐渐成为国际种植修复领域关注的热点和难点。种植修复已经不能仅满足于实现骨结合，而是要实现良好的美学修复，达到功能与美学兼顾。需要从美学修复考虑进行无创拔牙、粘接桥临时修复、非牙槽嵴顶翻瓣种植技术、种植体支持的临时冠牙龈成型等一系列的治疗过程，在种植修复的各个阶段均对种植术区软硬组织进行成型，最终达到较为理想的美学修复效果。

前牙区属于美学区域，患者的高期望值、较高的美学要求和软硬组织的缺损情况增加了前牙修复治疗的难度。种植修复单颗上颌前牙是口腔种植修复中的难题。在术前应认真评估影响前牙种植修复的各种风险因素，包括患者的全身状况和缺牙区局部的软硬组织状况。

（一）患者的期望值

随着种植修复技术的普及，大众对种植修复的了解也越来越多。广告中宣传的种植修复效果往往使患者抱有不切实际的期望。对于骨质条件差、缺牙间隙过大或过小、颌龈距过高或过低、软组织缺损较多以及牙龈薄、笑线高的患者，存在较高的美学风险，应在开始制订治疗方案之前与患者进行充分的沟通，告知其种植修复存在的美学风险，降低其期望值。另外，也要保存好术前、术中及术后的照片资料，以便进行对比分析。

（二）年龄因素

先天缺牙患者能够接受种植治疗的最小年龄尚有争议。在前牙区进行固定义齿修复的儿童患者，由于邻牙髓腔宽大易发生牙髓炎。如果骨量充足，医生一般希望在骨质吸收之前进行种植修复。但是种植义齿会影响颌面部的生长发育。

由于种植义齿就像骨粘连的牙齿一样，不会随着邻牙萌出，不会随着颌骨的发育而移动，所以年轻患者在种植术后 10 年时种植体的位置就会显得不合适。重新制作牙冠也许能够解决美观问题，但是由于存在较深的盲袋，后期容易引起牙龈退缩、种植体周围炎等问题。

Misch 等学者为判断年轻患者是否可以接受种植修复提供了 4 条标准。认为女性患者年龄至少应在 15 岁以上，男性患者至少应在 18 岁以后；接受种植的患者应该表现出明显的第二性征；患者身高也应比同龄人高一些，而且在 6 个月内身高没有变化。如果符合上述标准，患者的颌骨前部发育就完成了，可以接受种植治疗。

（三）笑线高度

患者微笑时的唇线又称为笑线，笑线的高度与患者微笑露出的牙体及其支持组织的量有关。拥有完美的微笑要考虑各个方面的因素，包括脸、嘴唇、牙龈和牙齿的形状和大小。笑线有低位笑线、中位笑线和高位笑线之分。低位笑线患者微笑时上下牙列显露的比例相似，或者下牙列显露较为明显。此类患者的美学修复效果主要与上颌前牙显露的部分有关。口唇可以遮挡牙龈组织，降低美学风险。中位笑线患者主要显露上前牙的大部分，有时也显露少量的牙周支持组织，如果露出牙龈，一般在 2 mm 以内。中位笑线患者美学风险较低位笑线患者增加。高位笑线患者通常以整个上颌前牙和较多的牙周暴露组织为特征。由于牙龈完全暴露，修复体的任何瑕疵都可以看到，修复风险显著增加。

（四）牙龈的生物学类型

依据牙龈厚度不同，可将其分为厚牙龈生物型、中厚牙龈生物型和薄牙龈生物型 3 类。

厚牙龈生物型患者附着龈宽而厚，在上颌前牙缺失时不易发生牙龈退缩。较厚的牙龈组织能够有效遮挡种植体和龈下金属结构的颜色，从而降低美学风险。而且厚牙龈生物型较为稳定，有利于维持种植体周围软组织美学效果。但是厚牙龈生物型较薄牙龈生物型易继发术后瘢痕，手术时需特别注意。

中厚牙龈生物型患者的美学风险增高，种植修复的远期效果可预期性降低。可能兼具厚牙龈生物型和薄牙龈生物型的特点，例如有的牙龈乳头细长，有的圆钝。

薄牙龈生物型患者附着龈细而薄，牙龈乳头细长。牙齿缺失后易发生牙龈萎缩，增加了美学修复的难度和风险。在牙槽嵴高度充足、牙周组织健康时，薄牙龈生物型患者能够得到良好的美学修复效果，能够形成很好的牙龈乳头形态。但是薄牙龈生物型患者牙龈的稳定性较差，在受到炎症刺激时，易发生牙龈退缩。对此类患者在制订种植修复治疗计划时，要使种植体偏向腭侧，使种植体长轴从修复体舌面隆凸穿出，并在唇侧植骨。在行种植二期手术时也要注意保存唇侧牙龈组织，在牙龈组织不足时可行转瓣，以恢复唇侧牙龈的丰满度。

（五）缺牙区近远中距

缺牙区近远中距大小决定了种植体直径的选择。传统的两段式种植体需要和邻牙保持至少 1 mm 的间隙。当小于这个距离时，就会出现种植体周围或邻牙的骨丧失。

如果缺牙区近远中距过小就需要通过正畸治疗调整间隙。另外，当侧切牙缺失时，邻牙的牙根可能会向缺隙侧倾斜，在行种植体植入术时应注意避免伤及邻牙牙根。如果患者不能接受通过正畸治疗改善间隙情况是种植的禁忌证，这种情况下可选择常规固定义齿修复。

（六）牙槽骨宽度

牙槽骨的颊舌向宽度也会影响种植体的选择。单牙缺失会导致颊侧骨壁的部分或全部吸收。由于上颌唇颊侧骨板较薄弱，所以牙槽骨的吸收一般是先从唇颊侧开始的。在前牙缺失后的第 1 年唇舌向牙槽骨宽度会减少 25%，到第三年会减少 30%~40%。所以，如果在上颌中切牙拔除术后 1 年时牙槽骨的宽度还有 6~8 mm，尚能植入种植体。而在缺牙 3 年后，大部分患者都没有足够的骨量进行种植修复了。

可用骨的宽度至少应比种植体直径大 2 mm，最好是大 3 mm 以上。直径为 3.5 mm 的种植体需要至少 5.5 mm 的牙槽骨宽度。当种植体体部直径为 3.75 mm 时，种植体颈部宽为 4.1 mm，因此缺牙区近远中径牙槽骨厚度应该在 7.1 mm 以上，颊舌向牙槽骨宽度应该在 6.1 mm 以上。

（七）牙槽嵴高度

在美学区种植时，应仔细评估种植区牙槽骨的高度，因为这会影响到软组织形态、种植体的选择和最终的美学修复效果。理想状况下牙槽嵴顶应该在邻牙釉牙骨质界下 2 mm 处。植骨术后牙槽嵴顶的位置可能会高于这个位置。

牙齿邻面的牙槽嵴高度也是一个重要的解剖因素，对保持软组织高度具有重要作用。牙槽嵴分为低平型、扇形和高凸型 3 种，理想的牙槽嵴应该呈扇形。邻面中部牙槽嵴高度一般为 2.1~4.8 mm，当高度差在 2.1 mm 以内时为低平型，高度差为 2.8 mm 时为扇形，当高度差在 4.1 mm 以上时为高凸型。牙槽嵴低平型患者适宜制作方圆形牙冠，牙槽嵴扇形者适宜卵圆形牙冠，牙槽嵴高凸型者适宜制作尖圆形牙冠。在牙槽嵴为低平型而牙齿为尖圆型时，邻牙间隙通常不能完全为软组织充填，此时牙冠邻面接触点到牙槽嵴的高度大于 5 mm。

骨增量技术能够增加种植位点的牙槽骨宽度，但是很难获得充足的牙槽骨高度。应考虑多种手段加以恢复，例如牵张成骨、外置法植骨、游离龈移植、引导组织再生等。

（八）邻牙状况

为获得理想的美学修复结果，不但要评估缺牙区软硬组织状况，还要考虑邻牙的状况。两颗上颌中切牙应该形态相似、大小一致，这是中切牙缺失修复的重要标准。如果缺牙间隙与对侧牙齿大小不一致，那么建议通过正畸的方法加以纠正。

上颌中切牙有方圆型、卵圆型、尖圆型 3 种基本形态。牙齿的形态会影响邻接点和牙龈形态。方圆型牙常能获得较好的软组织形态和牙龈乳头，因为邻接点更偏根方，不易出现黑三角。与之相反，尖圆型牙冠的邻接点更偏切端，牙龈弧度更尖，邻面接触点与牙槽嵴距离更大，连接处易出现黑三角。将尖圆型牙的软组织修复达到理想效果并不容易，即便邻面有软组织，也容易在种植术后萎缩。

（九）软组织状况

在制订治疗计划前，还应该关注牙间乳头的位置和形态。缺牙区软组织的形态和颜色应该与邻牙相似。牙齿缺失以后菲薄的邻牙间骨质吸收，牙槽骨由唇颊侧向舌腭侧斜行吸收，于是牙龈乳头也较邻牙低。牙间乳头退缩的另一个原因是邻面接点的消失。佩戴可摘义齿会加速软组织的根向退缩，所以一旦牙齿拔除后牙间乳头很少能够保持在原有高度，一般都会出现根向退缩。所以在种植治疗同期进行软组织改建是很有必要的。

应仔细检查缺牙区邻牙的牙龈形态。尖圆型牙冠的牙颈部较窄，而邻接点处较宽，容易出现黑三角间隙。如果缺牙区邻牙出现这种状况，那么种植义齿的牙龈乳头也容易出问题。

（十）前牙区过渡性修复

成功的种植美学修复不仅要求修复体与天然牙齿的形态和牙色一致，种植修复体周围的软组织也应与邻牙软组织外形达到协调。牙齿拔除后软硬组织的改建随即开始。从牙齿拔除到种植修复完成的周期较长，使得牙龈软组织的保存、维持和成型非常困难。为获得理想的种植修复美学效果，通过过渡性义齿对种植体周围软组织形态的美学成型和维持已经成为种植美学修复的重要内容。

缺牙区软硬组织状况是种植美学修复的基础。如果能够较好地保存拔牙区软硬组织，则为后期种植体植入正确位置、获得理想的美学效果奠定了基础。与硬组织的维持相比，维持软组织的最初形态更为困难。牙齿拔除后，拔牙窝龈缘周围的软组织由于失去了牙体组织的支撑开始塌陷收缩，拔牙窝开始愈合。对拔牙窝愈合期的软组织干预十分困难。目前临床上通常采用简单局部义齿或压膜过渡义齿用作种植体植入前的临时义齿，但这两种义齿仅能起到临时的遮挡和有限的装饰作用，无法达到持续维持拔牙窝软组织外形的作用。

拔牙后 6 个月内是软硬组织快速改建期，这一时期软硬组织的形态变化最大。拔牙窝组织的快速改建期是对牙龈软组织进行最早干预的关键时期，如果能在拔牙后即刻对软组织进行适当的支撑和维持，减少拔牙窝龈缘周围软组织的塌陷和收缩，则可为后续的种植美学修复提供较为理想的软组织条件。在后牙非美学区进行修复，一般不做过渡义齿修复。尽管在3~6 个月的愈合期内咬合和邻牙会有变化，但这对后期修复的影响微乎其微。

1. 粘接桥修复

粘接桥作为一种永久修复的方式，存在继发龋和高脱落率两大风险。但作为种植修复愈合期的过渡性修复体则有其独特的优点。作为过渡义齿的粘接桥是在不磨除邻牙的条件下完成的，选用树脂粘接剂粘接。在种植修复过程中，拔牙后到种植体植入期间仅有 2~4 个月，一般不至于发生邻牙龋坏，对邻牙的影响较小。比可摘过渡义齿异物感小，患者舒适度高。粘接桥对符合其适应证的患者来说，是前牙区较为理想的临时修复方式，不仅能够较好地满足患者的社会生活需要，并且对牙龈软组织具有很好的支撑和维持外形作用。以粘接桥作为前牙缺失后的临时修复体，可以解决患者前牙缺失后美观和发音问题，粘接桥能够达到美观修饰的作用。另外，粘接桥可以维持拔牙后软组织形态。

由于牙齿拔出后的即刻拔牙窝软硬组织的改变和改建随即开始，但是拔牙后即刻进行粘接桥修复存在一定的隔湿困难，影响粘接效果。拔牙后 7 日，拔牙窝软组织初步封闭，上皮组织开始长入。因此应在拔牙后 7 日内完成粘接桥的戴入。

粘接桥桥体部分外形为卵圆形，深入到拔牙窝唇面龈缘下方 1~2 mm。患者应在拔牙前经排龈后制取印模，然后按天然牙存在时的牙龈曲线和龈乳头形态制取印模，在模型上刮除牙冠，制作粘接桥。牙齿拔除后，已经制作好的桥体部分不可能完全和拔牙窝相适应，临床医生需根据拔牙窝形态，对粘接桥的树脂桥体部分进行适当修整，使桥体部分适当深入拔牙窝内，唇侧边缘位于拔牙窝唇侧龈缘根方 1~2 mm，起到稳定血凝块、支撑软组织的作用。

粘接修复体有一些局限，如果邻牙釉质较薄，在修复体就位后牙齿会显得较灰黯。如果基牙松动超过二度，或者基牙之间动度有少许差异，也会造成种植体脱落。深覆颌或磨牙症患者的树脂粘接型修复体脱落的风险也更高。在缺牙间隙过大、牙冠短小或者咬合关系不良时也不适宜做树脂粘接型修复。

2. 可摘义齿修复

可摘义齿也可以作为美学区种植体愈合过程中的过渡性修复体。可摘义齿修复体在佩戴前应调磨基板，避免对伤口施加压力，以免影响伤口愈合或造成植骨材料吸收。骨结合早期阶段的负重可能会影响种植体骨结合，导致种植失败。可摘义齿作为过渡义齿可能会压迫牙间乳头，造成牙龈萎缩，影响美学效果。

3. 种植体支持的临时冠修复

种植体支持的临时冠对软组织的持续成型作用更强，不存在修复体脱落的风险，能够对软组织进行持续诱导成型，并且由于修复体起始于种植体上部表面，能够将临时修复体制作出较为理想的颈部形态，使软组织循暂时冠的穿龈形态成型。前牙美学区种植义齿永久瓷冠修复前用树脂临时冠进行诱导成型可以有效地改善种植烤瓷冠周缘的牙龈形态，使瓷冠颈部形态更加逼真、自然，美学效果更加理想。

需要注意的是牙龈成型用的临时冠在制作和外部形态上与普通暂时冠是不一致的，区别在于普通临时冠主要起保护基桩或基牙、防止牙龈增生、暂时恢复牙列及部分咀嚼功能的作用，而牙龈成型临时冠除完全具备上述功能外还起到非常特殊的牙龈压迫成型作用。在种植体支持的临时冠制作上，特别要求冠龈颈段参照邻牙及对侧同名牙齿颈部形态制作，深入牙龈下的基台并与之紧密接触，向外侧推开牙龈，压迫成型 2~3 个月，待牙龈成型后再行永久性修复。实践证实用这种临时冠牙龈成型的方法可以极大地改善种植义齿修复后龈缘的美观问题。

对上颌美学区种植义齿冠修复前用树脂临时冠进行牙龈压迫成型，使冠颈部龈缘接近自然牙齿状态，使龈缘光滑、美观，与邻牙协调一致，真正有种植冠从牙龈中"长出来"的美观效果。当然完全理想美观和谐的种植义齿冠周缘牙龈美学，是与许多因素相关的，如缺牙区的骨丰满度、牙龈的厚薄、牙龈是否存在炎症、牙龈乳头部位是否有相应的牙槽突起等。只有在满足上述条件的基础上进行牙龈诱导才能达到比较满意的美学效果。

六、前磨牙种植修复

第一前磨牙是种植修复的理想牙位。上颌第一前磨牙位于上颌窦前下方，下颌第一前磨牙位于颏孔前方，通常有充足的垂直骨量，易于种植。

笑线较高的患者，上颌第一前磨牙常处于美学区域。由于颊侧骨壁菲薄，上颌第一前磨牙拔除后会出现颊侧骨壁吸收。因此在种植时常常需要植骨，否则可能会出现软组织塌陷、牙龈退缩。为达到理想的美学效果，应避免以牙冠盖嵴部来纠正牙龈退缩。因为增加牙冠盖嵴部会影响修复体的清洁，而且无法探查唇侧龈沟。

前磨牙在釉牙骨质界下 2 mm 处的直径是 4.2 mm，所以前磨牙区种植体的最大直径一般为 4 mm。当近远中距≥7 mm 时，在双侧邻面留有 1.5 mm 的间隙。当缺牙间隙近远中距只有 6.5 mm 时推荐使用直径为 3.5 mm 的种植体。

上颌尖牙牙根一般向远中倾斜约 11°，少数情况下会向远中倾斜（32%），有时甚至会越过第一前磨牙较短的牙根。种植体长度一般比天然牙牙根要长，在种植体植入时常将种植体与第二前磨牙保持平行，这就有可能伤及尖牙牙根，其结果可能是不得不给尖牙做根管治疗，甚至最终拔除尖牙。因此在第一前磨牙区植入种植体时必须仔细评估尖牙牙根的位置和方向。有时可能需要将种植体植入方向与尖牙牙根保持平行，或植入较短的种植体。将根部 1/3 为锥度设计的种植体植入效果会比较好。

第二前磨牙根尖与下颌神经血管束或上颌窦关系密切，与前牙区相比其牙槽骨高度降低，所以在这一区域植入种植体时一般使用较短的种植体。在上颌，有时需要进行上颌窦提升术（包括开窗法上颌窦提升术和经牙槽骨底上颌窦冲顶术）。下颌第二磨牙缺牙区骨质不足时，应注意避免伤及颏孔或下颌管。

七、磨牙种植修复

第一磨牙是后牙区较常缺失的牙齿，它的近远中径为 8~12 mm。当缺牙区近远中距为 12 mm 时，如果植入直径为 4 mm 的种植体，那么在牙冠的两侧会形成 4~5 mm 的悬臂。杠杆作用会放大种植体的受力，造成种植体周围骨质吸收，而且会增加螺丝松动的可能。负荷的增大也会造成基台或种植体脱落。Rangert 等人研究了过度负荷的第一磨牙修复术后的情况，很多患者在牙槽骨吸收后继发种植体折裂。因此应尽可能选择更粗的种植体以增加种植体的强度，这样也可以增加种植体表面积、增强其抗折强度、增加基台稳定性。

当缺牙区的近远中径为 8~12 mm，颊舌向宽度大于 7 mm，应选择直径在 5~6 mm 的种植体。Langer 等人提倡在骨质不好时或种植体失败即刻补种时选择种直径更大的种植体，选用较粗、较短的种植体可以避免后牙区解剖条件的限制。

当缺牙区近远中径大于 14 mm 时，应植入两颗直径为 4 mm 种植体。两颗较细种植体的表面积要大于一颗较粗种植体的表面积，能够更有效地分散咬合力。因此如果可能的话应使用两颗种植体修复较大的磨牙区缺牙间隙，这样可以缩短悬臂，减少基台螺丝松动、折断的可能。

当后牙缺牙间隙达到 16 mm，种植体的最大直径可以通过用间隙的总宽度减去 6 mm 再除以 2 得出，这样可以得出使用两颗直径 5 mm 的种植体。

$$\frac{16 \text{ mm} - 6 \text{ mm}}{2} = 5 \text{ mm}$$

这个直径指的是种植体颈部的直径，一般较种植体体部直径宽 0.35 mm。两颗种植体应保持 3 mm 的距离，否则种植体的颈部会出现骨质吸收。保持 3 mm 或更大的间隔可以避免由垂直型骨吸收转变为水平型骨吸收。如果可能的话，在修复缺失的磨牙时应尽可能选用两颗较细种植体或一颗较细种植体加一颗较粗种植体修复缺失磨牙。

当近远中径为 12~14 mm 时，治疗方案就不好确定了。5 mm 直径的种植体会造成 5 mm

的悬臂，缺牙间隙又不足以植入两颗较细的种植体。可以考虑通过以下3种方式调整缺牙间隙，获得至少14 mm空间。

（1）对邻牙进行釉质片切，扩大缺牙区的近远中间距，缺隙远中邻牙常向近中倾斜，釉质的片切可以有效地增加间隙。

（2）通过正畸远推向近中倾斜的第二磨牙也是一种增加间隙的方法，可以先种一颗前牙种植体，以它为支抗推磨牙向远中，正畸治疗结束后再植入第二颗种植体。另一种方式是通过正畸减小缺牙间隙，再用一颗种植义齿修复缺牙。

（3）不将种植体植于牙槽嵴中央，而是将一颗种植体植于偏颊侧，另一颗植于偏舌侧，这样种植体之间的距离就可以增加0.5~1.0 mm。在下颌磨牙缺失时，将靠近中的种植体偏向舌侧植入，而靠远中种植体偏向颊侧植入，这样有利于对修复体进行清洁和维护。在上颌磨牙缺失时，将靠近中种植体偏颊侧植入，远中种植体偏腭侧植入，这样能使美学效果更好。远中部分为了便于清洁和维护，牺牲了美学效果。

缺失后牙的牙位也会影响修复方案的制定。例如，第三磨牙缺失时，通常不予修复。第三磨牙缺失后，Misch等不建议修复缺失的下颌第二磨牙。他的理由是下颌第一磨牙及其之前的牙齿承担了90%的咀嚼功能，所以修复第二磨牙一般并非出于功能考虑，多数是为了维持牙弓的完整性，但医生还是要根据患者的具体解剖状况和要求来决定。

第二磨牙在咀嚼时的受力比第一磨牙大10%，且常常出现侧颌干扰。第二磨牙缺失时，由于对颌牙伸长，种植修复空间一般不足。由于咬合力较大，修复体基台高度受限，致使修复体易崩瓷或脱落。另外，在下颌第一磨牙处下颌管与颏孔位于同一水平，而第二磨牙位置下颌管位置变化较大，在该区种植时，术后易出现下唇麻木或下颌神经血管束损伤。下颌第二磨牙区骨质也较其他区域差，骨质吸收和种植失败的风险增大。由于颌下腺窝的存在，此处种植体倾斜角度增大，使种植体颈部受力增大，骨质吸收的风险增高。由于颊肌向口内突出，在修复下颌第二磨牙时易出现咬腮。另外，下颌第二磨牙不在美学区域，种植修复的费效比不高。所以在下颌第三磨牙和第二磨牙均缺失时，可不予修复。

不修复缺失的下颌第二磨牙的弊端是上颌第二磨牙伸长，这会造成邻牙接触关系不良，龋病和牙周病的患病风险增高。如果担心上颌第二磨牙伸长，可以将下颌第一磨牙行冠修复，并使其与上颌第二磨牙的近中边缘嵴建立咬合，或者也可将上颌第二磨牙与第一磨牙进行联冠修复，阻止上颌第二磨牙伸长。

当下颌第三磨牙存在并且功能良好时，有些患者会要求恢复牙列完整，希望修复缺牙。如果骨量充足，并且出现下唇麻木的风险较低时可以修复下颌第二磨牙。

（余　添）

第四节　多颗种植体支持的固定修复

多颗种植体支持的固定修复遵守单颗牙缺失时种植修复的基本原则，但是多牙缺失进行种植修复时有其独特的特点。多颗种植体支持的固定修复由多颗种植体和上部结构两部分组成。种植体数目可以与缺牙数目相同，也可减少。上部结构包括牙冠、桥体和连接体。多颗种植体支持的固定修复可以获得良好的固位、支持和稳定，可以恢复良好的咀嚼功能。与单颗牙缺失时的种植修复相比，多颗种植体支持的固定修复对种植体植入方向和位点要求更高，要求取得共同就位道，并去除影响修复体就位的倒凹。

一、多颗种植体支持的固定修复分类

（一）种植体支持的联冠

由多颗种植体与多颗牙冠对应连接而成的上部结构，即没有桥体的种植桥。联冠可以有效分散咬合力，增加粘接固位的有效固位面积，防止食物嵌塞。在咬合力较大的后牙，或者骨质较差时，应增加种植体数目，选用联冠修复的方案，可以获得足够的支持。

（二）种植体支持的固定桥

为桥体两侧均为种植体支持的上部结构。桥体可以有多个单位，可以连续也可以间隔出现。在咬合力正常或略小时，可以适当减少种植体的数目，设计桥体来代替联冠修复中的某些单位。减少种植体的数目，降低了治疗的成本，也方便医师操作。

（三）种植体与天然牙联合支持的固定修复

种植体与天然牙联合支持的固定修复还有争议。天然牙与骨组织之间有牙周膜，而人工种植体周没有牙周膜，所以将两种性质不同的基牙相连会遇到特殊的修复力学问题。

牙周膜具有黏弹性，可以将咬合力分散到牙槽骨上，对载荷起到延迟作用，明显缓冲受力，避免应力集中。牙周韧带可以将咀嚼压力转化为牵引力，促进牙槽骨的新生。人工种植体与牙槽骨产生骨性结合，受力时不发生相对运动。因此天然牙和骨内种植体受力时会产生不同的动度。Picton 等指出天然牙在受力时由于牙周膜的存在而发生非线性移动。天然牙在受到垂直和侧方力时，其动度可达到种植体的 $10 \sim 50$ 倍。

种植体与天然牙联合支持的固定修复时，义齿的每个部分会按照其相对的硬度承担咬合压力。由于人工种植体的硬度远大于天然牙，硬度越大其静位移量越小，冲击载荷越大。所以人工种植体产生的应力高峰可能超过骨强度极限导致骨创伤。Sheets 曾经提出对于口腔种植学具有重要意义的能量分散假说。当外力施加于天然牙所支持的义齿部分时，外力以应力波的形式向根尖传导，其能量被牙周膜吸收分散。当外力施加于种植体支持的牙冠并沿着种植体传导时，由于没有缓冲作用，受力大小几乎不发生变化，应力作用于种植体周围骨质。在进行种植体与天然牙联合支持的固定修复时，天然牙会因为受到过大的机械应力而受到破坏。

虽然研究表明种植体与天然牙联合支持的固定修复会增加种植体根尖周围的应力，但是目前缺乏充分的临床证据。临床资料的统计学分析都缺乏统计学意义，动物实验也没有由种植体与天然牙联合支持的固定修复导致牙周组织破坏的情况。

为了调节种植体和天然牙动度不同的特性，有学者建议使用具有弹性的种植系统。IMZ种植系统内部有特殊设计的微动结构，包括中央螺栓（IME）和高分子垫圈（IMC），其作用是类似种植体的牙周膜弹性。IMZ 种植系统能够使其种植体支持部分产生足够的垂直向运动和弹性旋转，从而调节种植体与天然牙不同的动度。利用带有弹性结构的螺丝固位型附着体连接种植体和天然牙，能够预防种植体与天然牙联合支持固定义齿的天然基牙的侵入性破坏。

虽然目前学者们对于具有弹性的种植系统，是否能中和种植体和天然牙之间动度的差异还存在分歧，但是所有的学者都同意，为了使施加于种植体与天然牙联合支持的固定修复体的外力得以均匀分布，必须给种植体提供充足的缓冲。

二、多颗种植体支持固定修复的设计

多颗种植体支持固定修复不仅可以修复牙列和组织缺损，恢复功能和美观，还可以有效保护口颌系统各个组织的健康。其设计遵循传统义齿修复设计的基本原则，需要考虑义齿的支持、固位和稳定。

（一）种植设计

多颗种植体支持固定修复的支持设计主要考虑种植体的长度、直径和数目。在对多颗种植体支持固定修复进行支持设计时，为获得足够的支持，必须考虑种植体的长度、直径和数目。传统固定义齿修复设计的 Ante 理论也适用于种植固定桥的设计。但是种植体不像牙根一样有牙周膜，种植体与颌骨之间没有牙周韧带结构，缺乏弹性缓冲，抗剪切能力较差，所以应尽可能增加种植体的数目，尽量植入较粗和较长的种植体。其中，增加种植体的数目比增加种植体的直径更有意义。多颗种植体的表面积应大于缺失牙齿的牙根面积之和。

种植位点的选择也很关键。多颗种植体支持固定修复时，修复体在咀嚼过程中会受到各个方向的力量，应合理设计种植体的位置和方向。受力不合理可能会造成种植体松动，修复失败。例如在植入 3 颗种植体时，应避免将 3 颗种植体排成直线，而应排成三角形的平面，增加其稳定性。在植入两颗种植体进行种植桥修复时，桥体应位于两颗种植体连线上，否则会影响种植体的稳定。单端桥修复时，如果悬臂过长也会影响修复体的稳定，可能造成修复体脱落或种植体松动。

多颗种植体支持固定修复时，植入的多颗种植体之间要保持平行，确保修复基台之间有共同就位道。在共同就位道状况不理想时，可选择可调改基台；或者制作个性化基台；或者采用双层冠设计，利用内冠调整就位道。

（二）上部结构设计

多颗种植体支持的固定修复分为粘接固位和螺丝固位两种。粘接固位操作简便，更容易达到被动就位和牙冠的整体美观。但是在某些情况下不适宜应用粘接固位方式。例如，垂直间隙不足的患者，不宜使用实心基台，可制作个性化基台，行螺丝固位义齿修复。对于种植体基台位于龈下较深的患者（一般在 4 mm 以上），不宜使用粘接固位，因为取模或戴牙时难以确认就位，而且戴牙时不易清除深部的粘接剂。但是相对于螺丝固位义齿，粘接固位义齿维修不方便。尤其是对于缺牙较多的患者，在进行多颗种植体支持固定修复时，进行较长的种植桥粘接修复的话，如果其中一颗义齿发生崩瓷或破损，可能需要拆除整个长桥。但是螺丝固位设计存在螺丝松动的可能，需要定期复查。

种植义齿由于没有牙周膜的缓冲作用，应分散咬合力，避免早接触，尽量设计为多点接触。在前伸、侧方咬合时应脱离接触。同时利用余留牙形成尖牙保护𬌗或组牙功能𬌗。

种植修复的上部结构应保证高精度、足够的强度和美观。上部结构与种植体或基台之间应达到被动就位，避免间隙。这样可以减少种植体周围炎的发生，也避免了不良的内部应力，保护种植体的稳定。上部结构应当减径，降低咬合，避免种植体受力过大，尤其是在桥体较长或骨质较差时。另外，还要考虑修复体上部结构的自洁，避免形成悬突，并使修复体与邻牙之间的邻接紧密，避免食物嵌塞、菌斑和软垢积聚，以免造成软组织或骨组织的炎症性破坏。

在种植体支持的固定桥修复中，如果选择较粗、较长的种植体，那么要求牙槽骨骨质条件也比较好。在选择修复基台时，也要考虑修复体的固位与稳定。选用较长的修复基台可以增加粘接面积，降低固定桥松动脱落的风险。在龈𬌗距过小时，应改用螺丝固位。另外，还要考虑修复体的美观，以及是否方便患者清洁维护。

种植修复体设计分类如下。

（1）按固位方式分为粘固型和螺栓固位型。

（2）按结构有时可分为联冠和固定桥。

（3）按用途分为临时修复体和永久修复体。

（4）按基台类型分为美观型和标准型。

（5）按材料分为塑料修复体、烤瓷修复体、玻璃陶瓷修复体、全瓷修复体。

（三）种植外科设计

在连续多颗牙缺失时，骨组织和软组织比单颗牙缺失时萎缩得更严重。在种植体植入术前常需要先行骨增量技术，术前需要获得缺牙区的影像检查结果，设计种植体植入位置、方向，并选择合适直径和长度的种植体。多颗种植体支持的固定修复时，种植体植入术前应先设计好外科导板，在导板的引导下完成手术。通过外科导板可以确定种植体种植位置、种植体的植入方向和角度。但也不能迷信导板，术中还要根据牙槽骨及重要解剖结构的状况做出调整。

各种种植体长轴应尽量平行，以便修复时取得共同就位道。手术中应用定向指示杆，为后续种植窝的预备提供方向引导。种植体与邻牙及邻近种植体之间保持合适的距离，与邻牙之间至少保持 1 mm 距离，与邻近种植体之间至少保持 1.5 mm 距离，以避免牙槽嵴吸收。

（韩天媛）

第八章

错𬌗畸形矫治

第一节 错𬌗畸形矫治概述

在儿童生长发育过程中，由于遗传、疾病、功能紊乱或替牙期故障等因素的影响而导致牙齿、颌骨、颅面畸形，如牙齿排列不齐、上下牙弓关系不调，牙弓与颌骨、颌骨与颅面等关系的不调，称为错𬌗畸形，简称为错𬌗。现代错𬌗畸形的概念已由原先的牙齿排列不齐而发展为牙齿、牙弓、颌骨、颅面间的关系不调。WHO 把错𬌗畸形归为"牙颌面发育异常障碍"，此异常不但表现在形态上，同时表现有功能障碍。研究错𬌗畸形的病因、诊断、预防、矫治的科学称为口腔正畸学，它是口腔科学的一个重要分支学科。

一、错𬌗畸形的患病率

错𬌗畸形的患病率在国内外的许多报道中差异甚大，其原因可能是制定的各调查标准差异，因为目前 WHO 尚未制定统一的错𬌗畸形流行病学调查标准。

中华口腔医学会口腔正畸专业委员会于 2000 年组织对全国 7 个地区的 25 392 名乳牙、替牙和恒牙初期组的儿童与青少年以个别正常𬌗为标准的错𬌗畸形患病率调查。凡轻微的错𬌗畸形，对于生理过程无大妨碍者，都可列入正常𬌗范畴。这种正常范畴内的个体𬌗，彼此之间又有所不同，故称为个别正常𬌗。这次调查统一了调查标准，又是大样本，因而保证了调查结果的可靠性。调查结果按 Angle 错𬌗分类法进行错𬌗畸形的分类统计，根据傅民魁等发表的错𬌗患病率调查结果，乳牙期为 51.8%，替牙期为 71.21%，恒牙初期为 72.92%（表 8-1）。各类错𬌗的构成比见表 8-2。

表 8-1　25 392 名中国儿童及青少年的错𬌗畸形患病率（2000 年）

组别	调查人数	错𬌗患病率	Ⅰ类错𬌗	Ⅱ类错𬌗	Ⅲ类错𬌗
乳牙期	5 309	51.84%	26.80%	10.10%	14.94%
替牙期	10 306	71.21%	35.78%	25.77%	9.65%
恒牙初期	9 777	72.92%	38.52%	19.41%	14.98%

表 8 - 2 各牙龄组错殆的构成比（2000 年）

组别	错殆人数	Ⅰ类错殆	Ⅱ类错殆	Ⅲ类错殆
乳牙期	2 752	51.71%	19.84%	28.82%
替牙期	7 339	50.25%	36.19%	13.56%
恒牙初期	7 129	52.83%	26.62%	20.55%

这次调查的错殆畸形患病率比 20 世纪 60 年代一些报道中的 48% 上升至 20% 多。主要原因可能与儿童及青少年的龋病发生率居高不下有关。

1955 年，北京医学院口腔系毛燮均教授等进行了以理想正常殆为标准的错殆患病率的调查。理想正常殆是 Angle 提出来的，即保存全副牙齿，牙齿在上下牙弓上排列得很整齐，上下牙的尖窝关系完全正确，上下牙弓的殆关系非常理想，称为理想正常殆。以理想正常殆为标准，错殆畸形患病率为 91.20%。

二、错殆畸形的表现

错殆畸形的表现是多种多样的，有简单的也有很复杂的。

1. 个别牙齿错位

包括牙齿唇向、颊向、舌向、腭向错位；近中、远中错位；高位、低位、易位、斜轴等。

2. 牙齿、牙槽骨间的关系不调

可表现为牙量大于骨量，呈现牙齿拥挤错位；或表现为骨量大于牙量，呈现为牙间隙异常。

3. 牙弓、颌骨间关系的长度不调

可表现为前牙反殆、深覆盖，磨牙近中错殆、远中错殆，上颌前突、后缩，下颌前突、后缩，双颌前突。这些错殆不但可表现为牙齿、牙弓的形态关系异常，还可表现为各种颌骨、颅面的骨性异常。

4. 牙弓、颌骨间关系的宽度不调

可表现为后牙反殆、锁殆、下颌偏斜等畸形。

5. 牙弓、颌骨间关系的高度不调

可表现为前牙深覆殆、前牙开殆、面部过长或过短等畸形。

三、错殆畸形的危害

主要是影响口—颌系统的发育、健康、功能和外观 4 个方面。

1. 影响颌面部的发育

由于错殆畸形的形成大多是在颌面部的生长发育期，而在错殆关系的影响下，可导致颌骨和面部的发育畸形。如前牙反殆，在上下前牙呈反殆关系时，下牙弓妨碍了上颌骨的正常向前发育，而形成上颌发育不足。同时下颌的发育一方面失去了原来受前牙正常覆殆覆盖关系的协调，且受上颌向前发育力量的推动，使其过分向前发育而造成下颌前突。这样在上下颌发育异常的情况下逐渐使颜面出现面中 1/3 凹陷、下颌前突的颜面发育畸形。

2. 影响错位牙的健康

由于牙齿的错位、排列不齐，牙齿不易自洁，易有食物残渣存留而常易引起牙周炎及好发龋病。同时由于牙齿错位而发生殆干扰或早接触造成牙周损伤，出现牙周膜的异常及牙槽骨的吸收。

3. 影响口—颌系统的功能

由于错殆畸形造成口—颌系统的各个功能异常。

由于错殆畸形造成的咬合关系紊乱，影响正常的咀嚼功能和咀嚼压力。错殆时咀嚼效率降低，如前牙后牙开殆，食物不能充分嚼碎，有时可因此而引起胃肠功能异常。

由于错殆畸形时牙齿、颌骨的位置异常，可引起下颌开口、闭口运动障碍。如严重的前牙闭锁殆，有明显的殆干扰及殆创伤，造成下颌运动过程中的方向异常，而影响颞下颌关节的功能，可使颞下颌关节发生功能和器质性的改变。

由于错殆畸形可影响语言功能，在一些前牙开殆、严重下颌前突等病例，可造成某些音节发音的异常。

由于一些错殆畸形的存在，如前牙反殆、开唇露齿等，造成口呼吸，而影响正常的呼吸功能。

由于一些错殆畸形，如严重下颌前突并发开殆，改变了舌体的正常位置，而使吞咽动作发生异常，影响正常吞咽功能。

由于错殆畸形，如牙弓狭窄、双颌前突等，可影响唇肌、颊肌、舌肌的肌电及肌压力，而影响正常口—颌系统的肌功能。

4. 影响颜面的外观

牙齿排列不齐，牙弓、颌骨的位置异常不仅影响口—颌系统的功能，同时还影响颜面的外观，有时还会造成精神和心理异常。

错殆畸形对口—颌系统的危害是多方面的，有时对于发育、功能等的影响是十分严重的，因而绝不能把错殆畸形的危害仅仅视作是影响外观的一个方面。口腔正畸矫治错殆畸形的目标是恢复整个口—颌系统的平衡、功能和外观，而不只是单纯为了外观的恢复。

四、错殆畸形的病因

可分为遗传因素与环境因素两大类。

（一）遗传因素

错殆畸形的遗传因素有两个来源。

1. 种族演化

错殆畸形是随着人类的种族演化而发生发展的，发生率由少到多。其原因在于人类演化过程中，由于牙齿颌骨的退化不平衡而致现代人牙齿拥挤发生率高。

2. 个体遗传

错殆畸形是通过个体遗传由亲代遗传给子代的，遗传机制还不十分清楚，但较多学者认为属于多基因遗传。从牙齿、颌骨的形态大小、位置异常、结构畸形都可以呈现遗传，这些特征在双生儿中表现尤为明显，双生儿童的错殆表现常呈对镜现象。

（二）环境因素

1. 先天因素

可因先天颜面或牙齿的发育畸形，如唇腭裂、颜面发育不对称、先天缺牙、额外牙等原因造成错𬌗畸形。

2. 后天因素

（1）疾病：儿童时期的一些急、慢性疾病对身体健康均有影响，并能影响牙、颌、面及全身的生长发育，造成发育异常。最常见的是由于维生素 D 缺乏而引起的钙、磷代谢障碍，而致颌骨、牙弓发育畸形，临床上常见为下颌前突、下颌角大、前牙开𬌗、拥挤等错𬌗表现。其他的内分泌疾病，如甲状腺功能低下、垂体性巨大症等均可引起错𬌗畸形。

（2）口腔不良习惯：各种口腔不良习惯均可造成儿童错𬌗畸形。最常见如下。

1）吮拇指习惯：可造成前牙开𬌗、牙弓狭窄。

2）舌习惯：儿童有吐舌不良习惯或萌牙时舌舔牙不良习惯时，均可造成前牙开𬌗。

3）咬唇习惯：咬下唇不良习惯可使上前牙唇向，形成前牙深覆盖及下颌后缩；咬上唇不良习惯可致下颌前突，前牙反𬌗。

4）偏侧咀嚼习惯：大多由于一侧后牙有龋病或早失，而致常用另一侧咀嚼，可使咀嚼侧后牙呈对𬌗或反𬌗，上下牙弓中线向咀嚼侧偏歪，颜面出现不对称畸形。

（3）替牙期故障：在儿童替牙过程中常有因局部障碍发生而造成错𬌗畸形。

1）乳牙早失：因龋病等原因乳牙过早缺失，而致邻牙向缺隙倾移，造成继萌牙间隙不足而萌后错位。

2）乳牙滞留：乳牙列到替换年龄而不脱落称为乳牙滞留，而使继萌恒牙错位萌出。

3）额外牙和先天缺失牙。

错𬌗畸形的病因、机制是十分复杂的，往往可以由一个因素造成不同类型的畸形，而同样的错𬌗畸形又可是由不同因素造成的，错𬌗畸形的形成又可是几个因素共同作用的结果。因而在错𬌗畸形的诊断分析、矫治设计过程中，对于病因机制的分析以及及早去除病因是十分重要的。

五、错𬌗畸形的分类

错𬌗畸形的表现有多种多样，可以是简单的牙齿错位，也可以是复杂的牙弓、颌骨、面部之间的形态、大小、位置不调。国内外学者已提出数十种错𬌗畸形分类法，目前国内广泛使用的是安格尔（Angle）分类法和毛燮均分类法。

（一）Angle 错𬌗分类法

Angle 错𬌗分类法是当今世界上使用最为广泛的一种错𬌗分类法。Angle 认为，上颌骨固定在头颅上，不会发生错位，上第一恒磨牙又生长在上颌骨上，故位置必然恒定。全口牙齿应以上第一恒磨牙为标准，称为𬌗的锁钥。根据这种理论，Angle 断定，所有近、远中错𬌗关系都是由于下颌错位所造成。因而将错𬌗分为以下 3 类。

1. 第一类错𬌗

中性错𬌗（Class Ⅰ），上下颌骨及牙弓的近远中关系正常。即当正中𬌗位时，上第一恒磨牙的近中颊尖咬合于下第一恒磨牙的近中颊沟内。若全口牙齿无一错位，称为正常𬌗，若有错位则称为第一类错殆。

第一类错殆可能表现为前牙拥挤、上颌前突、前牙反殆、后牙颊舌向错位等。

2. 第二类错殆

远中错殆（Class Ⅱ），下牙弓及下颌体处于远中位置。若下颌后退 1/4 个磨牙或半个前磨牙的距离，即上下第一恒磨牙的近中颊尖相对，称为轻度的远中错殆关系。若下第一恒磨牙再向后退，以至于上第一恒磨牙的近中颊尖咬合在下第一恒磨牙与第二前磨牙之间，则是完全的远中错殆关系。

第二类第一分类：在远中错殆关系之外，还有上颌切牙的唇向倾斜。

第二类第一分类亚类：只有一侧为远中错殆关系，而他侧为中性殆关系。

第二类第二分类：在远中错殆关系之外，又有上颌切牙的舌向倾斜。

第二类第二分类亚类：只是单侧的远中错殆，他侧为中性殆。

伴随第二类第一分类出现者，可能有深覆盖、上唇发育不足、开唇露齿、口呼吸等；伴随第二类第二分类出现者，可能有深覆殆、闭锁殆。

3. 第三类错殆

近中错殆（Class Ⅲ），下牙弓及下颌体处于近中位置。若在上颌前方 1/4 个磨牙或半个前磨牙的距离，即上第一恒磨牙的近中颊尖与第一恒磨牙远中颊尖相对，叫做轻度的近中错殆关系。若下第一恒磨牙再向近中移位，以至于上颌第一恒磨牙的近中颊尖咬合在下第一、第二恒磨牙之间，则是完全的近中错殆关系。

第三类亚类：为单侧的近中错殆。

伴随第三类错殆出现者，可能有前牙的对殆、覆殆或反殆。

Angle 错殆分类为各国广泛采用的原因在于它有一定的科学基础，而且简明，便于临床应用。但也有其一定缺点，如他认为是殆的锁钥的上颌第一恒磨牙的位置并非绝对恒定。此外这一分类包括的畸形机制不全，只代表了殆、颌、面的长度不调关系而未包括高度及宽度的不调。

（二）毛燮均错殆分类法

1959 年，毛燮均教授在错殆畸形的症状、机制、矫治三者相结合的基础上，提出一个新的分类法。

1. 第一类

牙量与骨量不调。

（1）第一分类（I^1）。主要症状：牙齿拥挤错位。主要机制：牙量相对大，骨量相对小。矫治方法：扩大牙弓，推磨牙往后，减数或减径。

（2）第二分类（I^2）。主要症状：有牙间隙。主要机制：牙量相对小，骨量相对大。矫治方法：缩小牙弓或结合修复。

2. 第二类

长度不调。

（1）第一分类（II^1）。主要症状：后牙为近中错殆，前牙为对殆或反殆。颏部前突。主要机制：上颌或上牙弓长度较小，下颌或下牙弓长度较大，或机制复合。矫治方法：矫正颌间关系，推下牙弓往后，或牵上牙弓向前，或两者并用。

（2）第二分类（Ⅱ²）。主要症状：后牙为远中错殆。前牙表现深覆盖或深覆殆。颏部后缩。主要机制：上颌或上牙弓长度较大，下颌或下牙弓长度较小，或机制复合。矫治方法：矫正颌间关系。推上牙弓往后或牵下牙弓向前或两者并用。

（3）第三分类（Ⅱ³）。主要症状：后牙中性殆，前牙反殆。主要机制：上颌或上牙弓前部长度较小，下颌或下牙弓前部长度较大，或机制复合。矫治方法：矫正前牙反殆而后牙殆关系不动。

（4）第四类分类（Ⅱ⁴）。主要症状：后牙中性殆，前牙深覆盖。主要机制：上颌或上牙弓前部长度较大，下颌或下牙弓前部长度较小，或机制复合。矫治方法：矫正前牙深覆盖，而后牙殆关系不动。

（5）第五分类（Ⅱ⁵）。主要症状：双颌或双牙弓前突。主要机制：上下颌或上下牙弓长度过大。矫治方法：减数或减径，以减少上下牙弓突度或推上下颌牙弓向后。

3. 第三类

宽度不调。

（1）第一分类（Ⅲ¹）。主要症状：上牙弓宽于下牙弓，出现后牙深覆盖或正锁殆。主要机制：上颌或上牙弓宽度较大，下颌或下牙弓宽度较小，或机制复合。矫治方法：缩小上牙弓宽度，或扩大下牙弓宽度，或两者并用。

（2）第二分类（Ⅲ²）。主要症状：上牙弓窄于下牙弓，出现后牙对殆、反殆或反锁殆。主要机制：上颌或上牙弓宽度较小，下颌或下牙弓宽度较大，或机制复合。矫治方法：扩大上牙弓宽度，或缩小下牙弓宽度，或两者并用。

（3）第三分类（Ⅲ³）。主要症状：上下牙弓狭窄。主要机制：上下颌或上下牙弓的宽度过小。矫治方法：扩大上下牙弓；或用机能训练矫治方法，并加强营养及咀嚼功能，以促进颌骨及牙弓的发育。

4. 第四类

高度不调。

（1）第一分类（Ⅳ¹）。主要症状：前牙深覆殆，可能表现面下 1/3 过短。主要机制：前牙牙槽过高，或后牙牙槽过低，或机制复合。矫治方法：压低前牙或升高后牙或两者并用。

（2）第二分类（Ⅳ²）。主要症状：前牙开殆，可能表现面下 1/3 过高。主要机制：前牙牙槽过低，或后牙牙槽过高，或机制复合，或有颌骨畸形。矫治方法：升高前牙或压低后牙，或两者并用，或须矫正颌骨畸形。

5. 第五类（Ⅴ）

个别牙齿错位。主要症状：一般错位表现有舌向、唇向、颊向、近中、远中、高位、低位、转位、易位、斜轴等情况，有时可几种情况同时出现。主要机制：由局部变化造成的个别牙齿错位，不代表殆、颌、面的发育情况，也没有牙量骨量的不调。矫治方法：酌情处理。

6. 第六类（Ⅵ）

特殊类型。凡不能归入前 5 类的错殆畸形统属此类。

毛燮均错殆分类法具有分析症状、机制、矫治三结合的特点，不仅从形态上分类，而且机制包括较全面，在分类的同时可以标出大概的矫治方法。

六、错殆畸形的检查与诊断

（一）临床检查

1. 面部检查

正位检查包括面部比例、面部两侧对称性、唇齿关系。侧貌检查包括颌骨的突缩度及功能状态。直观下的面型是直面型、凸面型或凹面型。

2. 牙齿检查

牙齿的发育阶段，乳牙期、替牙期和恒牙期牙齿数目、大小和形态有无异常，牙齿的重要错位及拥挤度。Ⅰ度拥挤：间隙差距 2~4 mm；Ⅱ度拥挤：间隙差距 4~8 mm；Ⅲ度拥挤：间隙差距 8 mm 以上。

3. 上下牙弓关系检查

（1）牙弓的长度关系：上下第一恒磨牙和上下尖牙间的关系是中性、近中或远中。前牙的覆盖关系，正常覆盖 0~3 mm；Ⅰ度深覆盖 3~5 mm；Ⅱ度深覆盖 5~7 mm；Ⅲ度深覆盖 7 mm 以上。前牙反殆为反覆盖。

（2）牙弓的宽度关系：上下牙弓的后部是否有反殆，锁殆或覆盖增大。

（3）牙弓的高度关系：上下前牙的覆殆情况。有否深覆殆或开殆。Ⅰ度深覆殆：上切牙切端盖过下切牙唇面 1/3~1/2；Ⅱ度深覆殆：上切牙切端盖过下切牙唇面 1/2~2/3；Ⅲ度深覆殆：上切牙切端盖过下切牙唇面 2/3 以上。Ⅰ度开殆：上下切牙切缘间垂直距离为 3 mm 以内；Ⅱ度开殆：上下切牙切缘间垂直距离为 3~5 mm；Ⅲ度开殆：上下切牙切缘间垂直距离为 5 mm 以上。

4. 颌骨检查

上下颌骨关系、上颌前突或后缩、下颌前突或后缩以及上下牙槽座的丰满度。

（二）病史询问

（1）全身健康状况。

（2）替牙情况。有无乳牙早失或滞留。

（3）有无口腔不良习惯，如吮指、咬唇等。

（4）亲属中有无相似错殆畸形。

（三）模型分析

1. 记存模型

留取治疗前牙殆模型用作治疗过程和治疗完成后的对比。

2. 工作测量模型

测量牙齿拥挤程度、覆盖程度及 Spee 曲线等以了解矫正所需间隙总量。

（四）X 线头影测量分析

X 线头影测量，主要是测量 X 线头颅定位照像所得的影像，对牙颌、颅面上各标志点描绘出一定的线、角进行测量分析，从而了解牙颌、颅面软硬组织的结构，使对牙颌、颅面的检查、诊断，由表面形态而深入到内部的骨骼结构中去。几十年来 X 线头影测量一直成为口腔科各专业，特别是口腔正畸、正颌外科等专科临床诊断、治疗设计及研究工作的一个重要手段。

1. X 线头影测量的主要应用

（1）研究颅面生长发育：X 线头影测量是研究颅面生长发育的重要手段，一方面可通过对各年龄段的个体作 X 线头影测量分析，从横向研究颅面生长发育，另一方面可应用 X 线头影测量对个体的不同时期进行测量分析，而作颅面生长发育的纵向研究。由于 X 线头颅照像是严格定位的，因而系列的 X 线头颅片具有可靠的可比性。

（2）牙颌、颅面畸形的诊断分析：通过 X 线头影测量对于颅面畸形的个体进行测量分析，可了解畸形的机制，畸形的主要性质及部位，是骨骼性畸形抑或牙牙合性畸形，对于畸形能作出正确的诊断，而这种诊断依据来源于明确颅面软硬组织各部分间的相互关系。

（3）确定错牙合畸形的矫治设计：从 X 线头影测量分析研究中得出正常牙合关系可存在于各种不同的颅面骨骼结构关系中，而一些牙齿的位置能在一定的颅面结构下得到稳定，因而当通过测量分析牙颌、颅面结构后，根据错牙合的机制，可确定颌位及牙齿矫治的理想位置，从而制定出正确可行的矫治方案。

（4）研究矫治过程中及矫治后的牙颌、颅面形态结构变化：X 线头影测量也常用作评定矫治过程中，牙颌、颅面形态结构发生的变化，从而了解矫治器的作用机制和矫治后的稳定和复发情况。如对于口外支抗唇弓矫治器及下颌颏兜矫治器等对于牙颌、颅面结构的作用及变化，都是在使用 X 线头影测量以后才得以明确和澄清的。

（5）正颌外科的诊断和矫治设计：通过 X 线头影测量，对需进行正颌外科的严重颅面畸形患者进行颅面软硬组织的分析，得出畸形的重要机制，以确定手术的部位、方法及所需移动或切除颌骨的数量，同时应用 X 线头影图迹进行剪裁，模拟拼对手术后牙颌位置，得出术后牙颌、颅面关系的面型图，为正颌外科提供充分的依据，以提高诊断及矫治水平。

2. 头颅定位 X 线照像和头影图的描绘

（1）头颅定位 X 线照像：用作头影测量的 X 线头颅像，必须要在头颅定位仪的严格定位下拍摄。因为只有完全排除因头位不正而造成的误差，各测量结果才有分析比较的价值。头颅定位仪正是保证这一要求的仪器。

头颅定位仪的定位关键在于，通过定位仪上的左右耳塞与眶点指针，三者构成一个与地面平行的恒定平面。在 X 线摄影时，头部先在头颅定位仪的两耳塞进入左、右外耳道的位置，然后上下调整头部位置，使眶点指针抵于眶点，此时头部便固定在眼耳平面与地面平行的位置上，每次照像时头位均恒定于此不变。

由于 X 线头颅摄影时，X 线不能达到平行的要求，而头部正中矢状平面与胶片间又有距离存在，因而 X 线头颅影像必然有一定的放大误差。但由于摄影时头位都是固定一致的，故各片的放大误差基本一致，不会引起相互之间的差异。

（2）头影图的描绘：X 线头影测量不能在 X 线头影像上直接进行，而需在描绘的头影图定位拍片头颅定位 X 线片上进行，故描绘的头影图必须精确地与头影像上的形态完全一致。描图可于具有良好光源的 X 线看片灯或专用的描图桌上进行。描图及测量时需要准备透明胶片，硫酸描图纸，精确的毫米尺、半圆仪、细尖的钢笔及硬质尖锐铅笔等。在描图纸上进行测量分析，描绘图的点、线必须细小精确，以减小误差。在 X 线头影图像上，有因头颅本身厚度或个体两侧结构不完全对称而出现部分左右影像不完全重合（头颅定位不准也有此弊，应尽量避免），此时则按其平均中点来作描绘。使用计算机数字化头颅侧位片则不需描图，可直接扫描进电脑或计算机屏幕成像测量。

3. 常用 X 线头影测量的标志点及平面

（1）头影测量标志点：标志点是用来构成一些平面及测量内容的点。理想的标志点应该是易于定位的解剖标志，在生长发育过程中应相对稳定，但不是常用的标志点均能符合这一要求，不少标志点的确定是由各学者提出的不同测量方法而定。而标志点的可靠性还取决于头颅 X 线片的质量以及描图者的经验。

1）颅部标志点（图 8 - 1）。

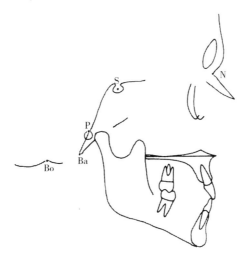

图 8 - 1　常用颅部测量标志点

蝶鞍点（S）：蝶鞍影像的中心。

这是常用的一个颅部标志点，在头颅侧位片上较容易确定。

鼻根点（N）：鼻额缝的最前点。

这是前颅部的标志点，代表面部与颅部的结合处。有些 X 线片上，此点显示不太清楚，是因为其形态不规则、骨缝形成角度之故。

耳点（P）：外耳道之最上点。

头影测量上常以定位仪耳塞影像之最上点为代表，称为机械的耳点。但也有少数学者使用外耳道影像之最上点来代表，则为解剖的耳点。

颅底点（Ba）：枕骨大孔前缘之中点。

此点一般容易确定，常作为后颅底的标志。

Bolton 点（Bo）：枕骨髁突后切迹的最高点。

2）上颌标志点（图 8 - 2）。

眶点（O）：眶下缘之最低点。

在患者两侧完全对称及完好的定位下，左右眶点才位于同一水平，但实际上难有如此条件。一般 X 线片上可显示左右两个眶点的影像，故常选用两点之间的点作为眶点，这样可减小其误差。

翼上颌裂点（Ptm）：翼上颌裂轮廓之最下点。

翼上颌裂之前界为上颌窦后壁，后界为蝶骨翼突板之前缘，此标志点提供了确定磨牙的近远中向间隙及位置的标志。

前鼻棘（ANS）：前鼻棘之尖。

前鼻棘点常作为确定腭平面的两个标志点之一，但此标志点的清晰与否与 X 线片的投照条件有关，一般不作前后向测量所用。

后鼻棘（PNS）：硬腭后部骨棘之尖。

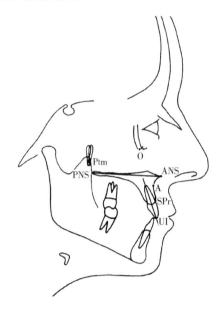

图 8 - 2　常用上颌测量标志点

上牙槽座点（A）：前鼻棘与上牙槽缘点间之骨部最凹点。上牙槽座点仅作为前后向测量所用。

上牙槽缘点（SPr）：上牙槽突之最前下点。此点常在上中切牙之牙釉质—牙骨质界处。

上中切牙点（UI）：最前的上中切牙切缘。一般上中切牙的测量有两种方法：一种是以此点与根尖相连成为上中切牙牙长轴来作为角度测量的一个平面；另一种是测量此点与其他结构间的距离。

3）下颌标志点（图 8 - 3）。

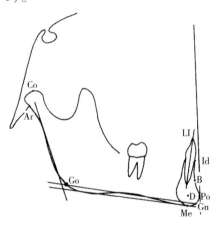

图 8 - 3　常用下颌测量标志点

髁顶点（Co）：髁突的最上点。

关节点（Ar）：颅底下缘与下颌髁突颈后缘之交点。关节点常在髁顶点不易确定时而代替髁顶点。

下颌角点（Go）：下颌角的后下点。

叫通过下颌支平面和下颌平面交角之分角线与下颌角之相交点来确定。

下牙槽座点（B）：下牙槽缘点与颏前点间之骨部最凹点。

下牙槽缘点（Id）：下牙槽突之最前上点。

此点常在下中切牙之牙釉质—牙骨质界处。

下切牙点（LI）：最前下中切牙之切缘点。

颏前点（Po）：颏部之最突点。

颏下点（Me）：颏部之最下点。

颏顶点（Gn）：颏前点与颏下点之中点。

这些标志点中，有些是在正中矢状面上，是单个的点，如鼻根点、蝶鞍点等。而有些则是双侧的点，如下颌角点、关节点等。若由于面部不对称而使两侧之点不重叠时，则取两点间的中点作为校正的位置。

（2）头影测量平面。

1）基准平面（图8-4）：基准平面是在头影测量中作为相对稳定的平面。由此平面与各测量标志点及其他测量平面间构成角度、线距、比例等测量项目。目前最常用的基准平面为前颅底平面、眼耳平面和 Bolton 平面。

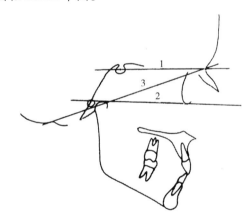

图 8 - 4 常用测量基准平面
1. 前颅底（SN）平面；2. 眼耳（FH）平面；3. Bolton 平面

前颅底平面（SN）：由蝶鞍点与鼻根点之连线组成，在颅部的矢状平面上，代表前颅底的前后范围。由于这一平面在生长发育中具有相对的稳定性，因而常作为面部结构对颅底关系的定位平面。

眼耳平面（FH）：由耳点与眶点连线组成。大部分个体在正常头位时，眼耳平面与地面平行。

Bolton 平面：由 Boton 点与鼻根点连线组成。此平面多用作重叠头影图的基准平面。

2）测量平面（图8-5）。

腭平面（ANS-PNS）：后鼻棘与前鼻棘的连线。

全颅底平面（Ba-N）：颅底点与鼻根点之连线。

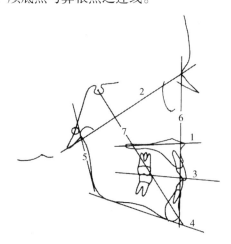

图8-5　常用测量平面

1. 腭平面（ANS-PNS）；2. 全颅底平面（Ba-N）；3. 殆平面（OP）；4. 下颌平面（MP）；5. 下颌支平面（RP）；6. 面平面（N-Po）；7. Y轴（Y）

殆平面（OP）：殆平面一般有两种确定方法。一种是以第一恒磨牙的咬合中点与上下中切牙间的中点（覆殆或开殆的1/2处）的连线。另一种是自然的或称功能的殆平面。由均分后牙殆接触点而得，常使用第一恒磨牙及第一乳磨牙或第一前磨牙的殆接触点。这种方法形成的殆平面不使用切牙的任何标志点。

下颌平面（MP）：下颌平面的确定方法有3种。①通过颏下点与下颌角下缘相切的线。②下颌下缘最低部的切线。③下颌角点与下颌颏顶点间的连线（Go-Gn）。

下颌支平面（RP）：下颌升支及髁突后缘的切线。

面平面（N-Po）：由鼻根点与颏前点之连线组成。

Y轴（Y）：蝶鞍中心与颏顶点之连线。

4. 常用X线头影测量分析法

至今，学者们已提出的X线头影测量分析法不下几十种之多，主要测量分析颅面骨骼间的关系以及牙殆与颅面骨骼间的关系，对错殆畸形进行机制分析，作出诊断及矫治设计。

（1）骨骼间关系的测量项目。

1）SNA角：由蝶鞍反映上颌相对于颅部的前后位置关系。当此角过大时，上颌前突，面部侧貌可呈凸面型，反之上颌后缩，面部呈凹面型。

2）SNB角，蝶鞍中心、鼻根点及下牙槽座点所构成的角。反映下颌相对于颅部的位置关系。

3）ANB角，上牙槽座点、鼻根点与下牙槽座点构成的角。此角即SNA角与SNB角之差。此角反映上下颌骨对颅部的相互位置关系。当SNA大于SNB时，ANB角为正值，反之ANB角为负值。

4）NP-FH（面角），面平面NP与眼耳平面FH相交之后下角。此角反映下颌的突缩程度。此角越大表示下颌越前突，反之则表示下颌后缩。

5）NA-PA（颌凸角），由鼻根点至上牙槽座点连线（NA），与颏前点至上牙槽座点连线（PA）延长线之角，此角反映面部的上颌部分相对与整个侧面的关系。当 PA 延长线在NA 前方时，此角为正值，反之为负值。此角越大表示上颌的相对突度越大，反之表示上颌相对后缩。

6）MP-FH（下颌平面角），为下颌平面（MP）与眼耳平面（FH）的交角。此角代表下颌体的陡度，下颌角的大小，也反映面部的高度。

7）Y 轴，蝶鞍中心与颏顶点连线（SGn）与眼耳平面（FH）相交之下前角，此角也反映颏部的突缩，此角越小则表示颏部越突，反之则表示颏部越缩。Y 轴同时代表面部的生长发育方向。

（2）牙齿间及牙颌间关系的测量项目。

1）U1-NA 角，上中切牙长轴与鼻根点—上牙槽座点连线（NA）交角，代表上中切牙的倾斜度和突度。

2）U1-NA 距，上中切牙切缘至鼻根点—上牙槽座点连线的垂直距离，也代表上中切牙的倾斜度和突度。

3）L1-NB 角，下中切牙长轴与鼻根点—下牙槽座点连线的交角，代表下中切牙的倾斜度和突度。

4）L1-NB 距，下中切牙切缘至鼻根点—下牙槽座点连线的垂直距离，也代表下中切牙的倾斜度和突度。

5）上下中切牙角，上中切牙长轴与下中切牙长轴的交角。反映上下中切牙特别是上下前部牙弓的突度。此角越小突度越大，反之突度越小。

6）L1-MP 角，下中切牙长轴与下颌平面相交之上内角。反映下中切牙对于下颌平面的倾斜度。此角过大表示下中切牙唇倾，此角过小表示下中切牙舌倾。

7）U1-SN 角，上中切牙长轴与 SN 平面相交的下内角，反映上切牙对于前颅底的相对倾斜度。此角过大表示上中切牙唇倾，反之为舌倾。

X 线头影测量分析时将患者的各测量值与正常𬌗人均值比较（表 8－3），分析错𬌗的机制是骨性、牙性还是混合性，而这种分析必须经过对各测量项目的综合分析。

表 8－3　正常𬌗中国人常用测量项目的均值和标准差

测量项目	替牙期均值 ± 标准差	恒牙期均值 ± 标准差
SNA	82.3 ± 3.5	82.8 ± 4.0
SNB	77.6 ± 2.9	80.0 ± 3.9
ANB	4.7 ± 1.4	2.7 ± 2.0
NP–FH	83.1 ± 3.0	85.4 ± 3.7
NA–PA	10.3 ± 3.2	6.0 ± 4.4
MP–FH	31.8 ± 4.4	31.1 ± 5.6
	65.5 ± 2.9	66.3 ± 7.1
U1–NA	22.4 ± 5.2	22.8 ± 5.7
L1–NB	32.7 ± 5.0	30.3 ± 5.8
U1–L1	122.0 ± 6.0	125.4 ± 7.9
L1–MP	94.7 ± 5.2	92.6 ± 7.0
U1–SN	104.8 ± 5.3	105.7 ± 6.3

（3）头影图迹的重叠分析：牙颌、颅面结构随生长发育或经矫治以后所发生的改变，可以通过各种测量来了解其变化情况，也可通过两张或几张同一个体于不同时期所拍摄的头影图迹的重叠图来显示牙颌面各部间的变化情况，常用的图迹重叠法有以下 2 种。

1）观察牙颌、颅面总体改变的图迹重叠法。①Bolton 平面重叠法（图 8 - 6），以蝶鞍中心（S）点向 Bolton 平面作垂线，定此垂线的中点为 R 点。在头影图迹重叠时将两张或几张图上的 R 点重叠，并使 Bolton 平面保持平行。此时的重叠图显示出牙颌、颅面的改变。这种方法重叠的图迹显示的只是牙颌、颅面的总体改变。②SN 前颅底平面重叠法（图 8 - 7），以 SN 作为重叠平面，以 S 点作为重叠点，重叠的图迹可显示 N 点的改变，也可显示牙颌、颅面总体改变。

2）分别观察上下颌骨及牙齿局部改变的图迹重叠法。①上颌图迹重叠法，以上颌骨局部（包括切牙及磨牙）重叠，来观察上颌，特别是上磨牙及上切牙的位置变化。一般以切牙舌侧硬腭部作为重叠面（图 8 - 8）。②下颌图迹重叠法，以下颌骨局部（包括切牙及磨牙）重叠，来观察下颌，特别是下磨牙及下切牙的位置变化。一般以骨性下颌联合之后缘作为重叠面（图 8 - 9）。③上颌、下颌局部图迹重叠法，能够准确地反映出磨牙及前牙的位置变化情况，而这些变化在整体头影图迹的重叠中则难以真实地表现出来。

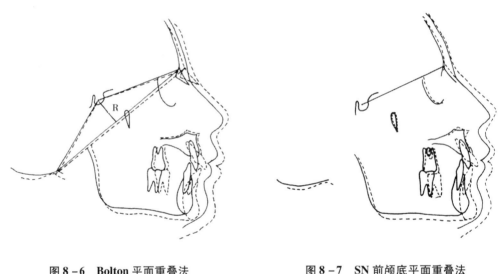

图 8 - 6　Bolton 平面重叠法　　　　　　图 8 - 7　SN 前颅底平面重叠法

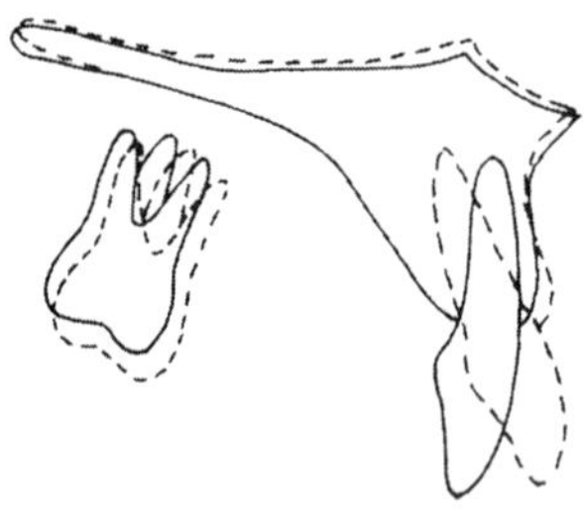

图 8 - 8　上颌图迹重叠法 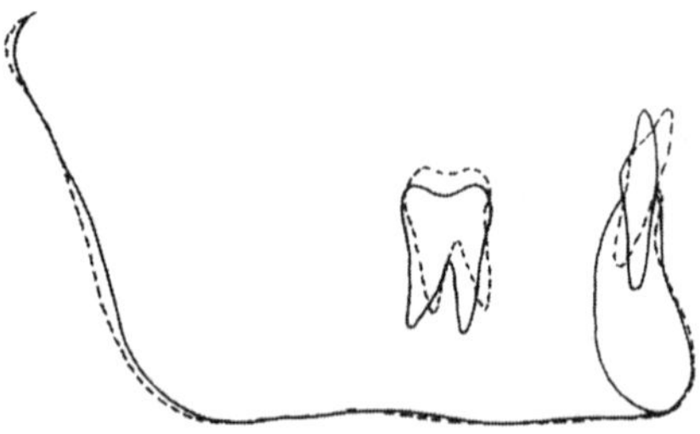　　　　　　图 8 - 9　下颌图迹重叠法

5. 电子计算机化的 X 线头影测量

电子计算机化的 X 线头影测量也称为数值化的 X 线头影测量，其基本原理是将在头颅图迹上所确定的各测量标志点转换成坐标值，由电子计算机算出各测量项的结果并进行统计分析。

（1）电子计算机化的 X 线头影测量特点：①增加测量的精确性，由于将标志点转换成坐标值进行运算，使测量精确度提高，避免预测时容易造成的误差，并且可以计算出放大误差。②提高效率，电子计算机化的 X 线头影测量可大大缩短测量时间，一般几十项测量项目仅需 2~3 分钟即可得出结果。因而可以在头影图迹上确定大数量标志点进行大数量测量项目的测量。如 Walker 于头颅侧位图迹上定出 177 个标点进行测量分析，Burstone 确定 52 个点包括对颅面软硬组织的测量分析。③大样本分析，电子计算机化的 X 线头影测量，有可能对大样本进行分析，从而建立数据库，而应用于临床患者的矫治设计或颅面生长发育的预测。

（2）电子计算机化 X 线头影测量系统的组成及工作过程：电子计算机化 X 线头影测量系统由计算机主机及图形数值化仪、打印机、显示器、绘图仪、存储器（软、硬磁盘）等设备组成，同时需有根据不同测量和统计分析的内容而编制的测量和统计分析程序。

（3）数学模型的建立：电子计算机化 X 线头影测量的工作过程，即是将测量分析所要解决的问题转化为数学问题，即点间形成线，线间形成角，而测量距离及角度。整个过程中要建立数学模型。数学模型的建立包括以下 4 个步骤。①标志点的确定，根据所需测量的项目在头影图迹上标出标志点。北京医科大学口腔医院正畸科定出 23 个标志点为电子计算机化 X 线头影测量所用，而得出常用的 Downs、Steiner、Wylie、Tweed、Reidel、Ricktts、Wits 7 种分析法的 51 项测量内容。②进入直角坐标系，头影图迹置于直角坐标系中，各标志点间的相互位置关系即固定，有其 X、Y 值。在其位置的确定上可分为两种，一种是不定位，即每一图迹虽对其本身的各测量值是固定的，但在不同测量图迹间则无固定关系；另一种是确定原点及 X 轴，这样得出的每张图迹间的测量是有联系的，如以 S 点为原点，SN 平面为 X 轴，这对于同一患者治疗前后，或不同生长发育阶段的重叠分析时则有意义。③从点坐标到测量值有求角、距离、投影距等不同形式。④数据的输入——图形数值化仪，在头影图迹上确定了标志点后，通过图形数字化仪，将图形输入计算机。图形是一种连续变化的量的模拟量，通过图形数值化仪将模拟量转换成数字量，即将图形上的标志点以坐标值的形式输入计算机。图形数值化仪的工作原理是由内部构成的一个平面直角坐标系，通过台面上的可动键盘及游标与主机相连，工作时将头影图迹固定在台面上，经可动键盘上的游标十字中心对准标志点，按下读数键，则此点的 X 和 Y 的坐标值就记录到主机上，通过运算得出测量结果。可通过打印机直接记录各测量结果，或经绘图仪绘出（按预定程序）颅面结构模式图。

近年来数据的输入也可通过对头颅侧位 X 线片的直接扫描而输入计算机，而由显示器上的头颅侧位 X 线片图像上直接定点输入，而不再需要先描头颅侧位图及通过图形数字化仪输入计算机。

电子计算机化的 X 线头影测量将 X 线头影测量技术提高到一个新的阶段，但此项技术还在不断发展，正从目前的二维空间的测量（长和高或宽和高）系统开始向三维空间（长宽高）及主体摄影相结合的系统发展，这无疑对错𬌗的诊断矫治设计，特别是正颌外科的诊断设计上引起一个新的飞跃。

（五）其他 X 线检查

1. 牙片

显示额外牙、阻生牙、牙胚及牙根形态。

2. 全颌曲面体层片

可观察全口牙的发育及颌骨情况。

3. 手腕骨片

可评估生长发育的潜力。

七、口腔正畸学与其他学科的关系

口腔正畸学是口腔科学的一个分支学科，在研究错𬌗畸形的病因、诊断、预防、矫治过程中，与口腔其他各科及医学基础学科有着十分重要的联系，因而是一门内涵十分丰富的学科。

（一）颞下颌关节病与口腔正畸

颞下颌关节病的发生率仅次于龋病、牙周病、错𬌗而占口腔疾病的第 4 位。𬌗因素是其重要病因之一，其中大多由牙齿、颌骨的错位或关系不调而致𬌗干扰、早接触，而引起颞下颌关节紊乱病。这类颞下颌关节紊乱病，必须进行𬌗治疗，可通过口腔正畸矫治错𬌗畸形，去除引起颞下颌关节紊乱病的𬌗因素，起到治本的作用而取得良好和稳定的疗效。口腔正畸已成为矫治颞下颌关节紊乱病的一个重要手段。

（二）牙周病与口腔正畸

错𬌗畸形造成的𬌗创伤、牙周损害，可引起牙槽吸收、牙齿松动，成为牙周病的病因之一。如前牙深覆𬌗、闭锁𬌗、深覆盖等错𬌗均可致牙周病。而由错𬌗造成的牙周病也是正畸治疗的重要研究内容。

（三）正颌外科与口腔正畸

严重的骨性牙颌畸形通过正颌外科与口腔正畸结合，可使牙颌功能及形态恢复正常。要取得理想的治疗效果，必须由口腔外科与口腔正畸科在诊断分析、矫治设计、术前正畸、术中固定、术后正畸调整等方面紧密配合。严重骨性牙颌畸形的矫治目标包括良好面型的恢复及良好咬合的重建。

（四）电子计算机技术与口腔正畸

口腔正畸的错𬌗畸形机制分析、矫治设计、术后面型分析学方面已与电子计算机技术结合起来。随着电子计算机技术的发展，目前对于生长发育的预测、矫治力的力学分析等方面的研究也已使用这一技术。通过电子计算机与正畸研究的结合，将大大提高口腔正畸学的诊断和矫治水平。

八、错𬌗畸形的常用矫治方法

（一）预防矫治

错𬌗畸形虽未发生，但已可见造成错𬌗的条件，若及时采取一定方法则可预防其发生。如乳牙早失，为防止后牙前移造成恒牙萌出错位而做缺隙保持器，就是一种预防矫治。

（二）阻断矫治

早期不严重的错𬌗畸形，若及时使用简单的矫治器及时治疗，可防止错𬌗进一步发展而影响颌面发育和功能。如个别牙反𬌗，早期矫正可防止进一步发展出现关节症状及面部偏斜。

（三）一般正畸治疗

错𬌗畸形已成型，采用固定或功能矫治器治疗，恢复牙颌面形态和功能。

（四）口腔正畸和正颌外科联合治疗

牙齿错𬌗畸形伴有颌骨畸形，在患者成年后采取外科手术矫正颌骨畸形，在手术前必须进行正畸治疗而使外科手术能恢复口颌的功能和外观。

九、矫治牙移动的机制

错𬌗畸形的矫治，主要是通过矫治器对错𬌗牙施以矫治力，而使错位牙得到矫正，恢复和重建平衡的𬌗关系。因而牙齿受力移动是整个矫治过程中的一个重要部分。

任何物体受力后的移动过程，均与力的大小、方向、作用点的位置和持续时间有关。同样，矫治牙受力移动和牙槽骨、牙周膜等组织的生物学反应有着密切关系。牙齿的移动并不是一个单纯的机械运动，而是一个有着复杂的生物学内容的生物机械运动。矫治牙的移动，要求牙齿在牙槽窝中移动时，既不对牙齿本身也不对其支持组织造成损伤，而达到生理性的移动。如同牙齿的萌出或受𬌗力作用后的正常近中移动，不至于引起任何病理变化。

正畸牙齿移动的生物机械原理，是口腔正畸学中的重要基础内容。虽然对这一内容的研究，已有近一个世纪的历史，并取得了不少进展，但至今对于矫治牙移动的详细生物学机制还不完全清楚。

牙齿通过牙根部分而生长在牙槽的牙槽窝中，矫治力作用在牙齿后可传递到各牙周组织，从而发生一系列的组织反应而引起牙齿的移动。

（一）骨组织的反应

当牙齿受到矫治力作用时，可引起牙槽骨的组织反应，按矫治力的方向，在其作用点的后方形成牵引侧，前方形成压力侧。在牵引侧，牙槽骨的内侧面，由于受到牙周膜纤维的牵拉刺激，而主要引起成骨细胞的活动，随着矫治力的方向产生新骨。牙槽骨壁内面，原有的致密骨板消失，而代替以横行排列的新骨小梁，新骨小梁顺着矫治力的方向与牙周膜纤维平行排列；同时在牙槽骨壁外侧面，则主要有破骨细胞的活动，吸收原有骨质。这样整个牙槽壁的𬌗1/3段都变为横列的新骨小梁，每条骨小梁的向牙端有成骨活动，背牙端则有破骨活动。到牙齿移动停止时，仍继续有新骨形成，直到牙周间隙恢复到原有的宽度为止，即至牙周膜纤维的张力完全消失为止。这样牙槽壁依此前移，牙齿也得以移动。

（二）牙周膜的反应

当牙齿受到矫治力的作用后，牙周膜一侧受牵引，另一侧受压迫，这可能引起其代谢的改变。当压力合适时，牙周组织细胞成分增加，都为幼稚的结缔组织细胞，并可分化为成骨细胞和破骨细胞。当矫治力达到一定程度时，受压侧牙周膜上的血管受压后血流量减少，牙周膜内的细胞很快分化，在48～72小时内出现大量破骨细胞，使邻近的牙槽骨发生吸收而使矫治牙移动。但在牵引区的牙周膜有相反的现象发生，由成骨细胞的活动而产生新骨。这种矫治过程中牙齿的移动可以使牙周膜增宽，牙齿有一定移动。在矫治牙受力时牙周膜纤维的方向也有改变。而当牙周纤维经过重新排列到新的平衡时，矫正才能稳定。

如果对矫治牙施力过大，牙周膜中的血管可因过度受压而使局部缺血，或血管被压破而局部出血，导致血栓形成。当牙周膜内细胞发生坏死后，局部的成骨细胞和破骨细胞的分化也就终止了。

（三）矫治力

牙齿移动的详细机制虽不完全清楚，但是以适当的矫治力使牙齿有合适的移动是肯定的。而矫治力的大小、性质及种类等各种因素对于矫治牙的移动有着密切的关系。

1. 按矫治力作用的特征分类

（1）正畸力：能使牙齿或颌位改变的矫治力均可称为正畸力，但这种力主要使牙齿移位，而一般对于颌骨形态或生长发育无直接影响。大部分活动及固定矫治器的矫治力均为正畸力。

（2）矫形力：能影响骨骼形态发生一定变化的力称为矫形力。这类矫治力的力量一般较大，如儿童早期使用的头帽颏兜颌外支抗矫治力，能对下颌生长发育有影响同时可改变下颌形态。另外如使用扩弓螺簧快速开展腭中缝的矫治力，也属于矫形力。当腭中缝快速开大后，即有新骨沉积改变了原来硬腭的结构。

2. 按矫治力作用的时间分类

（1）持续力：能持续对矫治牙产生矫治力的力。持续力可持续几周或更长时间，如使用螺旋弹簧所引起的矫治力即为持续力。

（2）间歇力：对矫治牙产生间断的作用力称为间歇力。如大部分活动矫治器产生的矫治力为间歇力。一般间歇力在较短时间内消失而需再加力。

3. 按矫治力的性质分类

（1）机械力：一般由不同的矫治器材，通过组成一定的矫治附件而发生机械弹力的矫治力称为机械力。

（2）肌能力：以咀嚼肌、舌骨上肌、舌肌等肌肉作为矫治力的称为肌能力，主要利用肌肉收缩产生的力。

临床上最合适的矫治力可以有以下几个表征：①矫治力作用的牙齿，无明显的自觉疼痛；②叩诊矫治力作用的牙齿，无明显反应；③矫治力作用的牙齿，无明显松动；④牙位或颌位矫治效果明显；⑤X线片显示矫治牙的根部及牙周组织无病理变化。

（四）牙齿移动的种类

矫治牙受力后的移动，可因矫治力的大小、方向、作用部位以及牙齿本身的牙根形态等不同而呈现不同类型的牙齿移动。而当牙齿作不同类型的移动时，牙周组织各部位的反应也各不相同。牙齿移动是极为复杂的过程，可以分为以下5种类型。

1. 倾斜移动

是指牙齿的根及冠在以牙根上某一点为中心作相反方向的移动。牙齿的倾斜移动是最为简单而最易形成的一种移动方式。当牙冠上某一点受力后，牙冠即随着受力方向倾斜，而根尖部则向相反方向移动。牙齿旋转中心的位置一般和力的作用点有关。力的作用点越近牙冠颈部，则旋转中心就越近根尖。

2. 整体移动

是指牙齿的根和冠向同一方向移动，牙冠和牙根均等距离地移动到新的位置上来。整体移动是较难达到的，首先要使牙冠不是一点受力而是较大面积地受力，再通过对牙施以力矩不同的力来相互制约。

3. 旋转移动

是指牙齿以牙长轴为轴而进行旋转，常在扭转牙的矫治中应用。使牙齿在牙槽窝中旋转，需要应用一个力偶，可在扭转牙的牙冠某一点加力而在另一点作为固定点，使牙齿作旋转移动。也可以在牙冠上相对的两点加力，同样能使牙齿发生旋转移动。

4. 转矩移动

是指在牙齿移动过程中，使牙齿某一部分的特定移动，而另一部分移动很少。转矩移动大都使用在使牙根作各个方向的移动而牙冠移动很少，故也称为控根移动。由于矫治力不能直接施于牙根，因而要使牙齿进行转矩移动是较为困难的。通常利用一对力偶来完成根的转矩移动。当一对力偶作用在牙冠两个相对部分，使牙冠的移动受到机械限制，再使用一定的力主要对牙根发生作用，通过两方面力量的大小控制而使牙根移动。

牙齿的转矩移动，一般需要用固定矫治器才能完成。

5. 垂直移动

是使牙齿升高或压入的移动，基本上属于整体移动。

（五）矫治牙移动机制的三种学说

1. 骨转化学说

Oppenheim 通过牙齿移动的动物实验研究，于 1930 年最早报道，牙齿受正常矫治力作用时，无论是压力侧或牵引侧，其牙槽嵴处的致密骨板层消失，以海绵骨代替，后又出现横行排列的新骨小梁。压力侧骨小梁的向牙端有破骨细胞，背牙端有成骨细胞，这两种作用使骨发生全体改建，形成现代骨转化学说。Moyers 等认为强度适宜的矫治力可以改变牙周血管的状态和血流速度，使牙槽骨的再形成处于积极状态。在立体镜及光镜下观察到，矫治牙受力，其牙周膜内的血管网是随力量变化而改变的。牙周组织对矫治力的反应是以牙周膜内血管状态为标志。一般矫治过程中，作用力的大小，力作用的间隔时间，力作用的时间长短是影响牙周组织变化的重要因素。

2. 骨压电效应学说

近些年来，Picton 等对矫治牙牙周组织由压迫或牵引引起的细胞特殊反应的传递机制进行研究，认为牙周膜纤维因压缩引起破骨细胞和骨质吸收的学说过于简单，并认为由于牙周膜纤维牵引而引起新骨沉积和成骨细胞活动的学说也是一种误解。他们提出正畸牙齿移动的另一种理论即牙槽扭转变形，引起牙槽表面压电效应，而使细胞产生相应的变化；同时进一步解释了为什么远离牙周膜一侧的牙槽骨也同时发生改建。通过研究认为，骨协调变化的传递因素存在于骨内胶原成分晶状样物质，当骨发生扭转变形时，这种物质能够激化电荷而产生压电效应。使用很小的力就能使牙槽扭转变形或弯曲，牙槽弯曲可改变牙槽本身的应力型，影响电环境的改变而引起骨的原始细胞变化。Zengo 等用兔和鼠作试验，观察牙槽骨的压电效应，结果是牙齿后方接受矫治推力，牙齿向前移动时，牙齿的前方牙槽内壁形变成凸面对着牙根，此凸面带正电，是以破骨细胞活动为特点；反之牙齿后方的牙槽内壁形变成凹面也对着牙根，此凹面带负电，是以成骨细胞活动为特点；而牙齿前方的牙槽骨外板形成凹面带负电，以成骨细胞为特点，牙齿后方牙槽外板成凸面带正电，以破骨细胞为特点。从而认为正畸牙移动，其牙槽骨及其外板发生改建的机制与牙槽骨产生压电效应有关。

3. 骨"机械—化学"学说

随着正畸牙齿移动过程中组织形态学变化的研究逐渐深入，人们开始注意到，许多作用于局部或全身的生物化学因素都会对牙槽骨组织的改建产生影响。1945 年，Weinmann 和 Schour 发现甲状旁腺素（PTH）可以促进牙槽骨的吸收。20 世纪 60 年代，人们进行了大量研究，并尝试通过全身或局部给药的方式来促进受正畸力作用的牙齿移动。研究中发现，cAMP 作为细胞间作用的介质，可以传递多种激素及药物对靶细胞作用的信息，cAMP 是受到外界各种因素刺激后机体内自身产生的物质。人们将这些细胞外的刺激因素称为第一信使，而将 cAMP 称为第二信使。调节 cAMP 的含量可以避免直接应用激素所造成的过多的不良反应，因此，20 世纪 70 年代，人们的研究重点又转移到通过调节和控制 cAMP 的局部浓度来达到加速正畸牙齿移动的目的。1980 年，Somjen 等人发现对培养基中的骨细胞施以机械力会迅速引起细胞内 cAMP、PGE_2 和 DNA 合成的同时升高，而前列腺素合成酶的抑制剂可以阻断机械力对骨细胞的这种作用，表明 cAMP 的产生依赖于前列腺素的合成，而将地诺前列酮（PGE_2）加入培养基中可以产生类似机械力的作用，升高细胞内 cAMP 的含量。20 世纪 80 年代，人们对前列腺素与正畸牙齿移动的关系进行了大量研究，生物学测定表明正畸牙齿移动过程中，内源性前列腺素的含量会发生波动，组织学切片显示局部 PGE_1 浓度升高可使受正畸力作用的牙齿牙槽骨周围的破骨细胞增多。Yamasaki 通过对鼠、猴及人的观察发现，在受正畸力作用的牙齿局部牙根黏膜下注射 PGE_2，在对照侧注射生理盐水，结果试验侧牙齿比对照侧牙齿的移动速度提高将近一倍。说明在正畸牙齿受力后牙槽骨的改建过程中前列腺素起了很重要的作用，但作用机制目前还不十分清楚。

1988 年，Collins 等人用特殊的牙周膜注射器将活化维生素 D_3 注射进猫受正畸力作用的尖牙牙周膜内，发现试验侧的尖牙移动速度比对照侧快，说明牙周膜内注射活化维生素 D_3 可以促进牙齿移动。维生素 D 在维持体内钙的环境稳定方面起作用，尤其是活化维生素 D_3 是破骨活动最有力的刺激素之一，它涉及由单核细胞形成破骨细胞的转化过程。

1991 年，日本学者 Saito 等人报道一种分布于牙周膜内的 CGRP 的神经多肽也直接或间接地影响正畸牙齿移动过程中的组织改建。

目前，由正畸机械力所导致的牙槽骨组织改建的机制还不十分清楚，影响的因素很多，各国学者都试图从不同途径来研究探讨。

十、错𬌗畸形矫治过程中的支抗和间隙

支抗和间隙是错𬌗畸形矫治过程中十分重要的问题，对其意义及特点有充分的理解和认识，并应用到矫治中去，是取得良好矫治效果的基础，反之，则必将影响矫治的疗效。

（一）支抗

1. 支抗的定义及其在正畸治疗中的意义

正畸矫治过程中，任何施于矫治牙使其移动的力，必然同时产生一个方向相反、大小相同的力，而支持这种移动矫正牙所引起的反作用力的情况称作支抗。实际上支抗是一个提供产生牙齿矫治力的基础。一般在正畸治疗中，支抗部分主要是由非矫治牙组成。腭部及牙槽也可作为支抗部分，支抗部分的牙齿受到矫治力所产生相反方向力，即支抗力的作用。而矫治牙能否按设计要求的方向及程度移动，这和支抗部分的设计有着重要关系。在正畸治疗过程中，希望矫治牙按需要的方向及距离移动，而作为支抗部分的支抗牙则常要求尽量不移位或仅量少移位，以保持良好的殆关系。要达到以上目的，必须设计充分的支抗，尽量使支抗力分散在多个支抗牙上，而这种作用在支抗牙上的力不使支抗牙移位或仅发生极少量的移位（如按设计同时需某支抗牙移位时则需按特殊设计处理）。相反，如在矫治器设计中，支抗不充分，即会出现在矫治牙的移动过程中，支抗牙也发生移位而致殆关系紊乱，或因支抗牙移位而占用矫治间隙，造成矫治困难。甚至在有些错误的支抗设计或矫治加力时，出现矫治牙移动不多而支抗牙却有大量移动的情况，这可导致矫治的失败。

2. 支抗的种类

（1）颌内支抗：支抗设计在与矫治牙的同一牙弓内，利用一些牙作为支抗而使其他一些矫治牙移动。这种支抗一般可来自牙周膜面积较大的后牙，如上中切牙唇向错位，而设计的矫治器在上颌第一磨牙上有卡环，在上颌第一和第二前磨牙间有邻间钩，则这一设计就具有充分颌内支抗来矫正上中切牙的错位。

在颌内支抗中有时对相反方向移动的两个牙或一组牙，以支抗力作为移动牙齿的矫治力，这类支抗称为颌内交互支抗。

（2）颌间支抗：是以上颌（上牙弓）或下颌（下牙弓）作支抗来矫正对殆牙齿，或是以上下颌间的交互支抗来矫正颌位。如上下颌间的Ⅱ类或Ⅲ类牵引。颌间支抗是一种交互支抗，一般具有较充分的支抗作用。

（3）颌外支抗：是指支抗部位在口外，如以枕部、颈部、头顶部等作为支抗部位，这样可以作为较大矫治力的支抗来源。口外唇弓、颏兜等矫治器均利用口外支抗。

3. 加强支抗的方法

（1）增加用作支抗牙的数目，如在活动矫治器上，可增加矫治器的固位装置，如增加卡环、邻间钩等固位装置。

（2）可将支抗牙连成一整体而增强支抗作用，一般在使用固定矫治器时，可通过带环或牙面上的托槽将几个牙结扎固定而连成一整体。

（3）增大活动矫治器的基托面积，保持与组织面的完全密贴。

（4）在应用颌内、颌间支抗的同时，加用口外唇弓颌外支抗来增强支抗以防止支抗牙的移位。

（二）间隙

1. 间隙在正畸治疗中的意义

间隙是指排齐错位牙或建立良好覆盖关系所需的空间。足够的间隙是错位牙及深覆盖得到矫正的基本条件。如间隙不足于矫治所需时，则错殆很难得以矫正，并在牙齿受力过程中，由于间隙不足而矫治牙不能按受力方向移动，以致损伤矫治牙及邻牙的牙周组织，牙齿出现松动及殆向移位而加重由于殆早接触及殆干扰等引起的口—颌系统功能障碍。因而在矫治前应进行石膏牙模的测量，测量矫治牙的宽度与实际存在间隙之差，从而确定矫治原则。

2. 为缺少间隙的矫治牙创造足够间隙的方法

（1）减数拔牙：当牙齿严重拥挤或牙弓长度不调时，往往通过减数拔牙的方法来取得间隙，依减数拔牙的牙位而得出不同数量的间隙。

（2）减径：当缺少间隙不多，则可考虑片切矫治牙或邻牙接触面，以取得少量间隙，但这种方法以不破坏牙体外形为原则，并取得的间隙应在 1~2 mm，在多龋的患者选用减径的方法时宜格外慎重。

（3）扩大牙弓：矫治牙间隙不足，而牙弓形态又合适于唇颊向开展时，则可以通过扩大牙弓的方法来取得所需间隙。以扩大牙弓取得的间隙也是较为有限的，并在扩大单颌牙弓时需同时考虑牙弓扩大后与对颌牙弓间的配合关系。

（4）局部开展间隙：间歇少量不足时，也可于矫治牙的近远中邻牙间进行间隙的局部开展。

十一、错𬌗畸形矫治后的复发与保持

错𬌗畸形经正畸治疗，牙𬌗关系恢复正常后，仍有回复到矫治前错𬌗的趋势，这称为复发。为防止错𬌗矫治后的复发，使治疗结果得以稳定，则在错𬌗矫治后需对矫治效果进行保持。

（一）复发的原因

（1）矫治完成后，错位牙齿得以矫治，但牙龈结缔组织纤维及牙周膜纤维的张力未能恢复平衡，因而牙齿不能稳定在矫治后的位置上，有回复到原来位置的趋势，特别是一些严重扭转的错位牙。

（2）由于矫治设计不当，出现超限矫治也是引起复发的原因，特别是扩大牙弓过度，使牙齿位置到了牙槽基骨之外，这样的牙位是不能稳定的，而极易复发。

（3）由于矫治过程中牙位、颌位的改变，口—颌系统的神经、肌肉的动力平衡发生改变，而这种变化后，牙位、颌位的神经、肌肉动力平衡的建立和稳定需要一定时间。

（4）在错𬌗矫治完成后，如引起错𬌗的一些口腔不良习惯还未破除，则仍可造成错𬌗畸形的出现。

（5）在牙颌面生长发育完成前，矫治后的患者牙颌面的生长发育将仍受生长型遗传特征的影响，而引起错𬌗的复发，特别是一些骨性畸形，如下颌前突等。

（二）保持的方法

常用的保持方法是矫正完成后戴用保持器。临床上多用的可摘保持器是由一对卡环、双曲唇弓及基托组成的，称为 Hawley 保持器。常用的固定保持器可由第一磨牙带环舌侧焊一舌弓，也可由尖牙舌侧以黏合剂固定舌弓。对于个别扭转牙的保持常用矫治牙上带环唇舌侧焊丝。

在一些扭转牙及上中切牙间间隙矫正完成后可以作龈纤维环切术，使牙龈、牙周纤维在新的牙位下改建。

在一些生长发育期矫正完成的骨性趋向的错𬌗畸形可采用矫形力保持器，如头帽颏兜保持器，以抑制下颌过度生长，或上颌口外唇弓防止上颌过度发育。

（三）保持的时间

一般保持器开始时需全天戴用 6 个月至 1 年，以后 6 个月至 1 年可仅在晚间戴用。对于易于复发的扭转牙矫治后的保持时间需加长，而对于不易复发的牙源性前牙反𬌗等错𬌗的保持时间则可短些。

（樊　虹）

第二节　牙列拥挤不齐的矫治

牙列拥挤不齐是最常见的错殆畸形，发生率在混合牙列和恒牙列中比例最高。目前的研究资料表明，在儿童及青少年错殆畸形中，近一半的患者表现为牙列拥挤不齐。导致牙列拥挤不齐的机制是牙量相对大于骨量，其原因一方面是由于人类演化过程中咀嚼器官退化不平衡，另一方面是由于环境因素造成，如乳牙早失、乳牙严重龋坏、乳牙滞留等原因导致恒牙萌出间隙不足。

一、临床表现

牙列拥挤既可发生在前牙部位，也可见于后牙部位。拥挤牙可表现为唇舌向、近远中向、高低位等各个方向的错位，后牙部位拥挤可造成后牙反殆、锁殆。牙列拥挤破坏了牙弓的正常形态，导致咬合紊乱，从而影响正常口腔功能；妨碍局部牙齿的清洁，拥挤部位好发龋齿、牙周病；影响正常发育，严重者由于不良的咬合关系长期存在，可引起颞下颌关节紊乱病。

临床上根据其拥挤程度，分为3度。

轻度拥挤（Ⅰ度）：间隙不足，小于一个下中切牙的宽度，2~4 mm。

中度拥挤（Ⅱ度）：间隙不足，在1~2个下中切牙宽度之间，4~8 mm。

重度拥挤（Ⅲ度）：间隙不足，在2个下中切牙宽度以上，大于8 mm。

间隙不足是指同一牙弓内的拥挤程度。

二、矫治方法

矫治原则为增大骨量或减小牙量。增大骨量可采用扩弓，推磨牙向后，促进颌骨生长发育的方法；减小牙量可采用减数或减径的方法。

（一）轻度拥挤

矫治原则为扩大牙弓，增加骨量。若伴有颌骨或牙弓前突，也可考虑减数。

减径可获得的间隙有限，且有增加龋患率，影响牙齿外形的缺点，宜慎重。

1. 扩弓法

扩弓的目的是增加骨量。Nance 指出扩弓最多可得到 2.6 mm 间隙。根据笔者的临床经验，视患者所处的生长发育阶段及拥挤类型，最多可获得 7~8 mm 间隙。扩弓的方向可分为矢状向和冠状向。

（1）矢状向扩弓：适于牙齿轻度拥挤，前牙牙轴唇倾度不大，无开唇露齿者。

方法：使用固定矫治器，以垂直曲唇向开展前牙；或加欧米加曲使弓丝前部与前牙唇面离开 1 mm 左右间隙，将弓丝结扎入托槽内；对于上前牙闭锁殆，可采用摇椅形弓丝，加大 Spee 曲线，使内倾的上切牙牙轴直立，同时增加上牙弓长度，解除拥挤。用活动矫治器时在前牙放置双曲舌簧，向唇向扩弓排齐前牙。对于乳牙早失导致的磨牙近中移动造成的轻度拥挤可采用口外弓推磨牙向远中移动开拓间隙。对于单纯的下前牙拥挤，要考虑上下前牙的覆盖关系，以免扩弓后与上前牙出现干扰，使矫治结果不能保持。

（2）颊向扩弓：前牙轻度拥挤，每侧间隙不足，在 2 mm 左右，牙弓突度正常，上牙弓宽度不足，后牙覆盖小的病例，可适度颊向扩弓，排齐拥挤前牙。

方法：用固定矫治器，以一字形钛镍丝作颊向扩弓，扩弓同时排齐前牙，也可在主弓丝以外，加一个 1.0 mm 不锈钢丝弯制的扩弓辅弓。应用活动矫治器时，上颌采用分裂簧或螺旋扩大器颊向扩弓，同时配合前牙舌簧、双曲唇弓加焊指簧排齐前牙。下颌可用 Crozat 矫治器。

（3）全牙弓扩弓：适于轻度拥挤，拥挤存在于前后牙，且牙弓长度不足。

方法：用固定矫治器治疗，可采用扩弓装置先扩大牙弓宽度，获得间隙后固定矫治器排齐牙列。用活动矫治器治疗上颌全牙弓扩弓可采用全牙弓舌簧矫治器，或分裂簧配合前牙弓舌簧的矫治器；还可用口外弓前方牵引 4 个上切牙，同时利用反作用力以螺簧推上磨牙远中移动，以加大上牙弓长度。

2. 局部开展法

适于个别牙间隙不足，单侧磨牙关系异常或中线偏移。

方法：应用固定矫治器，在拥挤牙的邻牙之间放置螺旋开大簧，临床常见的单侧侧切牙舌向错位，中线向患侧偏斜，多采用此方法矫治。如图 8－10 所示，2| 舌向错位，间隙不足，上中线右侧偏移。设计 6|6 带环，5|5 黏结托槽，3|1 托槽之间放置螺旋开大簧，弹簧长度比 3|1 托槽间距离宽出 3～4 mm，随着 3|1 间间隙加大到足以容纳 2|，唇向结扎舌向错位的 2|，在排齐 2| 的同时，右偏的上中线得到矫正。要注意不能在镍钛丝上扩弓，以免局部开展过程中由于弓丝强度不足，导致牙弓变形，必要时，可在牙弓另一侧附加一段舌弓，保持该段牙弓的长度。局部开展可能增加前牙覆盖，减小前牙覆𬌗，对于覆𬌗浅的病例要慎重，以免造成前牙开𬌗。

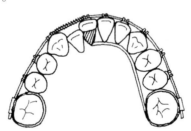

图 8－10　局部开展牙弓矫治器

3. 推磨牙向后法

对于明确由于上磨牙近中移动所造成的牙列拥挤，磨牙为远中尖对尖关系时，可以用推磨牙向远中的方法开拓间隙，矫正后牙关系，同时排齐拥挤的前牙。推磨牙向后的时机一般选择在上第二恒磨牙牙根发育在 1/2 左右时。

方法：推磨牙向后多采用口外弓配合头帽或颈带。利用颈枕部为支抗，口外弓通过弹力皮圈固定于头帽，以螺旋弹簧产生对磨牙向远中的推动力。口外弓戴用时间每天必须在 12 小时以上。

推磨牙向后的矫治方法会对上颌骨向前方的发育产生一定的限制作用，因此对于上颌发育不足、有反𬌗倾向的患者不宜采用。

4. 减径法

为减小牙量的方法。适于年龄较大，拥挤部位主要在个别前牙，间隙不足，在 2～3 mm

范围内的患者。减径的牙位可以从第一恒磨牙的近中邻接面开始向前所有牙齿的近远中面；也可以根据需要片切局部牙齿的邻面。减径每个牙面不应超过 0.25 mm，减径过多使釉质缺失过多，容易导致牙齿敏感或继发龋坏。减径片切后需作牙体外形的修整，并作防龋处理。在减径处理前需设计、制作好矫治器，以便减径后可以立即利用此间隙排齐拥挤的牙齿。

（二）中度拥挤

矫治设计应根据所需间隙量、患者年龄、生长发育潜能、颌骨发育情况、有无遗传因素等情况作出具体设计。若患者年龄小，颌骨发育正常，无遗传因素，所差间隙略多于Ⅰ度时，可考虑作扩弓处理，若所差间隙已达Ⅱ～Ⅲ度，则应考虑减数治疗。对于有骨性Ⅲ类错殆倾向的患者，即使上颌拥挤度较大，考虑到面型有时也采取非减数治疗。

（三）重度拥挤

矫治原则主要以减数治疗为主。

减数治疗的原则：减数尽量选择有牙周或牙体问题的牙，保留健康牙；可拔牙可不拔牙时尽量不拔牙。

1. 减数牙量

减数牙量以所差间隙的多少来决定，减数不仅要考虑解决拥挤问题，还应注意中线对称性、后牙咬合关系、Spee 曲线纠正及面部侧貌。

2. 减数牙位

临床上常以第一前磨牙作为减数的主要对象。因为：①第一前磨牙位于前后牙段的交界，可以就近为拥挤错位牙齿的矫正提供间隙；②就拔牙后的咬合功能而言，由于咀嚼中心位于第一恒磨牙附近，拔除第一前磨牙对咬合功能影响较小；③拔除第一前磨牙对美观无明显影响。

为解决Ⅱ类 1 分类伴拥挤的问题，也可设计拔牙公式见图，减数设计时，一般不拔上前牙，尤其是上尖牙。因为：①上尖牙位于口角部位，且根长而粗壮，上尖牙根与口唇部的丰满度关系密切；②尖牙龋患和牙周病的发病率均较低，可以在口腔内存留时间长；③尖牙是修复义齿的重要基牙。所以通常不考虑减数尖牙。尖牙埋伏阻生临床上较为常见，可以开窗暴露埋伏牙后牵引入牙列排齐。如存在间隙不足，可先开拓间隙再开窗牵引。

3. 减数后的矫治

减数应在全盘设计完成后进行，必要时需请牙体或牙周修复的医师共同会诊决定。减数后不一定立即安装矫治器，对某些严重拥挤的病例，拔牙后由于肌肉的作用，拥挤可以自行有所缓解，但应在医师的严格监视之下，以免由于不利的牙齿移动，使拔牙间隙损失。

拔牙病例中，关闭拔牙间隙是由间隙两侧的牙齿相向移动而完成。因此需要注意支抗控制。轻度支抗是指允许通过后牙段前移关闭间隙达 2/3；中度支抗是指后牙段前移达到拔牙间隙的一半；重度支抗是指只允许 1/3 或更小的拔牙间隙通过后牙前移来关闭，主要以前牙的后移占据拔牙间隙。一个患者所需支抗的种类取决于其骨骼的生长发育潜能，牙量、骨量不调的程度和可望前牙内收的程度。

轻度支抗可以不采取任何控制磨牙前移的措施，使用颌内牵引，甚至以对颌为支抗，通过Ⅱ类或Ⅲ类牵引，使后牙前移。中重和重度支抗则应采取必要措施防止后牙前移，包括使用轻力颌内牵引，Ⅱ类或Ⅲ类牵引内收前牙，弓丝上弯制末端后倾曲、欧米伽曲，口外支抗，必要时可采用种植支抗。

4. 顺序拔牙法

是减数治疗的一种方法。目的是提供间隙，让牙齿朝着排齐的方向萌出，比让牙齿错位萌出后再提供间隙矫正不齐要省时省力。选择顺序拔牙法必须首先确定患者恒牙列一定存在拥挤，而且不存在牙胚缺失的情况，患者不应存在上下颌骨关系的异常。在固定矫治不普及时，顺序拔牙法应用较多，随着固定矫治的普及，顺序拔牙法逐渐失去意义。

顺序拔牙法主要分为两个阶段：①拔除乳尖牙，为恒侧切牙的萌出提供间隙，恒侧切牙将占去一些恒尖牙的间隙；②拔除第一前磨牙，为恒尖牙的萌出提供间隙，有人为了使第二阶段提前，可先拔除第一乳磨牙，以期促进第一前磨牙的萌出。这样如果控制得当，将使上下牙列在每一个象限减少一个恒牙，让其余牙齿顺利萌出而无错位发生。

（张　爽）

第三节　牙间隙的矫治

一、临床表现

牙间隙产生的机制是牙量相对大于骨量所致。少量牙间隙可能是由于咬唇、吐舌不良习惯或牙周病所致的牙齿唇倾；大量牙间隙多由于先天缺失牙、过小牙及遗传因素所致。由于病因不同，临床表现也有所不同。

因咬唇、吐舌不良习惯所致的牙间隙多表现前牙唇倾，前牙间有散在间隙，前牙深覆𬌗、深覆盖，磨牙关系异常；咬下唇不良习惯可导致后牙远中关系，下切牙舌倾甚至拥挤；咬上唇不良习惯可导致磨牙近中关系。

病因为先天缺失牙者，因缺牙部位不同，临床表现也不同。先天缺失牙部位以上侧切牙、下切牙、前磨牙多见。切牙先天缺失导致邻牙移位，可见中线偏移；若上切牙先天缺失，前牙可以出现浅覆盖或对刃关系；若下切牙先天缺失时，常可见局部较大的牙间隙，邻牙移位，咬合关系紊乱。

若遗传因素所致的牙间隙，常见牙体较小或颌骨发育过大，此外，由于肢端肥大症等全身疾病所致的颌骨发育过度，也可出现较多的散在牙间隙。

二、矫治方法

矫治原则为增加牙量或减小骨量。增加牙量是指集中间隙后配合义齿修复。减小骨量是指缩小牙弓，关闭间隙。

临床设计取决于间隙所在部位、间隙大小及咬合关系。

（一）散在的小牙间隙

设计多以缩小牙弓、关闭间隙为主。上前牙散在小的牙间隙，此时若存在前牙深覆盖，无深覆𬌗，则可内收上前牙关闭间隙。若同时存在深覆𬌗，应在内收上前牙间隙时注意打开咬合。可采用固定矫治器，通过摇椅形唇弓打开咬合，也可采用活动矫治器，利用平面导板压低下前牙，同时双曲唇弓内收上下前牙关闭间隙。下前牙的小牙间隙，前牙覆盖浅则内收下前牙，若前牙覆盖深，后牙为远中关系，则应做Ⅱ类颌间牵引，使下后牙前移，既调整了后牙关系，也关闭了前牙间隙。

内收上前牙，可用活动矫治器的双曲唇弓加力，如存在深覆验，可在活动矫治器舌侧加平面导板压低下前牙。如果需同时矫治不良习惯，可在活动矫治器上附舌刺或唇挡丝。若关闭间隙时需调整后牙关系，可用固定矫治器配合颌间牵引，使上前牙内收。下后牙前调时，可采用Ⅱ类颌间牵引，使下前牙内收。上后牙前调时，可采用Ⅲ类颌间牵引。

（二）较大的牙间隙

较大的牙间隙多由先天缺失牙或牙龋坏所致。矫治原则以集中间隙，配合义齿修复为主。

1. 个别较大的牙间隙

视缺失部位、邻牙移位情况而定。如上侧切牙先天缺失，可使尖牙近中移位，尽可能关闭此间隙，然后修整尖牙外形，如不能完全关闭此间隙，则考虑修复或种植。后牙个别牙缺失后，要注意防止对验牙过长，造成不利的验关系，引起颞颌关节损伤，应及早关闭此间隙或采用修复治疗。修复治疗前，可与修复科医师协商，因为长期牙齿缺失一般多伴有邻牙向缺隙的移位，通过正畸方法直立倾斜的牙齿，以避免修复时牙体磨除过多。

2. 多数较大的牙间隙

矫治原则以增加牙量为主，即配合义齿修复，增加牙量。多数较大牙间隙临床上常见邻牙的倾斜移位、对验牙过长、前牙深覆验等情况。正畸治疗中由于牙齿缺失较多，很难获得支抗，可以采用固定矫治器与活动矫治器相结合的办法。活动矫治器上安放后牙义齿，使前牙深覆验打开，以利于在下前牙上黏着托槽。同时戴有义齿的活动矫治器可以加强后牙支抗，防止关闭前牙散在间隙时后牙近中倾斜。特殊情况可利用微种植体加强支抗，矫治完成以后，尽快安装义齿，既恢复美观和功能，又可保持矫治效果。

（王　欣）

第四节　前牙反验的矫治

前牙反验可有个别前牙反验及多数前牙反验。个别前牙反验是一个症状，常常并发于牙列拥挤。多数前牙反验指3个以上的上颌前牙与对验牙呈反验关系，是一种错验类型。本节所讨论的"前牙反验"指多数前牙反验。前牙反验时，磨牙关系可以是中性，但多数为近中，后者被称为安氏Ⅲ类错验，常伴有不同程度的下颌前突畸形。

前牙反验俗称"地包天"或"兜齿"，是我国儿童中较为常见的一种错验畸形。前牙反验对口腔功能、颜面美观和心理健康有较严重的影响，并且随患者的生长增龄，症状逐渐加重，因此受到口腔科医师的重视。

一、病因

（一）遗传因素

前牙反验有明显的家族倾向，据有关资料显示，将近一半的前牙反验患者，一至三代的血缘亲属中有类似错验存在。因此，正畸临床约定，凡一个以上的直系亲属或两个以上的旁系亲属有类似错验畸形，患者的发病被认为由遗传因素引起。

错𬌗畸形是一种多基因遗传病，受到遗传因素和环境因素两方面的影响。最近的研究证明，安氏Ⅲ类错𬌗，不论是"骨骼性"还是"功能性"都受到遗传和环境的双重影响；患者中，家族史阳性者骨骼畸形并不比家族史阴性者更严重，也并没有更多的概率发展成为严重骨性前牙反𬌗。因此，临床上不能通过简单地询问家族史来区别患者前牙反𬌗的类型并估计预后好坏，只有仔细地分析亲属，特别是父母的𬌗型、骨型，家族资料才能提供有价值的参考。

一些单基因的遗传综合征，影响到颌骨和牙齿的发育，前牙反𬌗可以是该综合征的表征之一。这样的遗传综合征主要有，先天愚型（唐氏综合征）、颅骨—锁骨发育不全综合征（Scheuthauer-Marie-Saintion 综合征）、Crouzon 综合征、虹膜—牙齿发育不全综合征（Rieger 综合征）等。

（二）先天性疾病因素

先天性唇腭裂是前牙反𬌗的重要病因之一。唇腭裂影响骨缝增生和骨的表面增生，同时手术瘢痕组织对颌骨发育有一定限制。唇腭裂伴有的错𬌗畸形中，最多见的是因上颌骨发育不足造成的前牙反𬌗或全牙弓反𬌗。反𬌗的发生率、出现部位及严重程度与唇腭裂的类型有关，一般来说，骨缺损越多，反𬌗的发生率越高，反𬌗涉及双侧牙的可能性越大，畸形也越严重。

其他一些先天性疾病，也可以是前牙反𬌗的病因，例如先天性梅毒可引起上颌骨发育不足，先天性巨舌症可造成下颌发育过大，上颌恒牙先天缺失也常伴有前牙反𬌗。

（三）后天因素

1. 全身性疾病

垂体功能亢进产生过量的生长激素，如持续到骨骺融合之后，或者在骨骺融合之后发病，可表现为肢端肥大、下颌前突，前牙或全牙弓反𬌗。

佝偻病由于维生素 D 缺乏，影响钙、磷代谢而使骨代谢紊乱，可因下颌骨发育畸形表现出前牙反𬌗、开𬌗。

2. 呼吸道疾病

慢性扁桃腺炎，腺样体增生、肿大，为保持呼吸道通畅和减小压迫刺激，舌体常向前伸并带动下颌向前，形成前牙反𬌗、下颌前突。

3. 乳牙及替牙期局部障碍

乳牙龋病及其引起的乳牙及替牙期的局部障碍是前牙反𬌗形成的一个重要后天原因。

（1）乳磨牙邻面龋：邻面龋使牙冠近远中径减小，牙齿的位置发生改变，形成早接触和𬌗干扰。乳牙期𬌗关系不稳定，颞下颌关节形态未发育完成，可动范围大，神经肌肉反射也易于改变。任何原因造成的早接触和𬌗干扰都很容易诱发下颌关闭路径向前或向前侧方的改变，形成前牙反𬌗，或者前牙及一侧后牙反𬌗。

（2）上颌乳切牙早失：因缺少功能刺激，该部位牙槽骨的发育将受影响，恒侧切牙萌出时位置常偏舌向而与对𬌗牙产生早接触，诱发下颌关闭时向前移位，形成前牙反𬌗。

（3）多数乳磨牙早失：因被迫用前牙进行咀嚼，下颌逐渐向前移位，日久形成下颌前突、前牙反𬌗。

（4）上颌乳切牙滞留：恒切牙常被迫腭侧萌出，与对𬌗牙形成反𬌗关系。

（5）乳尖牙磨耗不足：因早接触可形成前牙反殆，或前牙及一侧后牙反殆。

4. 口腔不良习惯

伸舌、吮指、咬上唇、下颌前伸习惯及不正确人工喂养都可以造成前牙反殆、下颌前突。

二、临床表现

（一）牙殆关系异常

多数情况下反殆涉及6个上前牙，有时可为4个切牙。反殆涉及一侧后牙时，可以表现下颌偏斜。根据北京大学口腔医学院正畸科资料，前牙反殆病例中（除外唇腭裂），并发双侧后牙反殆者约占7%。

上前牙常有不同程度的拥挤，下前牙较少拥挤，即使有程度也较轻。下牙弓一般较上牙弓发育得大，特别是在矢状方向上。磨牙关系可以是中性，但多数为近中。

（二）颌骨发育与颅面关系异常

根据北京大学口腔医学院正畸科研究，恒牙早期前牙反殆的颌骨颅面异常可归纳如下。

（1）下颌生长过度，不仅下颌综合长度增加，而且下颌体长度也比正常殆大。下颌形态发育异常，表现为下颌角开大，颏角减锐。下颌整体位置前移，颌关节、升支、下颌角、颏部都靠前。

（2）上颌向前发育不足，造成上颌长度减小，位置后缩。由于上颌向前发育不足以及颌关节向后发育不足，上颌与颌关节位置相对聚拢，中面部紧缩。

（3）上、下颌间关系异常，Ⅲ类骨面型。

（4）后颅底相对于前颅底向前向下倾斜，颅底位置异常促进了下颌前突。

（5）上中切牙唇向倾斜，下中切牙舌向倾斜，以代偿前牙反殆关系。

（三）面部软组织异常

前牙反殆患者面部软组织厚度发育基本正常，并可见到唇部、颏部软组织厚度的改变以代偿骨骼畸形。然而由于参与代偿的部位和代偿量有限，不可能掩盖其颌骨关系的异常，软组织侧貌仍呈明显的Ⅲ类。

（四）口—颌系统功能异常

1. 咀嚼肌活动不协调

有关研究表明，与正常殆相比较前牙反殆患者正中殆位时颞肌后束低电压，正中殆最大咬合时颞肌后束以及嚼肌活动均减小。前牙反殆患者咀嚼活动的不协调还表现在咀嚼期中静止期和放电期的节律变动较大，从而造成咀嚼节律的紊乱。

2. 咀嚼效能减低

根据有关研究结果，前牙反殆患者的咀嚼效率约为正常殆者的1/2。此外，食物咽下之前的咀嚼次数和咀嚼时间也比正常殆者多。

3. 颞下颌关节紊乱病

前牙反殆患者中伴有颞下颌关节紊乱病者并不多见。一些患者关节X线片上虽表现出髁突前移，但临床症状却并不明显。值得注意的是，下颌前突但前牙不反殆，而呈浅覆盖的患者，由于浅覆盖关系限制了下颌向前发育的强烈趋势，髁突位置被迫后移，容易造成颞下颌关节紊乱病。

三、分类诊断

（一）按牙型分类

1. 安氏分类

Angle 根据磨牙关系将磨牙关系中性的前牙反𬌗列为Ⅰ类错𬌗，将磨牙关系近中的前牙反𬌗列为Ⅲ类错𬌗。Lischer 将前者称为Ⅰ类 3 型错𬌗，而 Salzman 却将两者统称为Ⅲ类错𬌗。

2. 毛氏分类

在毛燮均错𬌗分类法中，前牙反𬌗列为两类，即后牙近中、前牙反𬌗（Ⅱ¹）和后牙中性、前牙反𬌗（Ⅱ³）。

安氏和毛氏分类都是根据上、下牙列的牙𬌗关系，而不涉及颌面位置关系。

（二）按骨骼型分类

根据骨骼型分类，前牙反𬌗可分为两种类型。

1. 骨骼Ⅰ型

ANB 角 ≥0°。

2. 骨骼Ⅲ型

ANB 角 <0°。

北京大学口腔医学院正畸科资料表明，一般情况下，牙型和骨型分类是一致的，但骨型与牙型不一致的病例却并非少见。安氏Ⅰ类前牙反𬌗患者中，约有 42% 者为骨骼Ⅲ型反𬌗；安氏Ⅲ类前牙反𬌗中，约有 17% 者为骨骼Ⅰ型反𬌗。

（三）按致病机制分类

1. 牙源性（牙性）

由于牙齿萌出、替换过程中的障碍，上下切牙的位置异常，造成单纯前牙反𬌗。这种前牙反𬌗，磨牙关系多为中性，颌骨颜面基本正常，矫治容易，预后良好。

根据北京大学口腔医学院正畸科资料，乳牙期、替牙期和恒牙早期的前牙反𬌗病例中，牙源性反𬌗所占的比例分别为 12%、9% 和 4%。

2. 功能性（肌能性）

根据 Moyers，凡后天获得、神经及肌肉参与、下颌向前移位所形成的安氏Ⅲ类错𬌗称为功能性Ⅲ类错𬌗或假性Ⅲ类错𬌗，其所伴有的下颌前突症状称为功能性或假性下颌前突。咬合干扰和早接触是诱发功能性前牙反𬌗的主要原因。此外，由口腔不良习惯、不正确哺乳、扁桃体肥大等引起的下颌位置前伸形成的前牙反𬌗和下颌前突也属于此种功能性错𬌗之列。

功能性前牙反𬌗，磨牙关系多为轻度近中，一般反覆盖较小，反覆𬌗较深，下颌骨大小、形态基本正常，但位置前移，显示出轻度的下颌前突和Ⅲ类骨面型。下颌可以后退至上下前牙对刃关系，当下颌后退或处于息止位时，侧面形较正中𬌗时改善。功能性前牙反𬌗的治疗反应较好，预后较佳。

3. 骨骼性（骨性）

由于上、下颌骨生长不均衡造成的颌间关系异常，表现为下颌发育过度、上颌发育不足、近中磨牙关系、前牙反殆、Ⅲ类骨面型显著、下颌前突且不能后退。骨性前牙反殆又称为真性Ⅲ类错殆或真性下颌前突，矫治难度较大，有的需要配合外科手术。

四、鉴别诊断

（一）功能性反殆与骨骼性反殆的鉴别

从乳牙期到恒牙早期，功能性反殆随年龄增长有向骨骼性反殆发展的趋势，功能性反殆患者常常可以伴有不同程度的骨骼异常，骨骼性反殆病例也可以表现出一些功能因素。由于这两种因素常常同时存在，临床严格地区别诊断功能性反殆和骨性反殆往往并不容易，一般称为"功能性"或"骨骼性"反殆的病例往往是指患者的反殆以某种因素为主要特征。

一般来说，临床骨性前牙反殆的诊断标准包括以下 3 点。

（1）近中磨牙关系，下颌不能后退至前牙对刃；或下颌虽可后退但后退位时骨面形仍为Ⅲ类。

（2）Ⅲ类骨面形，ANB 角小于 0°。

（3）伴有不同程度的颌骨大小、形态和位置异常。

（二）正畸与正颌外科病例的鉴别

骨性前牙反殆对正畸矫治的反应一般都较差，但个体之间存在差别，有的病例单纯正畸治疗可以收到折中、尚满意的结果，有的患者却必须与外科手术相结合。临床上对应该采用外科正畸治疗的病例盲目地进行正畸治疗，不仅不会收到预期的效果，而且会人为地增加外科正畸的困难。另外，只看到反殆向严重方向发展的可能性，不注意调动机体向有利方向发育的潜力，消极地等待成年后手术，有时会坐失良机。

根据北京大学口腔医学院正畸科资料，在恒牙早期的前牙反殆病例中，需要外科正畸的病例至少占14%。这些病例与可以用正畸手段单纯完成的病例相比，近中磨牙关系、下颌过大、颏部前突、中面部矢状发育不足、Ⅲ类骨面型、下切牙代偿性舌倾等特征更显著，同时伴有面高失调、前牙开殆或开殆倾向。在决定治疗手段时，上下牙槽角（ANB）、颏角（IDP-MP）、联合变量（CV）、下中切牙—下颌平面角（L1-MP）和颏突角（SNP）是比较重要的参考指标。

由于很难对前牙反殆的颅面生长进行系统的纵向研究，如何在早期阶段对前牙反殆病例的发展进行预测仍是研究中的问题。

五、矫治方法

（一）矫治特点

与其他类型的错殆畸形相比，前牙反殆的矫治有 3 个特点，正畸医师对此应有充分的认识。

1. 迫切性

由于前牙反殆不经矫治有随生长逐渐加重的趋势，早期矫治尤为重要。早期矫治方法相对简单，且有利于颌面部向正常方向发育。

2. 复杂性

有的前牙反殆病例矫治很简单，而为数不少的病例可以伴有牙列拥挤、牙弓宽度和高度不调以及颜面不对称等，矫治难度较大。

3. 反复性

前牙反𬌗特别是骨性前牙反𬌗病例矫治中疗效常时好时坏，矫治完成后错𬌗有复发的可能，因此一些病例要分阶段治疗，矫治和保持的时间都比较长。

（二）矫治计划

在制定矫治计划时要根据各方面收集到的资料分析患者的现状，估计治疗的难易程度，预测将来的发展。不同发育时期的患者治疗目的和处置方法各不相同。

1. 乳牙期

乳前牙反𬌗病例中，牙性和功能性反𬌗的病例比较常见，颌骨畸形一般并不明显。此期的治疗目的如下。

（1）恢复下颌正常咬合位置，改善骨面型。

（2）解除前牙反𬌗，促进上颌发育，抑制下颌过度发育。

乳牙期改变牙位和移动下颌的可能性都很大，许多简单的活动矫治器都可以达到上述两个目的，功能性矫治器也能收到很好的效果。最佳矫治时间在 3~5 岁，疗程一般为 3~6 个月。少数骨骼畸形比较明显的病例治疗比较复杂，需要配合使用口外力，疗程也长一些。

一般认为乳牙反𬌗不经矫正半数以上将发展为恒前牙反𬌗，且症状会有所加重；乳牙反𬌗矫正后，恒牙反𬌗的可能性减小，即使发生，症状大多较轻。

2. 替牙期

此期前牙反𬌗从整体上看是功能性与骨骼性的混合，因此，要区别患者现有错𬌗类型并预估错𬌗的发展趋势。替牙期反𬌗的治疗比乳牙期反𬌗复杂而多变，是前牙反𬌗治疗的关键期。

（1）无论是哪种类型的反𬌗，首先要通过上、下前牙的移动解除前牙反𬌗关系，以利于上、下颌骨的生长趋向正常，防止骨性前牙反𬌗的发生或发展。前牙反𬌗矫正之后要观察替牙过程，防止反𬌗的复发和拥挤的发生。由于反𬌗的类型不同，矫治过程有所差别，观察期的处理也不尽相同。

1）对于功能性反𬌗患者，治疗目的与乳牙期相同。通过调整下颌位置和上、下切牙牙轴使前牙得到正常覆盖，原则上不拔牙。但有时为了舌向移动下前牙以解除反𬌗，需要对下颌乳尖牙减径甚至拔除，应当注意的是过度舌向倾斜下切牙可能造成下牙弓拥挤。

2）对于上颌发育不足为主的骨性前牙反𬌗，可使用口外上颌前方牵引促进上颌生长。口外上颌前方牵引常常与腭中缝开展联合使用。

3）对于骨性反𬌗趋势、下颌生长超过上颌者，反𬌗的解除常需要最终拔除两侧下颌第一前磨牙。此时可以开始下颌的系列拔牙，并在观察期中使用颏兜抑制下颌过度向前生长。

（2）拥挤和拥挤趋势的存在与否是替牙期反𬌗制订矫治计划时应当考虑的另一个重要因素。替牙期前牙反𬌗伴有拥挤病例的矫治一般遵从以下原则。

1）只要拥挤不影响反𬌗的矫治，不要急于减数，特别是上颌减数。临床经验证明，Ⅱ度甚至Ⅲ度上牙列拥挤，在反𬌗矫治的同时或稍后，拥挤很可能得以解决。

2）与其他类型的错𬌗相反，前牙反𬌗病例的拔牙与否不决定于下颌而决定于上颌。如果上颌牙弓明显拥挤，不拔牙不能排齐，尽管下牙弓并不拥挤，最终也必须拔除 4 个前磨牙。为缩短疗程，可以在替牙期开始拔牙，在矫治反𬌗的同时解除拥挤、排齐牙列并调整磨牙关系。

替牙期反𬌗的矫治可能涉及各种矫治器包括可摘矫治器、功能矫治器、固定矫治器和口外矫治器。

3. 恒牙早期

即使起初是功能性反𬌗，此期多已发展成骨性错𬌗。由于恒牙早期颌骨和牙𬌗的发育大部已完成，很难通过改变生长来调整颌间关系，移动颌骨的可能性也不大，口外力已不常使用。治疗的目的是通过牙齿位置的改变建立适当的覆𬌗、覆盖关系，以掩饰颌间关系不调，为此常常需要减数拔牙。根据患者牙列拥挤、上下切牙的唇舌向倾斜、前牙反覆盖反覆𬌗的程度，考虑垂直面形，结合患者生长发育的潜力，可以拔除第一或第二前磨牙，也可以拔除下磨牙或者下切牙。无论拔牙与否，恒牙期的治疗都采用固定矫治器。

拔牙的选择取决于两个因素。

（1）拥挤：如果上牙弓拥挤，可以减数4个前磨牙，在矫治反𬌗的同时调整磨牙关系。如果上牙弓不存在拥挤，可以减数下颌两个前磨牙，或者一个下切牙，矫治前牙反𬌗而不考虑磨牙关系调整。对于伴有前牙开𬌗或开𬌗倾向、下前牙舌倾较明显的患者可以拔除下颌磨牙。无论拔牙与否，治疗中都要防止下前牙的过度舌倾和上前牙的过度唇倾，过度倾斜的切牙对功能、美观和稳定都不利。

（2）牙弓突度：在我国儿童中，"双颌前突型"的前牙反𬌗并非罕见，对这一类患者，即使牙弓中并不存在拥挤，也宜减数4个前磨牙，在矫正前牙反𬌗的同时，减少牙弓突度，调整磨牙关系，得到较满意的功能和面形。

恒牙早期反𬌗中有少数患者因骨骼畸形比较严重需要在成年之后外科矫治，对这一类患者在作出明确诊断之后只需进行简单排牙处置，然后定期观察并等待手术期的到来。

（三）矫治器选择

前牙反𬌗的矫治涉及各种类型的矫治器，并包括外科矫治手段。以下简述它们对不同类型的前牙反𬌗病例的适用与选择。

1. 𬌗垫矫治器

（1）上颌𬌗垫矫治器：主要用于乳牙期、替牙期以牙齿因素为主的前牙反𬌗。患者反覆𬌗较浅、反覆盖较大，上前牙牙轴较直并可有轻度拥挤不齐。伴有双侧后牙反𬌗时可以在矫治器上设计分裂簧开展上牙弓。恒牙早期需要减数矫治的前牙反𬌗病例也可以使用上颌𬌗垫矫治器。

（2）下颌𬌗垫矫治器：适用于替牙期和恒牙早期因下前牙唇向错位并有散在间隙，而上前牙轴基本正常的牙性前牙反𬌗病例。

（3）上、下颌平面式𬌗垫矫治器：恒牙早期功能性或轻度骨性前牙反𬌗，若牙列整齐、不伴有拥挤，可以使用这种矫治器进行Ⅲ类颌间牵引。Ⅲ类牵引整体移动牙弓，并有少量调整骨骼生长的作用。

2. 下前牙塑料联冠式斜面导板矫治器

适用于乳牙期以功能因素为主的前牙反𬌗病例，患者反覆𬌗较深，反覆盖不大，牙列较整齐，不伴有拥挤。

3. 肌激动器（又称FKO）

主要适用于替牙期以功能因素为主的前牙反𬌗病例，也可用于恒牙早期上切牙舌倾、下切牙唇倾的牙性反𬌗病例，但不适于骨骼畸形较明显或牙齿拥挤错位的反𬌗病例。

4. 功能调节器Ⅲ型（FR-3）

用于乳牙期和替牙期，对功能性反𬌗或伴有轻度上颌发育不足、下颌发育过度的病例有较好的效果。由于该矫治器不直接作用于牙齿，对切牙即将替换或正在替换的患者，其他矫治器很难发挥功能时，FR-3有其独特的作用。

5. 口外上颌前方牵引器

用于替牙期或乳牙期上颌发育不足为主的骨性前牙反𬌗，恒牙早期病例也可以试用。口外上颌前方牵引常常与腭中缝开展联合使用，疗效较为肯定。

6. 头帽颏兜

在乳牙期或替牙期前牙反𬌗矫治中，头帽颏兜常作为一种矫治手段与其他口内矫治器同时使用，有时也作为治疗间歇期中的保持装置单独使用。由于目的不同，头帽颏兜有两种不同类型的设计。

（1）Ⅰ型：用于下颌发育过度倾向的前牙反𬌗病例，起抑制下颌生长的作用。此型头帽颏兜所使用的牵引力较大（500～1 000 g），牵引方向通过髁突，使用时间较长，多在半年以上。

（2）Ⅱ型：用于功能性前牙反𬌗病例，向下向后旋转下颌，使下颌的生长方向变得较为有利。此型头帽颏兜所使用的牵引力较小（300～500 g），牵引力方向通过髁突下方，使用时间3～6个月。

大部分动物实验结果都支持颏兜能抑制下颌骨生长，但日本学者的临床研究结果却证明，尽管颏兜在短期内可以抑制下颌生长、改变下颌生长方向并改善患者的骨面型，但一旦停止使用，下颌会回复到从前的生长形态。生长结束时，治疗组与对照组的骨面型相似，而不论开始颏兜治疗的年龄是7岁、9岁或者11岁。

7. 方丝弓矫治器、直丝弓矫治器及Begg矫治器

恒牙早期需要拔除4个前磨牙矫治的前牙反𬌗病例，方丝弓矫治器、直丝弓矫治器及Begg矫治器可以在建立适当的前牙覆𬌗、覆盖关系的同时排齐牙列并调整磨牙关系，是一种较好的选择。治疗期间要使用Ⅲ类颌间牵引。由于Ⅲ类牵引有使上磨牙伸长的作用，易使咬合打开，因此对高角病例的使用应慎重。

（四）保持

牙源性前牙反𬌗矫治后不需要保持。骨性前牙反𬌗虽经矫治，在生长发育完成之前反𬌗仍有复发的可能。治疗中过度前倾上切牙或过度舌倾下切牙，都可能增加复发的可能性。

北京大学口腔医学院正畸科对替牙期前牙反𬌗矫治后5～10年的追踪研究发现，10.7%的患者有明显复发，表现为多数前牙反𬌗重新出现，下颌前突加重。看来，前牙反𬌗矫治后是否复发主要与患者下颌的生长有关，与保持与否关系不大。尽管如此，一般主张对乳牙期和替牙期有骨性反𬌗倾向的患者，在反𬌗矫治后要定期复查，观察颌骨生长与𬌗的发育，处理出现的牙弓拥挤，并在进入生长快速期前使用一段时间的头帽颏兜抑制下颌骨生长，防止反𬌗复发。对于恒牙期病例，因口外力对颌骨的作用有限故已不再使用，口内常规保持器用于稳定牙弓中已关闭的拔牙间隙。

（路海艳）

第五节　前牙深覆盖的矫治

前牙深覆盖是一种常见的错殆畸形，表现为上下颌（牙弓）矢状关系不调，其患病率仅次于牙列拥挤。此类畸形的磨牙关系多为远中殆，并常伴有前牙深覆殆，是典型的安氏Ⅱ类1分类错殆。另外，上前牙唇向错位、下前牙舌向错位或下前牙先天缺失的安氏Ⅰ类错殆也会出现前牙深覆盖。此类错殆畸形影响面部美观，严重者还会影响正常的生理功能。因此，患者要求矫治的愿望较为强烈。

一、病因

造成前牙深覆盖的原因是上下颌（牙弓）矢状关系不调，即上颌前突伴下颌正常、上颌正常伴下颌后缩、上颌前突伴下颌后缩。上下颌骨关系不调受遗传和环境等因素的影响。

（一）遗传因素

前牙深覆盖患者的上下颌牙量比例失调，表现为上颌牙量偏大。此外，上前牙区额外牙、下切牙先天缺失也可导致前牙深覆盖。这些牙齿大小、数目异常所造成的错殆受遗传因素控制。严重的骨骼畸形，如下颌发育过小、上颌发育过大也受遗传因素的影响。

（二）环境因素

1. 局部因素

一些口腔不良习惯，如长期吮指、咬下唇等可造成上前牙唇倾，下前牙舌倾、拥挤，前牙深覆盖；继发的覆盖下唇习惯可加重畸形的发展。

上乳磨牙尤其是第二乳磨牙的邻面大面积龋损或早失，会出现上第一恒磨牙前移，导致磨牙远中关系。此外，萌出顺序异常，例如上第一恒磨牙早于下第一恒磨牙萌出，或者上第二恒磨牙早于下第二恒磨牙或上尖牙萌出，均有可能造成远中错殆和前牙深覆盖。

下唇局部的瘢痕组织压迫下前牙舌倾，出现前牙深覆盖，严重者还会造成下颌后缩畸形。

2. 全身因素

鼻咽部疾患，例如慢性鼻炎、腺样体肥大等造成上气道狭窄而以口呼吸代之，逐渐形成口呼吸习惯。口呼吸时，头部前伸，下颌连同舌下垂、后退，久之形成下颌后缩畸形；由于上前牙唇侧和上后牙腭侧失去正常压力，而两侧颊肌被拉长压迫上牙弓，可形成上牙弓狭窄、前突，腭盖高拱。最终表现出前牙深覆盖、磨牙关系远中。

全身疾病，如钙、磷代谢障碍，佝偻病等，肌肉及韧带张力弱，引起上牙弓狭窄、上前牙前突和远中殆关系。

二、临床表现

前牙覆盖是指上下前牙切缘间的水平距离，在 3 mm 以内者为正常覆盖，超过 3 mm 者为深覆盖。前牙深覆盖由于病因机制不同，临床表现也有所不同。

（一）牙源性

替牙障碍导致上颌磨牙前移、上前牙区额外牙、下前牙先天缺失以及上前牙唇向和

（或）下前牙舌向错位等造成的前牙深覆盖，一般没有上下颌骨之间的矢状不调，磨牙关系为远中或中性。

（二）功能性

口腔不良习惯或殆因素可导致异常的神经肌肉反射。例如当上牙弓尖牙和后牙段宽度不足时，下颌在尖窝交错殆时被迫处于后缩的位置，形成磨牙关系远中、前牙深覆盖。在矢状方向上功能性下颌后缩的患者，上颌一般正常，当下颌前伸至中性磨牙关系时，上下牙弓矢状关系基本协调，面型明显改善。

（三）骨骼性

由于颌骨发育异常导致上下颌处于远中错殆关系，多以下颌后缩为主，上颌位置一般正常，只有少数为上颌前突。具有典型的 II 类骨面型，ANB 角大于 5°，颏部后缩。颌骨垂直向也会出现异常，表现为高角或低角类型。还可出现上唇卷曲、短缩，口唇闭合不全，开唇露齿和颏唇沟明显等症状。牙殆表现为磨牙关系远中、前牙深覆盖，深覆殆。上下前牙出现明显的代偿，体现在上前牙直立，下切牙唇倾。

在前牙深覆盖中，功能性和骨骼性类型远比牙源性多见。

三、矫治方法

（一）早期矫治

早期矫治一般在替牙中后期开始，主要进行预防性和阻断性矫治。若患者骨性畸形明显，也可以采用矫形力矫治器或功能性矫治器对颌骨畸形进行生长改良或一定程度的控制。

1. 去除病因

去除各种口腔不良习惯，治疗鼻咽部疾患等。

2. 及时处理替牙期出现的问题

（1）拔除上前牙区域的额外牙。

（2）及时治疗乳牙龋病。

（3）第二乳磨牙早失后及时安装间隙保持器。

（4）若上颌第一恒磨牙已经前移，可用口外唇弓推磨牙向后矫正磨牙远中关系，恢复前磨牙的萌出间隙。

（5）当上牙弓宽度轻中度不足时，可使用活动或固定扩弓矫治器扩弓。当上颌牙弓严重狭窄时，可以采用腭中缝开展增加上牙弓宽度。

3. 生长改良治疗

对于存在上下颌骨关系不调的功能性或骨性前牙深覆盖患者进行生长改良治疗以影响颌骨的生长。改变颌骨生长的最佳治疗时间在青春生长迸发期前 1~2 年。不过，颌骨的生长改良是有限度的，大多数有颌间关系不调的此类错殆需要在恒牙早期进行二期综合性矫治。

（1）充分利用下颌向前生长的潜力：从替牙期到恒牙早期，下颌骨经历了快速生长期，在此期间下颌的总长度（Ar-pg）和下颌相对于颅底的突度（SNB 角）均有明显的增大。前牙深覆盖多由下颌后缩造成，因此，利用儿童快速生长发育期下颌骨的向前生长是矫正前牙深覆盖、远中磨牙关系和增进面部和谐与平衡的有效方法。此阶段可采用功能矫治器（如肌激动器、双殆垫矫治器等），使磨牙关系由 II 类变为 I 类，减小前牙深覆盖和深覆殆，以利于二期治疗。这种方法对于下颌平面角较小的低角病例特别适合。不过在使用功能性矫治器的治疗中，后部牙槽高度增加、下颌平面角增大的情况常常发生。因此，对以下颌后缩为主、下颌平面角较大的Ⅱ类高角病例，临床上常常将高位牵引口外唇弓与肌激动器联合使用。

（2）远中移动上颌与控制上颌向前生长：由于大多数前牙深覆盖病例的上颌位置相对正常，真正的上颌前突并不多见，而且即使使用口外唇弓远中移动上颌，上颌突度（SNA角）的减小也极其有限。因此，正畸临床上将上颌骨远中移动的必要性和可能性都很小。真正的骨骼畸形需要采用外科手术。

控制上颌向前的发育却可以做到。对于有上颌前突或前突倾向的病例，在生长发育早期使用口外唇弓，限制上颌向前生长，与此同时，下颌能向前发育追上上颌，最终建立正常的上下颌矢状关系。同时，口外唇弓有推上牙弓整体后移或推上颌磨牙向后的作用，这也有利于改善磨牙远中关系。

在使用口外唇弓对上颌骨或上牙弓施加矫形力的时候，需要注意由于施加牵引力的方向不同会对上颌后部牙槽高度有所改变。颈牵引，即低位牵引有使上颌后部牙—牙槽高度增加的作用，下颌将向后向下旋转，下颌平面角增大，颏点位置将后移，这对低角病例的治疗有利。高位牵引有使后部牙—牙槽高度减小的趋势，下颌将向前向上旋转，下颌平面角减小，颏点位置前移，这对高角病例的治疗有利。因此，高角病例使用高位牵引，低角病例使用颈牵引，面高协调者使用水平牵引。

（二）综合性矫治

综合性矫治一般在恒牙初期开始。除了单纯牙性畸形外，多数前牙深覆盖会伴有不同程度的颌骨及颅面关系不调。轻度或中度骨骼关系不调时，正畸治疗常常需要减数拔牙，在间隙关闭过程中，通过上下牙齿、前后牙齿的不同移动，代偿或掩饰颌骨的发育异常。对于尚处于青春生长迸发期前或刚刚开始的部分患者，可以抓紧时机，使用矫形力进行生长控制。恒牙列完全建殆之后，虽然下颌的生长已接近完成，但仍保留一定的生长潜力，下颌长度与相对于颅底的突度仍有少量的增大，这是恒牙早期病例的治疗中可以利用的。严重的骨骼异常需要在成年之后行正颌外科矫正。

1. 牙源性错殆

此类患者多数是由于上颌磨牙前移所致。前牙深覆盖较轻，上牙列有轻度或中度拥挤，上前牙直立或稍唇倾，下牙列基本正常。面型为骨性Ⅰ类，有时下颌稍显后缩。对于这种错殆，多数采用不拔牙矫治，推上磨牙向远中的方法，缓解前牙拥挤，矫治Ⅱ类磨牙关系。

矫治的最佳时机应该在第二恒磨牙未萌出前，此时向远中移动上颌第一恒磨牙，每侧可以得到2～4 mm的间隙。如果矫治时第二恒磨牙已萌出，推磨牙向远中就会困难些。这时，如果患者上颌有第三恒磨牙，且牙冠发育良好、牙胚位置正常，则可以考虑拔除上颌第二恒磨牙，以利于推第一恒磨牙向远中，缩短治疗时间，提高疗效。

推磨牙向远中可以采用口外唇弓、口内固定矫治器或两者兼用。

（1）口外唇弓：内弓的前部应离开切牙2～3 mm，使用口外唇弓推上颌磨牙向远中时，牵引力每侧为300～500 g，每天戴用12～14小时，并且应根据患者的面部垂直发育调整牵引力的方向。

（2）口内矫治器：目前经常使用的是"摆"式矫治器，其后移磨牙的弹簧曲由β钛丝制成，并用改良的 Nance 弓增加支抗。一般不需要使用口外唇弓。此外也可以使用改良 Nance 弓和螺旋推簧推上颌磨牙向远中。

由下前牙先天缺失造成的前牙深覆盖，上颌牙弓多正常，下颌牙弓前部发育不足。可采用固定矫治器开展缺失的下前牙，改善前牙覆盖，日后修复牙列缺损。

2. 骨骼性错𬌗

（1）正畸治疗。这类错𬌗治疗的目标是：①解除可能存在的牙列拥挤，排齐牙列；②减小前牙的深覆盖；③减小前牙的深覆𬌗；④矫正磨牙远中关系。为达到这一矫治目标，需要拔牙提供间隙。常用的拔牙模式是减数 4 个第一前磨牙，有的患者也可减数上颌第一和下颌第二前磨牙。上牙弓拔牙间隙主要用于前牙后移、减小覆盖；下牙弓拔牙间隙主要用于后牙前移、矫正磨牙关系。

正畸治疗过程：恒牙期拔除 4 颗前磨牙的前牙深覆盖患者多采用固定矫治器治疗。矫治过程分为 3 个阶段：①排齐和整平牙弓；②关闭拔牙间隙，矫正前牙深覆盖与远中磨牙关系；③𬌗关系的精细调整。上述 3 个阶段治疗中第二阶段为整个矫治过程的重点，以方丝弓矫治器为例简介如下。

1）颌内牵引：远中移动上尖牙，使尖牙与第二前磨牙靠拢。如果希望上前牙最大限度地内收，此时即可配合使用口外唇弓，以加强上磨牙支抗。下颌尖牙一般不需要单独向远中移动。

2）内收切牙、减小覆盖：内收上前牙是矫正前牙深覆盖的主要方法。如果上前牙需要较多地后移，应当使用方丝，对上切牙进行转矩移动，在内收的同时进行根舌向、冠唇向控制。若使用圆丝，上切牙的移动将为倾斜移动，间隙关闭后上切牙将会过于直立，甚至舌向倾斜，这不仅影响切牙的功能、美观，而且会造成磨牙远中关系不能完全矫正。

上前牙内收时，由于"钟摆效应"，前牙的覆𬌗将会加深，使原本在第一阶段得以控制或矫正的深覆𬌗重新出现。为此，在弓丝上的关闭曲前后弯"人字形"曲，在内收的同时，继续压低上切牙。

内收上前牙时也应当进行支抗控制，对于需要较多后移上切牙的病例，可以同时使用 II 类颌间牵引，并配合口外唇弓。

3）磨牙关系矫正：在内收切牙时常常配合使用 II 类颌间牵引，起到保护上磨牙支抗、消耗下磨牙支抗的作用，有利于磨牙关系的矫正。治疗中若使用口外唇弓，上磨牙的前移会得到更有效的控制。通过这些共同作用，使前后牙段发生不同比例的近远中移动，最终前牙达到正常的覆盖关系，磨牙建立中性𬌗。

应当指出的是，磨牙关系中性是正畸治疗追求的目标，但并非每一个患者都能够达到，特别是年龄较大的患者。例如当上牙弓前突而下牙弓基本正常时，可以仅拔除两个上颌第一前磨牙，内收上前牙减小覆盖，使尖牙达到 I 类关系，而磨牙为完全远中关系，仍可以得到良好的形态和功能。

（2）正畸配合正颌手术治疗。成人患者严重的上颌前突和（或）下颌后缩畸形可进行正颌外科手术治疗。术前多需要拔除下颌第一前磨牙，解除下前牙过度唇倾，进一步增大前牙覆盖。上牙列是否需要拔牙应根据上颌（牙弓）突度和牙列拥挤程度而定。上颌拔牙后仅需要将上牙列排齐即可。拔牙间隙为正颌手术移动上颌前部骨骼预留。

上颌作 Le Fort I 型截骨术或上颌前部截骨术，调整上牙弓的形状和位置。下颌作升支矢状劈开截骨术，使下颌前移至正确的位置。通过上、下颌截骨后的调位，可使前、后牙建立正常关系，并协调牙颌面关系，极大地改进口腔功能和颜面美观。

（刘会梅）

第六节　双牙弓前突的矫治

双牙弓前突是指上下颌骨相对于颅骨均前突或上下牙弓相对于各自的基骨前突，是一种对颜面美观影响较大的错殆畸形。

一、病因

双牙弓前突的病因多为遗传因素和不良习惯。由遗传因素所致者，牙弓或颌骨前突较明显，牙齿倾斜度基本正常或唇倾，无牙间隙；由不良习惯所致者，前牙常伴有散在间隙，前牙多唇向倾斜。

二、临床表现

双牙弓前突表现为上下牙弓对颅面关系为前突位，软组织侧貌呈凸型，常伴开唇露齿面型。严重者侧面像可如"猿人"。一般牙齿排列较整齐，有时可伴有轻度牙列拥挤或前牙散在间隙。上下前牙牙轴常唇倾或直立。磨牙关系常为中性关系，前牙覆殆、覆盖在正常范围内。

三、矫治方法

矫治原则是应使上下牙弓后移或缩短上下牙弓前部长度以协调牙颌面关系。

（一）轻度双牙弓前突

1. 前牙有散在牙间隙

多为不良习惯所致，应先破除吐舌习惯。若上下前牙唇倾，间隙量不大，可使用活动矫治器内收前牙，关闭间隙并减少前突。若散在间隙量较大，上下前牙较为直立则应使用固定矫治器关闭间隙同时内收上下前牙。应注意后牙支抗的保护，保持磨牙关系中性，还应注意上前牙牙轴的控制和前牙覆殆控制。

2. 前牙无牙间隙

可用邻面去釉法提供少量间隙，适当改善前突。减径部位可为前牙、尖牙和前磨牙的邻接面。减径后相应牙齿的邻面应牙面修整、抛光及防龋处理。邻面去釉通常从后向前逐一完成，减径后产生的间隙自后向前逐渐关闭。应注意后牙支抗的保护，以免间隙丢失。上前牙邻面去釉应慎重，注意保留上前牙正常的牙体解剖形态。

（二）中度双牙弓前突

应用减数治疗，提供间隙内收前牙，改善面型。拔牙牙位多选择4个第一前磨牙，采用固定矫治器内收上下前牙，缩短牙弓长度，矫治双牙弓前突。治疗中需加强后牙的支抗、前牙覆殆及牙轴位置的控制。

（三）重度双牙弓前突

待成人后采用正颌手术解决双颌前突、开唇露齿等畸形。术前拔除4个第一前磨牙。正畸治疗通常只需排齐整平牙列。若前牙唇倾明显可利用少量间隙改善前牙牙轴唇倾度。此时使用圆丝适当关闭间隙，需要格外注意后牙支抗保护。

常用上下颌骨前部截骨术，矫治双牙弓前突。也可采用上颌 Le Fort Ⅰ型下降断离手术及下颌双侧升支矢状劈开截骨术，使上下颌骨整体后退，矫治双牙弓前突畸形。

（曹 涛）

第七节 后牙宽度不调的矫治

后牙宽度不调是指上牙弓宽度和下牙弓宽度不协调而导致的单侧或双侧后牙咬合关系不好的现象。

一、临床表现

上牙弓宽度相对过宽，下牙弓正常或狭窄。根据上下牙弓宽度的差异可表现为后牙深覆盖甚至正锁𬌗；上牙弓宽度相对过窄，下牙弓宽度正常或过宽，可表现为后牙反覆盖或后牙反锁𬌗。

二、病因

1. 遗传因素

遗传因素导致上下颌骨宽度发育不协调，特别是骨性Ⅲ类错𬌗，上颌骨发育不足不仅表现在矢状向，而且表现在冠状向，宽度不调严重时，可表现为双侧后牙反𬌗，宽度不调差别不大时，下颌可能发生偏斜，一侧后牙发生反𬌗。

2. 全身系统性疾病因素

如腺样体增生等上气道阻塞疾病，患者长期用口呼吸；或单纯舌体肥大，下颌骨由于舌肌的力量而过宽，上颌由于没有舌肌的支撑，单纯受到颊肌的作用过窄。

3. 牙源性因素

多见于后牙拥挤导致后牙颊舌向萌出异常。常表现为上后牙颊向萌出，下后牙舌向萌出，由于牙尖干扰，下颌位置可能发生偏斜，使后牙宽度不调的症状表现得更严重。

三、矫治方法

明确诊断，去除病因，对症治疗。

（一）牙源性后牙宽度不调的矫治

首先去除拥挤，特别注意阻生的第三恒磨牙的拔除。解除拥挤后，交互牵引，在患者上牙颊侧、下牙舌侧放置矫治装置，让患者自己每日更换皮圈，矫治后牙深覆盖或正锁𬌗；相反在上牙舌侧、下牙颊侧放置矫治装置，让患者自己每日更换皮圈，矫治后牙反𬌗或反锁𬌗。如果咬合很紧，可采用前牙平面导板或对侧后牙𬌗垫打开咬合，交互牵引到位后特别是锁𬌗的牙齿，由于咬合面长期没有磨耗，容易出现牙尖干扰，要注意调𬌗。

（二）上颌宽度不调的矫治

可以采用扩弓矫治器，青少年患者可采用快速腭开展装置，应用较大的力量打开腭中缝，增加上颌骨的宽度；成年患者腭中缝已发生骨性愈合，可采用四角舌簧矫治器、分裂基托矫治器、后牙舌簧矫治器等矫治装置使后牙颊倾，增加上颌牙弓的宽度。严重的上颌骨狭窄的成年患者可通过颌面外科手术方式劈开腭中缝，增加上颌骨宽度。

（二）骨骼性下牙弓宽度过窄或过宽的矫治

一般难以矫治，严重者需通过正颌外科方法治疗。

（方　贺）

第八节　开殆的矫治

开殆是一种明显影响口腔功能及面部骨骼发育的牙颌畸形，其发病率虽不很高，但危害却较大。开殆的牙齿不仅丧失切割、咀嚼功能，影响发音等，而且随着开殆度及开殆范围的加大对口腔各种功能及面部颌骨发育的影响也愈严重。

一、病因

口腔不良习惯是形成开殆最常见的病因。吐舌不良习惯多见于儿童替牙期，由于舌置于上下前牙之间，影响前牙的正常萌出、建殆。吮指、咬物等不良习惯，因影响局部牙齿建殆可形成小范围的开殆。

向近中倾斜的下颌阻生智齿，由于其向近中的萌长力可推动下颌第二恒磨牙使之伸长，突出于殆平面，形成早接触区，结果使其他牙失去咬合接触，形成开殆。由此而形成的开殆范围较大，表现为第二恒磨牙前方的广泛性开殆，其开口间隙越向前部越大。

有的全身性疾患也伴有开殆畸形。如上气道不畅通口呼吸的患者、严重佝偻病患者，可有大范围开殆，并伴有骨骼畸形。单侧下颌髁突良性肥大症患者，可发生单侧后牙开殆。肢端肥大症患者，有的可出现两侧后牙开殆等。

形成开殆的机制，有以下4种类型。

（1）前牙牙槽高度不足，后牙牙槽高度正常。

（2）前牙牙槽高度正常，后牙牙槽高度过高。

（3）前牙牙槽高度不足，后牙牙槽高度过高。

（4）颌骨发育畸形，如下颌升支短、下颌角钝。

二、临床表现

开殆是指上下前牙或后牙垂直向无咬合接触。患者多呈长面型，下颌平面陡，角切迹明显。临床上将开殆分为3度。

1. Ⅰ度

上下开殆牙垂直分开3 mm以内。

2. Ⅱ度

上下开殆牙垂直分开3~5 mm。

3. Ⅲ度

上下开殆牙垂直分开5 mm以上。

三、矫治方法

首先去除病因。由不良习惯所致的开𬌗，如在儿童生长发育期及早破除不良习惯，畸形可能自行消失。因此，对这类患者，首先应进行说服教育，劝导其自行破除不良习惯，必要时再以矫治器破除不良习惯，如用舌挡丝、唇挡丝可破除舌习惯、吮指及咬物等不良习惯。因阻生智齿所致的开𬌗，首先应拔除阻生智齿，然后可见第二恒磨牙逐渐复位，开𬌗也就逐渐减轻直至消失。此时，若能配合作咬肌训练，则能帮助第二恒磨牙更快复位、建𬌗。必要时可以用矫治器压低第二恒磨牙，帮助其复位，矫正开𬌗。

开𬌗畸形的矫治，按不同的病因、机制及表现做不同的设计。

（一）前牙牙槽高度不足、后牙牙槽高度正常

以增加前牙牙槽高度为矫治原则。在儿童时期，常见因吐舌不良习惯使前牙牙槽高度发育不足，形成前牙开𬌗。矫治设计时以舌习惯矫治器破除不良习惯，上下前牙常自行调整建𬌗。若前牙不能自行调整建𬌗，可作前牙的𬌗间垂直牵引使其建𬌗。方法：上下固定矫治器，在上下前牙挂橡皮圈作𬌗间垂直牵引，升高前牙，矫正开𬌗。

（二）前牙牙槽高度正常、后牙牙槽高度过高

以压低后牙牙槽高度为矫治原则。方法：用后牙𬌗垫活动矫治器，通过咬合力起到压低后牙的作用。若再施加颌外垂直牵引力，则更有利于压低后牙。临床上常配合戴头帽颏兜作头顶—颏部的垂直牵引，也可用宽弹力绷带施加颌外垂直牵引力。

（三）前牙牙槽高度不足、后牙牙槽高度过高

以压低后牙、升高前牙为矫治原则。方法：在应用后牙𬌗垫活动矫治器压低后牙的同时，以上下牙弓固定矫治器作前牙的𬌗间垂直牵引，升高前牙。此法既矫正了前牙开𬌗，又使过高的面下1/3高度得到改善。

后牙任何部位的开𬌗，均可应用固定矫治器作𬌗间垂直牵引，予以矫正。

（四）后牙段存在拥挤的患者

可以考虑应用多曲唇弓矫正技术的原理进行治疗。

牙齿作垂直向调位时必须要有足够的间隙，因此若牙位存在间隙不足时应先解决间隙问题。

（五）颌骨发育畸形所致的严重开𬌗畸形

严重开𬌗畸形或有明显骨骼畸形的开𬌗患者，若要矫正畸形取得功能和美观的满意效果，则应做正颌外科治疗。

（李新苗）

第九节　个别牙齿错位的矫治

一、病因

个别牙齿错位常由局部因素所致，如乳牙早失、乳牙滞留、额外牙、恒牙胚错位等可使

恒牙萌出困难。恒牙缺失可使邻牙移位出现斜轴等使殆关系紊乱。

按毛燮均错殆分类法中毛氏V类所指的个别牙齿错位，没有牙量、骨量不调问题。若有间隙不足问题时，则应归入毛氏 I¹ 类。

二、临床表现

个别牙齿错位的表现，有唇（颊）、舌（腭）向错位，近远中错位，高低位，转位，斜轴和易位等9种情况。临床表现时常几种情况同时存在，如尖牙的近中唇向低位。

个别牙齿错位虽不能代表牙颌面的全面发育情况，但对口腔功能、发育、健康和美观均能造成影响。如个别牙的反殆或锁殆，会影响咀嚼功能；局部可出现创伤殆，造成牙周损伤；由于其锁殆关系，影响下颌运动，日久会产生颞下颌关节症状；个别前牙反殆，影响美观；个别后牙反殆或锁殆也可能使下颌偏移，造成颜面不对称畸形等。又如个别牙的低位埋伏阻生，会破坏正常牙列及咬合关系，影响口腔功能和美观，妨碍错位邻牙的矫正，有的还会压迫邻牙根吸收等。因此，若个别牙齿错位已妨碍到口腔功能的正常发挥，对牙齿、牙周或颞下颌关节带来不利影响，妨碍到面颌部的正常发育以及明显有碍美观时都应予以矫治。

三、矫治方法

矫治原则应对个别情况作个别处理。

首先应去除病因，如拔除滞留乳牙、额外牙等。对深反殆或锁殆牙矫治时，应以殆垫解除其锁殆关系后方能取得矫治效果。对于替牙期由于乳牙滞留所导致的个别牙错位，如无间隙不足可暂不治疗，错位的牙齿可在唇颊肌的作用下自行调整。必要时可待牙齿全部替换完成后通过固定矫治器排齐。

替牙期如出现个别前牙的反殆，为了不影响颌面骨骼的生长发育，应及时治疗。可用殆垫矫治器或咬撬法进行简单的治疗。咬撬法适用于间隙够、个别上切牙舌向错位所致的浅反殆情况。方法：选用厚1~2 mm，宽不超过矫治牙宽度的木板或竹板，板的上端置于舌向错位牙齿的舌面，支点放于下切牙切缘进行咬撬，撬舌向错位牙向唇侧移位。每日咬撬3次，每次5~10分钟，直至牙根有酸胀感、唇侧牙龈发白为止。此法选用适当，坚持咬撬1~2周，即可取得效果。个别上切牙舌向错位所致的深反殆，可用冠状斜面导板矫治器矫治。方法：先作错位牙的带环，再在带环舌侧焊接导板。此导板与殆平面成45°角。导板伸出切缘约5 mm，与2~3个下切牙接触。此矫治器的作用是由咬合时产生的矫治力通过导板将舌向错位的切牙往唇向推动，矫治其舌向、反殆。

此外，个别牙错位矫治中埋伏牙的矫治较为特殊，埋伏牙是低位牙的一种。

（一）埋伏牙的原因

乳牙滞留、乳牙早失、邻牙位置异常、含牙囊肿、牙瘤、额外牙、恒牙胚错位、颌骨发育不足、外伤及遗传因素等均可使恒牙埋伏阻生。

（二）埋伏牙的牙位和程度

埋伏牙可发生在各个牙位，但临床上较多见上尖牙和上中切牙的埋伏阻生。上尖牙的含牙囊肿较多见，故导致尖牙埋伏阻生也较为多见。乳牙期外伤时多伤及乳上中切牙，由于乳上中切牙外伤而使恒上中切牙牙胚移位，也可使其萌出困难。

埋伏牙可有骨组织埋伏阻生和软组织埋伏阻生两种情况。骨组织埋伏阻生有时可深达距牙槽嵴顶 10 mm 以下。埋伏牙的方向可有垂直向阻生和水平向阻生。垂直向阻生同时可有牙轴倾斜或唇舌向错位。个别埋伏牙也可呈倒置位。水平向阻生多见唇舌水平向阻生。

（三）埋伏牙的危害

（1）造成𬌗关系紊乱，影响口腔功能和美观，尤其上中切牙和上尖牙的埋伏阻生，对美观影响更大。

（2）埋伏牙靠近邻牙时妨碍邻牙的矫治。

（3）埋伏牙可压迫邻牙根的吸收。

（4）有时可因埋伏牙压迫神经引起神经痛。

（四）埋伏牙的处理

首先，经拍 X 线片或 CT 观察埋伏牙的形态和位置。经确认埋伏牙发育正常、牙根无吸收及明显变形、其牙位经导萌可进入牙列，而且从牙列及𬌗关系分析，该埋伏牙排入牙列后能改进口腔功能和美观者，则应作埋伏牙导萌处理。相反，若不具备以上任何一个条件，则只能作拔除埋伏牙处理。埋伏过深的牙齿，如果不影响矫治过程中其他牙齿移动，也可暂不处理。

（五）埋伏牙导萌的步骤和方法

1. 创造间隙

若埋伏牙入牙列存在间隙不足，首先应为其创造间隙。临床上多用扩弓法局部开展间隙；在尖牙阻生，间隙不足时为了取得更好的功能和美观效果，也可以拔除第一前磨牙为埋伏牙创造间隙，但一定要慎重，以免由于埋伏牙自身问题导萌不成功，人为造成另一个恒牙的缺失，导致拔牙间隙不能关闭。

2. 外科开窗术

在局部麻醉下作埋伏牙开窗术，暴露牙面以能黏结牵引装置为宜，如止血效果好可即刻黏结牵引装置，一般为舌侧扣或托槽；如止血效果不好可用碘仿纱条填充伤口，次日再黏结牵引装置。

3. 牵引导萌

在埋伏牙牵引钩和辅助矫治器牵引钩之间挂橡皮圈作牵引导萌。为使橡皮圈保持有一定的牵引力，应定时更换并调整其长度。

经临床观察，埋伏牙导萌后一般都可保持牙髓活力。

埋伏牙导萌后，其牙位可基本正常。若略有扭转错位可以矫治器进一步排齐。

埋伏牙牵引失败的原因大多是由于牙体组织与牙槽骨发生固着联合，或埋伏牙冠根位置异常，冠根成角。

（姜文茹）

第十节　唇腭裂错𬌗畸形的矫治

唇腭裂是一种较为常见的口腔颌面部先天发育畸形，其国内的患病率为 0.82‰～1.6‰。

每年国内有数以万计的唇腭裂新生儿问世，这使外科医师和口腔科医师面临着繁重的任务。

唇腭裂患者多并发有牙颌畸形。据唇腭裂术后统计，其错殆畸形的患病率为97%，其中，完全性唇腭裂患儿全部并发有恒牙错殆畸形。除了形态学的异常外，这类患者的口腔功能，例如发音、咀嚼和吞咽等均或多或少受到干扰。这些均给患者带来不同程度的心理学不良影响，因此应被称作唇腭裂综合征。

唇腭裂的治疗一直是一个困难问题。早期，主要限于外科手术治疗，一些规范的手术方法已经形成，并不断得到改进。随着科学的发展，学者们逐渐认识到，唇腭裂综合征的治疗不是一个简单的工作，它涉及颌面外科、口腔正畸、口腔修复、语音物理学、耳鼻喉和遗传学等多方面的学科领域。因此，对这类患者进行多方面的综合治疗是必要的。

一、唇腭裂畸形的分类及分型

（一）按两个单独畸形分类

1. 唇裂

（1）单侧：完全，不完全。

（2）双侧：完全，不完全，混合型。

（3）正中：极少见。

2. 腭裂

（1）软腭裂。

（2）硬软腭裂：但切牙部的牙槽是完整的。

（3）单侧完全腭裂：此型最为常见。

（4）双侧完全腭裂。

上述分类法在外科临床上有实用价值。

（二）按裂隙部位分类（图8-11）

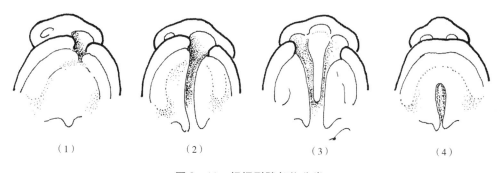

（1）　　　　　　　（2）　　　　　　　（3）　　　　　　　（4）

图8-11　根据裂隙部位分类

（1）原始腭的裂隙（唇及牙槽）；（2）单侧完全性唇腭裂；（3）双侧完全性唇腭裂；（4）继发腭的裂隙

1. 原始腭的裂隙

只包括唇或切牙孔前的牙槽。

原始腭由面突融合发育而成，形成上唇和切牙孔前部的硬腭。其畸形表现为唇及牙槽裂，错殆较局限，牙槽裂在侧切牙区，侧切牙可表现为先天缺失或发育不良，也可呈现畸形牙，但牙弓形态一般完好。

2. 继发腭的裂隙

只包括软腭或软腭与切牙孔后的硬腭。

继发腭由腭突融合而成，并形成切牙孔后部的硬腭和软腭。继发腭的裂隙可表现为自软腭的黏膜下裂到软腭与切牙管后的硬腭完全裂。

3. 并发原始腭和继发腭的唇腭裂

可以是单侧或双侧，这是最严重的唇腭裂。引起的错𬌗表现也较为复杂。

这种分类与错𬌗畸形有所结合，因此有正畸临床意义。

（三）双侧完全性唇腭裂的分型

双侧完全性唇腭裂是临床上最为严重的一种唇腭裂畸形。在这种畸形中位于前面的前颌骨可随意移动，向前突出，这增加了手术及正畸治疗的困难。为了便于确定治疗方案，有学者根据前颌骨的位置，对其又作了临床分型。

Ⅰ型：前颌骨不凸出或稍前凸。

Ⅱ型：前颌骨前凸达 1.5 cm。

Ⅲ型：前颌骨前凸超过 1.5 cm。

二、唇腭裂婴幼儿上颌骨形态及改形要求

1. 单侧完全性唇腭裂患儿

上颌骨一侧裂开，形成一侧唇裂、牙槽裂和腭裂。上颌骨无裂隙的一侧多较大或偏离中线。

整形矫治目的主要是设法使牙槽裂的两侧骨段靠拢，使各牙槽骨段排列成正常或接近正常牙槽骨弓形态。

2. 双侧完全性唇腭裂患儿

前额骨明显前突，远离上颌颊侧骨段的前缘。颊侧骨段本身也可以处于后缩位或向面中线塌陷。

其整形矫治目的主要是使突出的前颌骨段后移和入列，达到各牙槽骨段排列成正常或接近正常牙槽骨弓形态。

三、治疗方法及顺序

（一）第一阶段的治疗

1. 术前整形腭护板

目前，世界上多数唇腭裂治疗中心均在婴儿 3 个月时做第一次唇裂修补术。因此，如果需要，正畸医师应在这次手术之前为婴儿制作腭护板或并发使用弹力带，以促使婴儿牙槽骨弓的生长能在手术前达到最佳对𬌗位置，这样有助于外科医师在做唇裂手术时，因牙槽骨弓及唇部的位置均在一个近乎正常的位置，而使手术更容易进行，效果更好。

由于新生儿头几周的颅面骨相当软，比较容易早期整形，因而是正畸治疗发挥作用的好时机。可在出生后 1 个月之前为唇腭裂的患儿制作和戴整形腭护板。这不仅可使两侧颌骨被改形为有规则的弧形和缩小牙槽嵴处的裂隙，而且由于腭护板盖住了裂隙，可有利于吸吮功能的正常发挥，防止患儿的舌或喂养物进入裂隙，保持舌位于正常的位置。一些语音病理学

家认为，这可有助于今后语音功能的发展。该腭护板需要随着婴儿龈垫的生长和形态的改变而作相应的调整或改换。

腭护板的制作及使用如下。

（1）使用个别或特别托盘及印模材料取得工作印模，灌制工作模型。

（2）在工作模型上用蜡将裂隙填平，然后制作塑料腭护板戴入患儿口腔。如果固位不足，可以从唇侧部位伸出一钢丝小圈，用胶布粘于患者鼻翼上，以助固位。

（3）戴入腭护板后，可于3~7天复诊一次。必要时，进行修改或更换。

对双侧唇腭裂患者，如果其前颌骨明显前突或向上撬起，则还常需要用弹力带及软纱卷将前突的前颌骨逐渐压入列。

这次整形矫治后的唇裂修补术十分重要。第一次手术不理想，以后可能要做2~3次手术来弥补。现代唇裂修补术日趋成熟，常常在唇部手术的同时，同步作鼻整形术，减少以后再作一次鼻成形手术之需要。

一般儿童语言发育在1岁半后就开始了。大部分唇腭裂儿童在腭裂修补后，语言发展与同年龄的非唇腭裂儿童一样或相差无几。因此，腭裂手术一般在1岁半之前1岁左右进行为宜。手术可使鼻腔与口腔分隔，并使软腭肌肉回复到正常的解剖位置上。这为随后的语言发育和发展奠定了良好的基础。

2. 语音训练

并不是所有唇腭裂的孩子都需要语音训练，但是，在作了腭裂修补术后，定期接受语音病理学家的咨询是有益的。有少部分患儿因软腭肌群功能欠佳，可导致"鼻音过重""鼻息声流失"及"构音异常"等腭裂语音特质。面对这种现象，语音病理学家或治疗师应早期介入，在2.5~3岁做初步的语言发展评估，以便发现问题症结之所在，决定语音训练的方向，或者会同外科医师、正畸医师做进一步的处理。

3. 早期骨移植术

有的学者主张，当确认上颌骨段已被正畸方法排列整齐时，可对患儿做骨移植术，即把自身骨移植到牙槽骨上，以稳定上颌骨各部分。Kosen-Stein等主张把唇裂修补术与骨移植术分开进行。只有当上颌骨各骨段由于唇裂的修复而发生改形、牙槽区近于关闭时，才进行早期骨移植，这样可使以后的损伤尽量减少。牙槽骨移植术后，原上颌腭护板等矫治装置要继续戴用6~8周，使移植骨稳定，然后进行腭裂修补术。腭裂关闭后，就可以不再戴腭护板了。

第一阶段的治疗一般要求在1岁前完成。主张骨移植的学者特别强调这一阶段的治疗顺序，即戴入腭护板矫正装置—唇裂修补术—早期骨移植—腭裂修补术。他们认为，治疗顺序不同，其效果差异很大，甚至直接影响上颌的生长发育。

（二）第二阶段的治疗

尽管进行了第一阶段治疗，但是仍有一定比例的患儿遗留下错𬌗畸形等问题。如果在早期只为患儿实施了单纯的传统唇腭裂手术，则术后遗留下的牙颌畸形的比例更高，程度更严重，其恒牙错𬌗畸形患病率可高达97%。因此，进行第二阶段的处理或治疗是必要的。

（1）在唇腭裂修补术完成后，正畸医师应负起长期追踪观察的责任。如果有条件的话，患儿1岁以后，每半年复诊一次，以观察牙齿及颌骨的发育情况。另外，还应配合儿童牙科作定期涂氟，龋齿、牙周病的治疗和加强口腔卫生习惯。

（2）对于牙颌畸形，如何选择最佳的时机开始矫治是正畸医师首先要面临的问题。一般来说，在乳牙期除了下颌有功能性前移所造成的前牙反𬌗须早期矫治外，主要着重于观察牙弓的生长发育及维持良好的口腔卫生。因为乳牙𬌗的矫治效果，大多难以保证恒牙𬌗不产生错𬌗。恒牙萌出后，往往需要再作一次矫治。显然，应该避免这种事倍功半的做法。

（3）在替牙期，特别是替牙后期，可用整形力对患者的近中错𬌗进行颌间关系的矫治。上颌前方牵引矫治器可有效地矫治安氏Ⅲ类骨骼关系，即可促使上颌向前发育，同时抑制下颌向前相对的过生长。有些病例使用螺旋扩大器进行扩弓也是必要的。

唇腭裂畸形常常影响裂隙处或附近的侧切牙及尖牙的萌出方向。如果有必要，可在替牙期的适当时机，建议外科医师做二期骨移植来修补牙槽骨，以利于上述牙齿萌出到正常的位置，也有益于以后的矫治治疗。

（4）经过上述系统治疗的患者，等到全部恒牙（除第三磨牙外）萌出后，80%以上的患者，可利用固定矫治器达到理想或较理想的矫治目标。其矫治目的是进一步扩弓，排齐牙齿，整平纵𬌗曲线和调整牙弓形态，使牙齿之间有正确的接触关系。在矫治设计中，上牙弓的减数要特别慎重，因为所有的上恒牙对上颌的充分生长和发育是至关重要的，因此应尽可能地把它们保留，并移到正确的位置上，即使埋伏的上颌恒牙也应设法牵移到正确的位置上。实在必要，再结合牙齿修复。

（5）有相当比例的患者，由于种种原因错过了早期正畸治疗，到恒牙期方来就诊。对这些患者仍可利用固定矫治器对其错𬌗畸形进行有效的矫治。有的患者仍残留牙槽裂，妨碍错位牙正常就位。如果必要，可建议外科医师作二期植骨手术，然后通过正畸矫治将牙齿移到被移植的骨区，排齐牙齿。有时，二期唇部修整手术也是必要的。

（6）约有10%的唇腭裂患者，其术后遗留下的牙颌畸形十分严重，往往伴有明显的颌骨畸形，以上颌骨显著凹陷为多见。对这类患者单靠正畸手段是难以奏效的，须在生长发育完成后，接受正颌外科手术治疗，将颌骨移到正常的位置。这时，术前的正畸治疗，不仅是为了排齐牙齿、整平纵𬌗曲线和调整牙弓形态，而且也是为进一步的手术作必要的准备。

经过正颌外科手术，患儿面颌外观应有极大的改善。手术后，有的患者还需要短暂的正畸治疗和矫治后的保持工作。

最后强调，根据现代的观点，唇腭裂畸形的治疗应是一个长期的系统工程，它涉及颌面外科学、口腔正畸学、语音病理学、耳鼻咽喉头颈外科学、儿童心理学、遗传学、儿童牙医学和口腔修复科学等多学科的领域。因此，上述学科的学者应进行必要的合作，众志成城，为唇腭裂患者创造更美好的生活憧憬而尽最大的努力。

（李恩洪）

第十一节　正畸治疗中的风险及防范

许多错𬌗畸形可以通过正畸手段得到矫治，治疗中会使用各种各样的矫治器和不同的矫治技术。随着矫治器的不断改进和矫治技术的不断更新，正畸医师可以做到精确地移动牙齿，获得良好的矫治效果和长期稳定的疗效。但是使用矫治器，尤其是固定矫治器时也可能会出现一些不良问题，包括牙釉质脱矿、牙周组织健康损害、牙根吸收等。正畸医师需要了解这些治疗风险，并尽可能采取措施加以防范。

一、牙釉质脱矿和牙周组织损害

（一）牙釉质脱矿

1. 临床表现

在使用固定矫治器的治疗中或拆除矫治器后，可在某些患者牙齿的唇（颊）面上发现形态不规则的白垩色斑，为釉质脱矿。脱矿程度严重时，会出现明显的龋损。

2. 患病情况

以往国内外的研究报道表明，在没有任何预防措施的情况下，正畸患者牙釉质脱矿的患病率高达50%。多数为轻中度脱矿。

3. 好发部位

上颌前牙最容易发生釉质脱矿，其中侧切牙的发病率最高。下颌尖牙和前磨牙也是易感牙位。上颌牙齿釉质脱矿的程度要重于下颌牙齿。托槽周围的釉质和托槽龈方的釉质又是好发部位。

4. 病因

（1）矫治器部件黏着在牙齿上，使牙面的某些部位不易清洁，出现菌斑滞留。

（2）上颌前牙远离唾液腺开口，菌斑中产生的酸性物质不易被唾液成分缓冲。

（3）患者唾液分泌量小，唾液黏稠，影响其缓冲作用。

（4）正畸矫治器的存在，导致致龋菌数量和比例增多，同时龈上菌斑的致龋性增强。

（5）黏着托槽前的釉质酸蚀不当，酸蚀面积过大，会使得没有被托槽覆盖区域的釉质变得粗糙。粘接托槽后多余的粘接剂残留牙面，易造成菌斑滞留。

（二）牙周组织损害

1. 临床表现

使用固定矫治器的正畸治疗中，最常出现的是牙龈炎症。表现为牙龈红肿、探诊出血，有些则表现为牙龈增生。多为暂时变化，当正畸治疗结束后牙周组织能恢复正常。少数患者的牙龈炎症也能发展为牙周炎，进而导致附着丧失。表现为牙周袋探诊深度增加、牙槽骨吸收、牙齿松动度增大及牙龈退缩等。

2. 患病情况

约半数以上的青少年患者在正畸治疗中会出现牙龈炎，成年人的患病率相对较低。在国外有关的临床调查中，约有10%的患者发生了牙周组织的破坏，表现为附着丧失。

3. 好发部位

下颌前牙与上下颌后牙是好发部位。牙齿的邻面较唇（颊）面和舌面更易发生，程度也较重。拔牙部位发生附着丧失的可能性要高于其他部位。

4. 病因

（1）菌斑滞留，龈下菌斑中革兰阴性的厌氧菌种类和数量增多。

（2）带环对牙龈的机械刺激，容易积存食物而不易清洁。

（3）牙齿移动中出现的𬌗创伤。

（4）正畸治疗中不适当的牙齿移动。

例如过度倾斜和压低牙齿有可能使龈上菌斑移至龈下，导致牙周袋的形成和牙槽骨吸收；当扩弓治疗中过度唇向或颊向开展后，可能会造成一些牙齿唇（颊）侧骨板出现开窗或开裂，致使牙根的一部分暴露于牙槽骨之外，进而导致牙龈退缩。

（三）防范措施

1. 口腔健康教育

在正畸治疗中应重视对患者的口腔健康教育，提高其对于菌斑控制重要性的认识，明确口腔卫生不良和不良饮食习惯的危害，使患者掌握正确有效的刷牙方法，养成良好的卫生习惯。

2. 口腔卫生保健

（1）菌斑的控制：控制菌斑是预防正畸治疗中釉质脱矿和牙周组织损害的最有效方法，及时清除牙面和矫治器上滞留的菌斑和食物残渣，就相当于消除了病因。早晚认真仔细地刷牙是清除菌斑的首要方法。

（2）氟化物的局部使用：局部氟化物的使用可以防止釉质脱矿的发生，对已经发生者能阻止其继续发展，促进釉质的再矿化。正畸治疗中可以用含氟牙膏刷牙，并配合低浓度含氟溶液漱口。

（3）调整和规范一些正畸临床操作：①严格控制酸蚀的面积；②粘接托槽后应及时清理多余的粘接剂；③选择大小合适的带环，及时发现松动的带环，重新粘接；④改变一些正畸临床的治疗方法，例如尽可能少使用链状橡皮圈而用单个弹力圈结扎的方法来关闭间隙；尽可能少用结扎丝的连续结扎，而改用唇弓的末端结扎或末端回弯来控制牙弓长度；在直丝弓矫治技术中尽可能采用滑动法来关闭间隙；⑤正畸治疗中不要过度地唇颊向开展牙齿，对于成年患者的扩弓治疗更要慎重；⑥对于已经患有牙周疾病的患者，尽可能使用可以直接粘接的颊面管，避免使用过大的矫治力，尽可能减少矫正中出现的殆创伤。

二、牙根吸收

（一）发病率和程度

研究表明正畸治疗后 1 年牙根吸收的发生率为49%，3~6 年达100%。正畸治疗中所有牙齿都会出现小量的根吸收，吸收量在 0.5~2 mm。大于 3 mm 的牙根吸收占10%~20%。

（二）种类

1. 微小吸收

根吸收局限于牙骨质表层，在被移动的牙齿上都会出现，牙齿移动停止后多能修复。

2. 进行性吸收

根吸收呈进行性，常发于牙根尖，严重者多不能修复。

3. 特发性吸收

在矫治前就可能存在，与矫治力无关。矫治后可使根吸收加剧。

（三）病因

牙根吸收与矫治力和牙齿移动情况有关，但也受个体遗传、全身状况、年龄、性别等因素影响。

（1）女性较男性容易发生牙根吸收且程度较重。

（2）成年患者较青少年患者易发生牙根吸收。

（3）上颌牙比下颌牙、前牙比后牙更易发生牙根吸收。

（4）发育畸形的牙齿，如短根牙、弯根牙易发生牙根吸收；外伤牙也容易受累。

（5）过大或持续时间过长的矫治力都可能引发牙根吸收。

（6）牙齿的移动距离越长，根吸收越明显。

（7）压入移动、过度的倾斜移动和长期的整体移动也易发生牙根吸收。

（8）疗程越长，牙根吸收越易发生，程度也越明显。

（四）诊断与防范

牙根吸收到一定程度才能在 X 线片上发现。一旦发生严重的牙根吸收，很难有治疗方法使之恢复。

（1）治疗前常规拍摄全口牙位曲面体层 X 线片，对于可疑部位应加照根尖片确定牙根畸形以及牙根吸收的部位和程度。

（2）正畸治疗中注意使用弱而间断的矫治力。在压低牙齿时更应使用弱力。避免过大的持续力整体移动牙齿，尽可能缩短矫治时间。

（3）发生较为严重的牙根吸收后，应中断正畸治疗。

（4）正畸治疗结束时拍摄全口牙位曲面体层 X 线片评价牙根的完整性。

（文晓霞）

参考文献

［1］李巧影，陈晶，刘攀．口腔科疾病临床诊疗技术［M］．北京：中国医药科技出版社，2017．

［2］周学东．牙体牙髓病学［M］．5版．北京：人民卫生出版社，2020．

［3］冯希平．中国龋病防治指南．北京：人民卫生出版社，2016．

［4］王立霞．牙周炎采用综合临床治疗的疗效观察［J］．临床合理用药杂志，2015，8（6）:116．

［5］章锦才，王仁飞．实用口腔临床病例精粹（卷）［M］．沈阳：辽宁科学技术出版社，2017．

［6］白丁，赵志河．口腔正畸策略、控制与技巧［M］．北京：人民卫生出版社，2015．

［7］傅民魁．口腔正畸专科教程［M］．北京：人民卫生出版社，2018．

［8］张志愿．口腔颌面外科学［M］．8版．北京：人民卫生出版社，2020．

［9］葛秋云，杨利伟．口腔疾病概要［M］．3版．北京：人民卫生出版社，2018．

［10］宫苹．口腔种植学［M］．北京：人民卫生出版社，2020．

［11］赵铱民．口腔修复学［M］．8版．北京：人民卫生出版社，2020．

［12］克雷格．牙周病的全身影响：临床指南［M］．广州：世界图书出版公司，2017．

［13］中华口腔医学会．临床技术操作规范·口腔医学分册（2017修订版）［M］．北京：人民卫生出版社，2017．

［14］李新春．口腔修复学［M］．2版．北京：科学出版社，2018．

［15］宿玉成．口腔种植学［M］．2版．北京：人民卫生出版社，2016．

［16］周学东，白玉兴．口腔科医生手册［M］．北京：人民卫生出版社，2017．

［17］赵吉宏．口腔颌面外科门诊手术操作规范与技巧［M］．北京：北京大学医学出版社，2015．

［18］刘洋．口腔内科学：医师进阶［M］．北京：中国协和医科大学出版社，2018．

［19］梁景平．临床根管治疗学［M］．2版．北京：世界图书出版公司，2018．

［20］张志勇．口腔颌面种植修复学［M］．北京：世界图书出版公司，2018．

［21］全国卫生专业技术资格考试用书编写专家委员会．口腔医学（专科）［M］．北京：人民卫生出版社，2018．

［22］何三纲．口腔解剖生理学［M］．8版．北京：人民卫生出版社，2020．

［23］中华口腔医学会．临床诊疗指南口腔医学分册［M］．北京：人民卫生出版社，2016．

［24］孟焕新．牙周病学［M］．5版．北京：人民卫生出版社，2020．

［25］陈谦明．口腔黏膜病学［M］．5版．北京：人民卫生出版社，2020．

［26］凌均棨．口腔内科学高级教程［M］．北京：人民军医出版社，2015．

［27］赵志河．口腔正畸学［M］．7版．北京：人民卫生出版社，2020．